T0216193

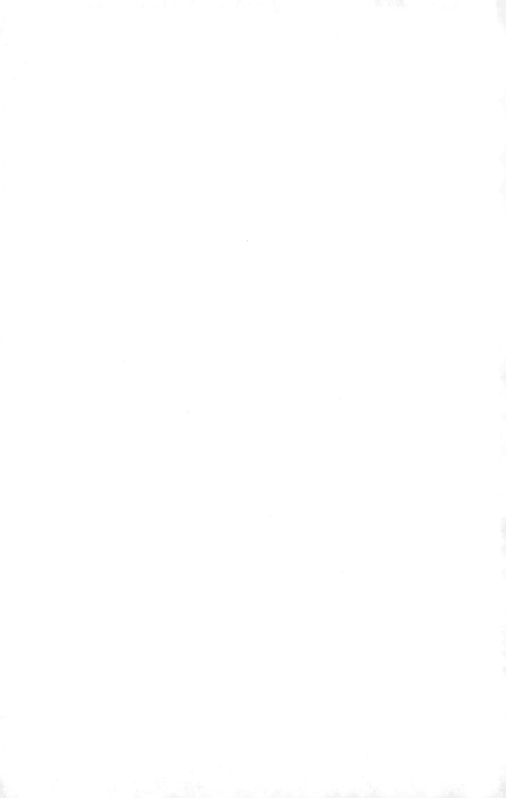

Netzwerke in der stationären Altenhilfe

Bernadette Ohnesorge

Netzwerke in der stationären Altenhilfe

Eine empirische Analyse im Kontext
der Quartiersöffnung

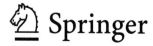 Springer

Bernadette Ohnesorge
Fulda, Deutschland

Diese Veröffentlichung wurde als Dissertation im Jahr 2023 unter dem Titel „Netzwerke im Kontext der Quartiersöffnung und Quartiersentwicklung stationärer Pflegeeinrichtungen aus der Perspektive der Kooperationspartner" am Lehrstuhl für gerontologische Pflege der Vinzenz Pallotti University, Vallendar, angenommen.

ISBN 978-3-658-42465-7   ISBN 978-3-658-42466-4 (eBook)
https://doi.org/10.1007/978-3-658-42466-4

Die Deutsche Nationalbibliothek verzeichnet diese Publikation in der Deutschen Nationalbibliografie; detaillierte bibliografische Daten sind im Internet über http://dnb.d-nb.de abrufbar.

© Der/die Herausgeber bzw. der/die Autor(en), exklusiv lizenziert an Springer Fachmedien Wiesbaden GmbH, ein Teil von Springer Nature 2023

Das Werk einschließlich aller seiner Teile ist urheberrechtlich geschützt. Jede Verwertung, die nicht ausdrücklich vom Urheberrechtsgesetz zugelassen ist, bedarf der vorherigen Zustimmung des Verlags. Das gilt insbesondere für Vervielfältigungen, Bearbeitungen, Übersetzungen, Mikroverfilmungen und die Einspeicherung und Verarbeitung in elektronischen Systemen.
Die Wiedergabe von allgemein beschreibenden Bezeichnungen, Marken, Unternehmensnamen etc. in diesem Werk bedeutet nicht, dass diese frei durch jedermann benutzt werden dürfen. Die Berechtigung zur Benutzung unterliegt, auch ohne gesonderten Hinweis hierzu, den Regeln des Markenrechts. Die Rechte des jeweiligen Zeicheninhabers sind zu beachten.
Der Verlag, die Autoren und die Herausgeber gehen davon aus, dass die Angaben und Informationen in diesem Werk zum Zeitpunkt der Veröffentlichung vollständig und korrekt sind. Weder der Verlag noch die Autoren oder die Herausgeber übernehmen, ausdrücklich oder implizit, Gewähr für den Inhalt des Werkes, etwaige Fehler oder Äußerungen. Der Verlag bleibt im Hinblick auf geografische Zuordnungen und Gebietsbezeichnungen in veröffentlichten Karten und Institutionsadressen neutral.

Planung/Lektorat: Renate Scheddin
Springer ist ein Imprint der eingetragenen Gesellschaft Springer Fachmedien Wiesbaden GmbH und ist ein Teil von Springer Nature.
Die Anschrift der Gesellschaft ist: Abraham-Lincoln-Str. 46, 65189 Wiesbaden, Germany

Für meinen Ehemann Stefan und unsere Kinder Johannes Christoph und Rebecca Ida

Inhaltsverzeichnis

Einleitung

1

Das Thema Netzwerke im Kontext der Quartiersöffnung und Quartiersentwicklung stationärer Altenhilfeeinrichtungen ist von hoher gesellschaftlicher Relevanz. Im Zuge des demografischen Wandels ist es notwendig, neue Versorgungskonzepte zu entwickeln, die den Sozialraum und das Quartier in den Vordergrund rücken. Die Einrichtungen der stationären Altenhilfeeinrichtungen sollen in diesem Zusammenhang neue Aufgaben übernehmen und sich zum und für das Quartier (Bleck et al. 2018) öffnen und in die „Versorgungslandschaften im lokalen Umfeld" (Brandenburg 2021) als „caring communities" (Klie 2013) integrieren. Soll die De-Institutionalisierung der Altenhilfeeinrichtungen realisiert werden, so stellt dies einen umfassenden Wandel der Versorgungslandschaften dar, der viele gesellschaftliche Bereiche und Akteure tangiert. Es ist damit ein tiefgreifender Kulturwandel verbunden, der sowohl soziale Praktiken, als auch Normen, Werte und Weltbilder der beteiligten Akteure betrifft (Schulz-Nieswandt in Brandenburg 2021: 443). Öffnung funktioniert nicht ohne Einbettung in das Netzwerk lokaler Akteure aus unterschiedlichen informellen und formellen gesellschaftlichen Bereichen, die eine Vielzahl unterschiedlicher Kooperationen mit den Einrichtungen der stationären Altenhilfe eingehen. Diese Kooperationen und das sich daraus ergebende Netzwerk müssen jedoch durch Nachhaltigkeit und Belastbarkeit sowie Kontinuität geprägt sein, da die Bedarfe und Bedürfnisse der pflegebedürftigen Bewohnerinnen und Bewohner nun im Quartierskontext und nicht mehr ausschließlich in der „Totalen Institution" (Goffman 1973) verlässlich befriedigt werden müssen.

Die vorliegende Arbeit setzt sich mit der Fragestellung auseinander, wie diese Netzwerke strukturiert sein müssen, damit sie zuverlässige und kontinuierliche

© Der/die Autor(en), exklusiv lizenziert an Springer Fachmedien Wiesbaden GmbH, ein Teil von Springer Nature 2023
B. Ohnesorge, *Netzwerke in der stationären Altenhilfe*,
https://doi.org/10.1007/978-3-658-42466-4_1

Unterstützung leisten können. Es sind deshalb die Sichtweisen und Perspektiven der Kooperationspartner relevant.

Forschungsziel ist hierbei, eine fundierte Beschreibung der Kooperationsbeziehungen zwischen den Kooperationspartnern und den Einrichtungen unter Einbezug der Identifizierung und Abbildung von Netzwerkstruktur zu erzeugen. Es soll der Öffnungsbegriff durch Anwendung der Netzwerk- und Quartiersentwicklungsperspektive geschärft werden. Es sollen Faktoren identifiziert werden, die aus der Perspektive der Kooperationspartner betrachtet, eine nachhaltige Netzwerkbildung im Kontext der Quartiersöffnung fördern oder hemmen.

Folgende Forschungsfragen sind von Bedeutung:

Wie sehen die Kooperationspartner ihre Beziehung zu den Einrichtungen der stationären Altenhilfe im Kontext der Quartiersöffnung? Welche Faktoren führen zum Gelingen, welche Faktoren führen zum Scheitern nachhaltiger Vernetzungsprozesse? Zudem interessieren die Definitionen der Kooperationspartner bezogen auf Netzwerke und Vernetzung sowie Netzwerkarbeit. Aber auch ihr Blick auf Sozialraum und Quartier, auf die Quartiersentwicklung und das Quartiersmanagement ist relevant.

Wie sehen die Kooperationspartner die zukünftige Entwicklung der Kooperation und Vernetzung? Zusätzlich soll danach gefragt werden, welche Gemeinsamkeiten und Unterschiede zwischen den Kooperationspartnern der beiden Standorte und zwischen den Standorten vorliegen.

In einem weiteren Bereich, der sich auf netzwerktheoretische und -analytische Aspekte bezieht, sollen die Netzwerkstrukturen untersucht werden, und es wird danach gefragt, wie die Kommunikation innerhalb des Netzwerks intensiviert werden kann. Von Bedeutung ist weiter, welche Gemeinsamkeiten und Differenzen zwischen den Netzwerken der beiden zu untersuchenden Standorten vorhanden sind. Relevant ist ebenfalls die Identifizierung von belastbaren, nachhaltigen und beständigen Netzwerkstrukturen im Kontext der Quartiersöffnung.

Die Studie gliedert sich nach der Einleitung (**1**) in fünf Teile:

Kapitel 2 befasst sich mit der Darstellung der Problemstellung sowie dem gesellschaftlichen Kontext, in dem die Thematik der Netzwerke und Netzwerkbildung bei der Quartiersöffnung verankert ist.

Kapitel 3 umfasst die systematische Literaturrecherche.

Kapitel 4 enthält den theoretischen Kontext. Auf der Ebene der Kommunen wird nach den Netzwerkstrukturen und den beteiligten Akteuren zur Bildung von regionalen Versorgungslandschaften sowie nach der Vernetzung von professionellen und ehrenamtlichen Hilfestrukturen gefragt. Die Ebene des Sozialraums und Quartiers umfasst unterschiedliche Konzepte aus verschiedenen professionellen und wissenschaftlichen Kontexten bezogen auf Quartiersentwicklung und Quartiersöffnung. Die Ebene der Heime bildet die Entwicklung seit der Mitte des 20. Jahrhunderts ab. Die Ebene des zivilgesellschaftlichen Engagements umfasst psychologische und soziologische Aspekte und lenkt den Blick auf die Veränderung des ehrenamtlichen Engagements in zeitlicher Hinsicht. Die Ebene des Individuums im Kontext des Sozialen reflektiert kulturelle, habituelle und psychodynamische Aspekte. Ein weiterer theoretischer Fokus liegt auf netzwerktheoretischen und -analytischen Konzepten sowie auf Netzwerkformen im Kontext der Kommune und Sozialwirtschaft.

Kapitel 5 umfasst die empirische Untersuchung. Nach der Beschreibung der beiden Standorte, die für die Studie ausgewählt wurden, findet die Darstellung der Datenerhebungs- und -auswertungsmethoden Platz. Es wurden Experteninterviews geführt, die in der Folge mit der Methode der qualitativen Inhaltsanalyse ausgewertet wurden. Zusätzlich wurde die qualitative netzwerkanalytische Methode der Netzkarten eingesetzt. Nach der Darstellung der Gütekriterien qualitativer Forschung werden die Ergebnisse, Zusammenfassungen und Empfehlungen aufgeführt.

Kapitel 6 rundet mit einer Diskussion die Untersuchung ab.

Es ist zu erwähnen, dass vorläufige Überlegungen und Ergebnisse im Rahmen der Studie „Organisationskultur und Quartiersöffnung der stationären Altenhilfe" (Brandenburg, H.; Lörsch, M.; Bauer, J.; Ohnesorge, B. & Grebe, Ch. (2021) (Hrsg.). Organisationskultur und Quartiersöffnung in der stationären Altenhilfe. Wiesbaden: Springer VS) publiziert wurden. In der vorliegenden Schrift wird jedoch eine Weiterentwicklung der Gedanken und eine Erweiterung des methodischen Ansatzes erkennbar. Es stehen keine Rechte Dritter der Publizierung der vorliegenden Arbeit als Dissertationsschrift entgegen. Die Texte der Koautorinnen und Koautoren finden sich in ihr nicht wieder. Bei den aufgegriffenen Passagen handelt es sich ausschließlich um von der Autorin der Arbeit verfasste Texte.

Problembeschreibung und gesellschaftlicher Hintergrund

2

Im Rahmen des demografischen Wandels wird in Deutschland mit einem gravierenden Anstieg der älteren Bevölkerung bei gleichzeitigem Rückgang der jüngeren gerechnet. Das Demografieportal von Bund und Ländern gibt an, dass im Jahr 2040 bereits über 5,3 Millionen Pflegebedürftige in ambulanten und stationären Pflegesetting gepflegt werden (Bundesinstitut für Bevölkerungsforschung, 2022).

> *„Um die steigende Zahl an Pflegebedürftigen zu versorgen, ist mehr Personal erforderlich. Bis 2040 ist mit insgesamt 163.000 bis 380.000 zusätzlichen Vollzeitkräften in der stationären und mit 97.000 bis 183.000 in der ambulanten Pflege zu rechnen. Bei Fortschreibung der bisherigen Pflegewahrscheinlichkeit entfällt auf Pflegefachkräfte davon bis 2040 ein zusätzlicher Bedarf zwischen 124.000 und 210.000 in der stationären und ambulanten Pflege"* (Seil 2022: 1).

Dem zunehmenden Pflegebedarf steht ein abnehmendes familiäres Pflegepotential gegenüber (vgl. Brettschneider in Jakob 2019: 223). Es gibt pro Pflegebedürftigen immer weniger Angehörige, die vorhanden, bereit oder in der Lage sind, eine zentrale Rolle in der Pflege und Sorge zu übernehmen. So wird es immer schwieriger, ausreichend Fach- und Hilfskräfte für die Pflege und Begleitung zu gewinnen (vgl. Blinkert & Klie 2012). Es ist anzunehmen, dass „soziostrukturelle und kulturelle gesellschaftliche Entwicklungen" (ebd.) wie z. B. veränderte Familienformen, zunehmende Zahl der Einpersonenhaushalte, steigende Frauenerwerbsquote, zunehmende berufliche und räumliche Mobilität dazu führen werden, dass die familiäre Pflege und Pflegebereitschaft zugunsten der professionellen Pflege abnimmt (vgl. ebd.). Zusätzlich kann der zukünftige

© Der/die Autor(en), exklusiv lizenziert an Springer Fachmedien Wiesbaden GmbH, ein Teil von Springer Nature 2023
B. Ohnesorge, *Netzwerke in der stationären Altenhilfe*,
https://doi.org/10.1007/978-3-658-42466-4_2

Fachkräftemangel in den Pflegeberufen dazu führen, dass eine Mangelversorgung insbesondere in den ländlichen, strukturschwachen Räumen, die zusätzlich von Überalterung gekennzeichnet sind, entstehen kann (vgl. ebd.). Trotz dieser schwierigen strukturellen und organisatorischen Rahmenbedingungen bleibt die Gesellschaft in der Verantwortung, für eine gute Betreuung und Pflege zu sorgen. Bei der Lösung dieser Zukunftsaufgabe bedarf es spezifischer Konzepte, die den persönlich-räumlichen Bezugsrahmen, das Quartier bzw. den Sozialraum, in den Mittelpunkt stellen. Hierzu braucht es einen gesellschaftlichen Diskurs, der auf Nachhaltigkeit und Inklusion ausgerichtet ist und darauf abzielt, eine neue gesellschaftliche Haltung und Praxis einzuüben. Es müssen alle öffentlichen und privaten Akteure sowie die Zivilgesellschaft einbezogen werden, um einen generationenübergreifenden Zusammenhalt zu gewährleisten. Alle politischen Ebenen, von der Bundes-, über die Landes- bis zur Kommunalpolitik, sollen in diesem Kontext Unterstützung bieten (vgl. Masterplan altengerechte Quartiere NRW 2021).

Unter den genannten Bedingungen ist es notwendig, neue Versorgungskonzepte zu entwickeln. „Im Hinblick auf die Kommunen wird das Konzept der Sorgenden Gemeinschaften (Caring Community, *Klammer im Original*) prominent diskutiert. Im Mittelpunkt steht die Verbindung zwischen sozialstaatlicher Verantwortung und lokalem Engagement" (Brandenburg in Brandenburg et al. 2021: 2). Hier kommt dem Sozialraum bzw. dem Quartier als „sozial und territorial naher Gesellschaft" (Klie in Brandenburg et al. 2021: 2) eine besondere Rolle zu, denn hier, so die Annahme, gelingt die Herausforderung der Verbindung zwischen der neuen „Sorge-Kultur" (ebd.) und der „traditionellen Versorgung" (ebd.) am besten. In diesen Prozess müssen die Einrichtungen der stationären Altenhilfe einbezogen werden. Ihnen fällt in diesem Kontext eine neue Rolle zu: Sie müssen sich dem sie umgebenden Sozialraum öffnen und Verantwortung für neue Aufgaben übernehmen. Dies bedeutet einerseits, Angebote für die Menschen aus dem Quartier zu entwickeln und andererseits sicherzustellen, dass ihre Bewohnerinnen und Bewohner sich aktiv bei Veranstaltungen im Quartier einbringen können: „Klar ist also – die stationäre Langzeitpflege muss sich also neu ‚aufstellen'. Offen ist dabei, ob und in welcher Art und Weise dies tatsächlich geschieht" (a. a. O.: 3). Im Prozess der De-Institutionalisierung tritt die Schnittstelle zwischen Intern (Einrichtung) und Extern (Sozialraum, Quartier) besonders in Erscheinung, kommt der Kooperation und Zusammenarbeit doch eine entscheidende Rolle zu, wenn es darum geht, ein Netzwerk von unterstützenden formellen und informellen Strukturen aus unterschiedlichen gesellschaftlichen Bereichen, wie z. B. der Pädagogik, Kultur, Versorgung und Dienstleistung, zur Unterstützung zu etablieren. Soll diese Kooperation und Zusammenarbeit der unterschiedlichen Akteure mit der Einrichtung der stationären Langzeitpflege langfristig gelingen, spielt das Merkmal der Nachhaltigkeit und Konstanz bei der Netzwerkbildung eine entscheidende Rolle. Die vorliegende Arbeit setzt sich insbesondere mit diesem Aspekt auseinandersetzen und identifiziert Bedingungen, die förderlich oder hinderlich sind, wenn es darum geht, bereits bestehende Netzwerke im Sinne der Nachhaltigkeit zu verstetigen und neue Netzwerke zu etablieren, damit sich die Einrichtungen der stationären Altenhilfe als bedeutende Akteure in diesen gesellschaftlichen Feldern konstruktiv einbringen können. Insbesondere die Kommunen stehen hier in der Verantwortung, Unterstützung zu leisten. In diesem Kontext muss der wohlfahrtsstaatlich-sozialpolitischen Zusammenhang ebenfalls beleuchtet werden.

Thematisiert wird die Verantwortung der Gesellschaft und der Politik bereits im Siebten Altenbericht der Bundesregierung vom 2.11.2016, in dem folgerichtig die Kommune (Städte, Gemeinden, Landkreise) im Fokus seniorenpolitischer Betrachtungen steht. Es wurde von der interdisziplinär zusammengesetzten Altenberichtskommission herausgearbeitet, „welche Rolle die Kommunen für die Gestaltung des Lebens im Alter einnehmen können und einnehmen sollten" (Kruse 2016: 5). Neben der Aufforderung gegenüber dem Bund und den Ländern, zur Stärkung der Kommunen beizutragen und sozialer Ungleichheit entgegenzuwirken, zeigt der Bericht die Notwendigkeit auf, in den für ältere Menschen besonders relevanten Bereichen, wie z. B. der Gesundheit, der Sorge, der Pflege, des Wohnens und der Mobilität, den Ausbau von Kooperationen und Vernetzungen zu fördern. Es sollen Strukturen aufgebaut werden, die geeignet sind, dem demografischen Wandel als sehr großer gesellschaftlicher Herausforderung mit Versorgungssicherheit für die ältere Generation zu begegnen. Mit dem Eintritt der geburtenstarken Jahrgänge der „Babyboomer" ins Rentenalter verstärkt sich der Anteil der Älteren an der Gesamtbevölkerung erheblich.

In der Stellungnahme der Bundesregierung zum Siebten Altenbericht heißt es weiter:

> *„Ausgehend von diesen Entwicklungen ist es für unsere Gesellschaft entscheidend, dass die Menschen ein erfülltes Leben bis ins hohe Alter leben können. Die Politik für ältere Menschen muss deshalb darauf ausgerichtet sein, ein eigenständiges und selbstbestimmtes Leben zu ermöglichen sowie soziale Teilhabe zu fördern und zu sichern"* (ebd.).

Die wichtigsten Faktoren im Alter werden durch Gesundheit und soziale Sicherheit bestimmt. Für viele Menschen ist darüber hinaus die Einbindung in die örtliche Gemeinschaft und die Ausgestaltung des direkten Lebensumfeldes bedeutsam, wenn von Lebensqualität gesprochen wird (vgl. ebd.). So stellen die lokalen Rahmenbedingungen ein wesentliches Element dar, das zur Zufriedenheit im Alter einen entscheidenden Beitrag leisten kann:

> *„Dazu gehören lebendige Nachbarschaften, Angebote für soziales Miteinander, Wohlfahrtsstrukturen und bürgerschaftliches Engagement. Entscheidend sind aber auch passgenaue Dienstleistungsangebote, eine seniorengerechte Infrastruktur sowie stabile Rahmenbedingungen zur Förderung der Gesundheit und zur Unterstützung bei Hilfe- und Pflegebedarf. Nicht zuletzt tragen vielfältige Wohnformen dazu bei, dass Menschen bis ins hohe Alter weitgehend selbstbestimmt und selbständig im vertrauten Wohnumfeld leben können"* (ebd.).

Um diesen Anforderungen gerecht zu werden, bedarf es der Implementierung unterstützender Rahmenbedingungen vor Ort, also in der Kommune, um „im demografischen Wandel die Politik für ältere und mit älteren Menschen vor Ort wirkungsvoll weiterzuentwickeln" (ebd.). Diese Rahmenbedingungen beziehen sich sowohl auf inhaltliche, strukturelle sowie finanzielle Faktoren und erfordern eine Stärkung der Kommunen, damit diese auch in Zukunft die Sicherung der Daseinsvorsorge verantworten und handlungsfähig bleiben können. Darüber hinaus hält es „die Bundesregierung für wichtig, eine breite gesellschaftliche Diskussion darüber anzustoßen, wie allen Menschen – gerade auch im Alter – eine umfassende Teilhabe ermöglicht werden kann" (a. a. O. VI). Um die aufgrund des demografischen Wandels notwendigen Veränderungen zu realisieren, ist es nötig, „dass die Akteure auf allen Ebenen ihre Verantwortung angesichts der neuen Herausforderungen besser wahrnehmen. Dies gilt sowohl für Bund, Länder und Kommunen als auch für die zivilgesellschaftlichen Akteure auf regionaler Ebene" (ebd.). Ebenso müssen staatliche Institutionen, zivilgesellschaftliche Organisationen, Wohlfahrtsverbände, professionelle Akteure und Bürgerinnen und Bürger vor Ort zusammenarbeiten (vgl. ebd.), um „einerseits bedarfsgerecht zu planen, andererseits die Angebote zielgerichtet einzusetzen und zu nutzen" (ebd.). Es soll durch die bedarfsgerechte Gestaltung der Sozialräume vor Ort erreicht werden, dass die gesellschaftliche Teilhabe älterer Menschen gesichert ist. Hierzu ist eine gezieltere Kooperation, Koordination und Vernetzung der Angebote notwendig (vgl. ebd.). Die Debatte über die „Sorge und Mitverantwortung in der Kommune" (ebd.) soll angestoßen und in „Fachkreise und in die Zivilgesellschaft getragen werden" (ebd.).

Dies zeigt auf, wie komplex die Herausforderungen sind, die mit dem gesellschaftlichen Wandel einhergehen, vor dessen Hintergrund die Einrichtungen der stationären Langzeitpflege einen Paradigmenwechsel von einer die Exklusionserwartungen der Gesellschaft erfüllenden Institution hin zu einer Institution vollziehen, die verstärkt Inklusionserwartungen gerecht wird (vgl. Brandenburg et al. 2021: 3). Wenn sich die Einrichtungen der stationären Langzeitpflege zum Quartier oder dem Sozialraum öffnen sollen, benötigen sie ein Netzwerk in Form eines Hilfemixes (Professionelle und Ehrenamtliche, Pflege und Betreuung, haushaltsnahe Dienstleistungen, kulturelle und bildungsbezogene Angebote, Beratung und Begleitung, Wohnungswirtschaft), da möglicherweise nicht mehr alle Bedürfnisse der Bewohnerinnen und Bewohner an dem Ort des Pflegeheims befriedigt werden, sondern dies durch die Unterstützung der o. g. Akteure ins Quartier verlegt wird. Aus diesem Grund ist es unerlässlich, dass die sozialen Unterstützungsnetzwerke im Quartier auf Verbindlichkeit, Sicherheit und Nachhaltigkeit angelegt sind.

Dies impliziert auch die Frage danach, welche Faktoren die Netzwerkbildung fördern oder hemmen. Ebenso bedarf es einer Klärung der Motivation zur Kooperation und Netzwerkarbeit. So soll das Forschungsvorhaben gezielt die Akteure im Quartier aus den unterschiedlichen gesellschaftlichen Feldern (Kommune, Kultur, Pädagogik, Wissenschaft, Sport, Ehrenamt, Religion) und deren Sichtweisen auf die Beziehung zwischen ihnen und den Pflegeeinrichtungen in den Fokus nehmen. In der Zusammenschau entsteht so schließlich das Netzwerk der Kooperationspartner für die einzelne Einrichtung, das schließlich mit Hilfe netzwerkanalytischer Methoden in Bezug auf Belastbarkeit und Beständigkeit untersucht werden soll, um nachhaltige Tragfähigkeit gewährleisten zu können.

Schulz-Nieswandt postuliert, dass „die wichtigsten Prädiktoren für eine Heimübersiedlung" (Schulz-Nieswandt 2017: 34) „Netzwerklosigkeit" oder „signifikante Netzwerklücken" (ebd.) sind. Dies ist nicht zuletzt unter verantwortungsethischen Gesichtspunkten von entscheidender Bedeutung (vgl. ebd.) und stellt die „Achillessehne einer radikalen inklusionsorientierten De-Institutionalisierungspolitik" (ebd.) dar. Die zentrale Frage bezogen auf Vernetzungsprozesse im Kontext der Quartiersöffnung lautet deshalb: „Wie bringt man nun eine komplizierte Akteurslandschaft zur verbindlichen Abstimmung ihres bislang eher unkoordinierten Handelns? Wie gelingt, wenn es dafür eine relevante Wahrscheinlichkeit geben sollte, eine solche Choreografie?" (Schulz-Nieswandt 2012: 112). In der vorliegenden Arbeit wird der Versuch unternommen, einige Facetten zur Beantwortung dieser Fragestellung beizutragen.

Systematische Literaturrecherche und empirischer Forschungsstand

3

Ziel dieses Kapitels ist es, den Forschungsstand zu folgender Fragestellung abzubilden: „Welche Forschungsstudien sind in Deutschland und dem europäischen Ausland vorhanden, die die Perspektiven der Kooperationspartner bezogen auf die Öffnung von Einrichtungen der stationären Altenhilfe in den Sozialraum abbilden und Netzwerkstrukturen akzentuieren?"

3.1 Methodisches Vorgehen

Die vorliegende Arbeit soll die Schnittstelle zwischen der Organisation Pflegeheim und dem sie umgebenden Quartier unter Einbezug der Perspektive der Kooperationspartner aus den unterschiedlichen gesellschaftlichen Feldern beleuchten, um zu eruieren, welche Netzwerkstrukturen vorhanden sein müssen, damit sich die Einrichtungen der stationären Langzeithilfe öffnen können.

Da die Intention der Arbeit darin besteht, die Perspektive der Kooperationspartner aus dem Quartier auf die Einrichtung und auf deren Beziehung zu dieser sowie auf den Kontext des Quartiersnetzwerks zu beleuchten, wurde eine systematische Literaturrecherche in Anlehnung an Kleibel & Mayer (2011) sowie Arksey & O'Mailley (2005) durchgeführt. Der Zeitraum wurde von 1995 bis 2021 gewählt, da die Einführung der Pflegeversicherung im Jahr 1995 als fünfte Säule der Sozialversicherung eine Zäsur im Bereich der Pflege sowohl im ambulanten als auch im stationären Kontext darstellte und Ergebnisse aus dem davorliegenden Zeitraum aufgrund unterschiedlicher gesetzlicher und sozialpolitischer Bedingungen nicht vergleichbar sind. Einbezogen wurden Studien in deutscher und englischer Sprache. Der Fokus lag hierbei auf dem deutschen Sprachraum,

© Der/die Autor(en), exklusiv lizenziert an Springer Fachmedien Wiesbaden GmbH, ein Teil von Springer Nature 2023
B. Ohnesorge, *Netzwerke in der stationären Altenhilfe*,
https://doi.org/10.1007/978-3-658-42466-4_3

da der Einbezug des Quartiers das Vorliegen spezifischer sozialpolitischer und sozialrechtlicher Grundlagen impliziert und eine Vergleichbarkeit mit anderen nationalen Strukturen nur bedingt möglich ist. Trotzdem wurden Studien aus dem europäischen Ausland ebenfalls mit einbezogen, um ggf. eine Differenz zu beleuchten.

In die Suche wurden folgende Datenbanken aufgenommen: Gerolit, GESIS SSOAR (Leibniz-Institut für Sozialwissenschaften, Social Science Open Access Repository), GESIS SOLIS (Sozialwissenschaftliches Literaturinformationssystem), GESIS SOFIS (Sozialwissenschaftliche Forschungsinformationssystem), DZI SoLit (Deutsches Zentralinstitut für Soziale Fragen, Fachdatenbank für Soziale Arbeit), CINAHL (v. a. Pflegewissenschaft und Gesundheitswissenschaften), Stiftung ZQP (Datenbank des Zentrums für Qualität in der Pflege), LIVIVO, die Metadatenbank für Lebenswissenschaften, inklusive Psyndex (Psychologie-Datenbank), Medline (Medizin-Datenbank), Chochrane Library (v. a. Reviews aus den Bereichen Medizin und Gesundheitswissenschaften), SOMED (Sozialmedizin Gesundheitswissenschaften und Public Health) sowie Verlagsdatenbanken der Verlage Thieme und Hogrefe, Springer Link, google scholar, die Bibliotheken des Dokumentenlieferdienstes Subito (u. a. Universitätsbibliotheken in Wien, Zürich, Tübingen, Konstanz, München, Heidelberg, Köln, Leipzig, Greifswald, Hannover, Oldenburg, Bremen, Kiel).

Die Handrecherche wurde in folgenden Zeitschriftenbänden durchgeführt: Informationsdienst Altersfragen, Zeitschrift für Gerontologie und Geriatrie, Pro Alter, Altenheim, European Journal of Ageing, Sozialer Fortschritt, Sozialwirtschaft, Pflege und Gesellschaft, Pflege, Pflegewissenschaft.

Zusätzlich wurden die Internetdomänen von Ministerien und Landesministerien, Forschungseinrichtungen, Instituten, Einrichtungen, Vereinen, Stiftungen, Verbänden sowie Gesellschaften durchsucht (u. a. ISO, KDA, Deutscher Verein für öffentliche und private Fürsorge, Institut für Gerontologische Forschung, Demografieportal.de, Bundesministerium für Familie, Senioren, Frauen und Jugend, Landesministerien der Bundesländer).

Des Weiteren wurden für das Thema relevante Inhaltsverzeichnisse durch Freihandrecherche durchsucht und im Sinne eines „Schneeballsuchsystems" ausgeweitet.

Eine festgelegte Suchstrategie mit einheitlichen Suchbegriffen sicherte die Vergleichbarkeit des Vorgehens in den unterschiedlichen Datenbanken. Die im Folgenden aufgeführten Terms wurden mit den Bool'schen Operatoren „and" und „or" bzw. „und" und „oder" verbunden. Die Begriffe fungierten als Schlüsselwörter für die Eingabefelder der Datenbanken. Wahlweise wurden Trunkierungen (* und ?) eingesetzt. Zudem wurde je nach Datenbank die Phrasensuche und/oder die Feldsuche in der Schlagwortsuche (Thessaurus) eingesetzt. Der Suchprozess wurde individuell auf die jeweilige Datenbank abgestimmt. Ein Suchprotokoll wurde angelegt.

Eingesetzt wurden folgende Suchbegriffe in deutscher und englischer Sprache, geordnet nach Komponenten, die als Oberthema fungierten (Tabelle 3.1) (Tabelle 3.2) (Tabelle 3.3) (Tabelle 3.4):

Tabelle 3.1 Komponente Vernetzung

Netzwerke	Networks
Vernetzung	Networking
Regionale Netzwerke	Regional networks
Kommunale Netzwerke	Networks in the municipality
Netzwerke in der Gemeinde	Networks in the community
Kooperation/Kooperationen	Cooperation/cooperations
Kooperationspartner	Cooperation partner
Vernetzt	networked
Soziales Netzwerk	Social network
Institutionelles Netzwerk	Institutional network

Tabelle 3.2 Komponente Stationäre Langzeitpflege

Pflegeeinrichtung	Long term care institution
Stationäre Pflegeeinrichtung	Long term care facility
Pflegeinstitution/-einrichtung	Institutional care
Pflegeheim	Care home
Altenheim	Nursing home
Stationäre Langzeitpflege	Longterm inpatient care
Einrichtung der stationären Altenhilfe	Facility of inpatient care for the elderly
Altenpflegeeinrichtung	Elderly care facility
Einrichtung der stationären Langzeitpflege	Inpatient longterm care facility
Stationäre Pflege	Inpatient care

Tabelle 3.3 Komponente Sozialraum

Sozialraum/Soziales Umfeld	Social environment
Quartier	Quarter
Nachbarschaft	Neighbourhood
Wohnviertel	Residential area
Stadtviertel	District
Wohnumfeld	Living environment
Nahraum	Near area
Kommune	Commune
Caring community	Caring community
Gemeinde	Local community
Teilhabe	Participation
Netzwerk im Sozialraum/Quartier	

Tabelle 3.4 Komponente Öffnung

Öffnung der stationären Pflege(einrichtungen)	Opening up inpatient care (facilities)
Quartiersöffnung der Pflegeheime	Nursing homes open to the quarter
Öffnungsprozess in der stationären Langzeitpflege	Opening process in long term care

3.2 Ein- und Ausschlusskriterien

Eingeschlossen wurden empirische Forschungsarbeiten in deutscher und/oder englischer Sprache (quantitativ, qualitativ, Mixed Methods), bei denen ein Abstract vorhanden war, damit ein angemessenes Screening durchgeführt werden konnte. Der Zeitraum wurde von 1995 bis 2021 festgelegt (s. o.). Unter inhaltlicher Perspektive wurden Studien eingeschlossen, die sowohl die Einrichtung der stationären Altenhilfe als auch das Quartier/den Sozialraum unter der Netzwerkperspektive in den Fokus nehmen sowie Studien, die Netzwerkstrukturen im Quartier/Sozialraum untersuchen, da diese ebenfalls Informationen zum zu untersuchenden Thema liefern können. Zudem mussten die Studien beschaffbar sein. Eingeschlossen wurden auch Projekte, die als Begleitforschung und Evaluationsforschung durchgeführt wurden. Ausgeschlossen wurden Studien in anderen Sprachen, Studien ohne Abstract oder mit unklar formuliertem Abstract, Beiträge aus den Bereichen graue Literatur, Experten- und Fachbeiträge, Fallbeispiele, Projektbeschreibungen, Beiträge mit ausschließlich theoretischen Inhalten oder der ausschließlichen Thematisierung der Innenperspektive der Pflegeheime sowie Qualifikationsarbeiten (Bachelor-, Diplom-, Masterarbeiten). Die Suche fand in deutsch- und englischsprachigen Datenbanken und mit Hilfe der Handrecherche in pflege-, gerontologischen und sozialen Fachzeitschriften statt. Zudem wurden Literaturverzeichnisse besonders relevanter Publikationen nach weiteren Studien durchsucht (Tabelle 3.5).

Tabelle 3.5 Ein- und Ausschlusskriterien

Einschlusskriterien	Ausschlusskriterien
Sprache Deutsch / Englisch	Alle anderen Sprachen
Studien von 1994 bis 2021	Studien vor 1994
Abstract vorhanden und klar formuliert	Abstract fehlt bzw. ist unklar formuliert
Studie beschaffbar	Studie nicht beschaffbar
Empirische Studien: qualitativ, quantitativ, Mixed Methods, Forschungsstudien, Evaluationsforschung, Begleitforschung	Graue Literatur, Experten- und Fachbeiträge, Fallbeschreibungen, Projektbeschreibungen, Beiträge mit ausschließlich theoretischem Inhalt
Publizierte Dissertationen	Qualifikationsarbeiten (Bachelor-, Diplom- und Masterarbeiten)
Inhaltliche Thematisierung: 1. Netzwerke unter Einbezug der Altenpflegeeinrichtungen und dem Quartier/ Sozialraum 2. Netzwerke im Quartier/Sozialraum	Inhaltliche Thematisierung: Ausschließliche Innenperspektive der Pflegeheime

3.3   Rechercheschritte

Die Recherche fand nach dem modifizierten PRISMA-Schema (Moher et al. 2009) statt. Es wurden folgende Schritte im Rechercheprozess beachtet: Zunächst wurde in den Datenbanken nach relevanten Schlüsselbegriffen geforscht. Danach wurden Duplikate aussortiert. Im anschließenden Titelscreening wurden relevante Quellen ein- bzw. nicht relevante Quellen ausgeschlossen. Bei den eingeschlossenen Texten wurde nun ein Abstractscreening durchgeführt, das wiederum zu ein- bzw. ausgeschlossenen Quellen führte. Schließlich wurde bei den verbliebenen Artikeln ein Volltextscreening durchgeführt. Hier wurden diejenigen Studien ausgeschlossen, die nicht den vorher definierten Einschlusskriterien entsprachen.

Insgesamt konnten 1247 Treffer erzielt werden. Nach dem Titelscreening mussten 843 Titel ausgeschlossen werden. Es blieben 404 Titel für das Abstractscreening, danach wurden wiederum 297 Studien ausgeschlossen. Nun blieben 107 Studien für das Volltextstudium übrig, in dessen Anschluss 75 Studien ausgeschlossen wurden. Es verblieben 32 Studien, die in den weiteren Prozess involviert wurden (Abbildung 3.1).

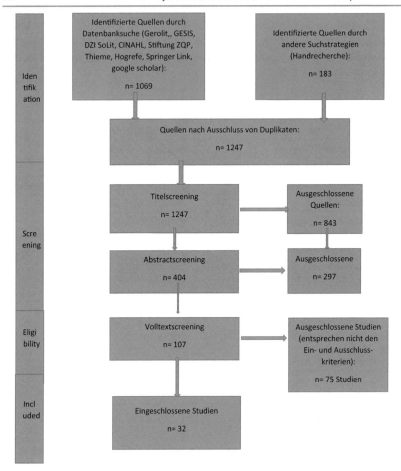

Abbildung 3.1 Darstellung des Rechercheprozesses – modifiziertes PRISMA-Schema nach Moher et al. (2009) / PRISMA-Schema von Verfasserin aus dem Englischen übersetzt und bezogen auf die vorliegende Arbeit modifiziert

3.4   Zusammenfassung der Studien

Tabelle 3.6 Studien mit dem Fokus Netzwerke/Kooperationen stationärer Einrichtungen der Langzeitpflege mit dem Sozialraum/Quartier

Autor, Publikationsjahr, Herkunftsland, Titel der Studie, Kurzvorstellung	Ziele, Forschungsfragen, Hypothesen	Setting	Population/ Stichprobe	Design/ Methoden: Datenerhebungs- und -auswertungsmethoden	Die wichtigsten Ergebnisse
Bleck, C.; van Rießen, A.; Knopp, R. & Schlee, T. (2018). Deutschland: „Sozialräumliche Perspektiven in der stationären Altenhilfe"	Ermittlung von sozialräumlichen Bezügen in der stationären Altenhilfe. Identifizierung von Voraussetzungen für die sozialraumorientierte Arbeit in den Einrichtungen	Zwei Düsseldorfer Altenpflegeeinrichtungen: Führungskräfte, Mitarbeiterinnen, Bewohnerinnen (n= 39) (qualitativer Part) Führungskräfte (n= 47) (quantitativer Part)	Heimbewohner/ innen, Mitarbeiter/ innen, Führungskräfte	Mixed-Methods Design, qualitativ: Gruppendiskussion, Workshop, qualitative Interview; quantitativ: Onlinebefragung	Sozialraumorientierung bisher im Bereich der Fachkräfte und im Arbeitsalltag nicht in den untersuchten Einrichtungen angekommen. Auf der Führungsebene ist man sich eher darüber bewusst. Die meisten Einrichtungen halten Angebote für die Quartiersbewohner/-innen vor. Es müssen differenzierte Ansätze der Sozialraumorientierung entwickelt werden, damit die unterschiedlichen Rahmenbedingungen berücksichtigt werden können.

(Fortsetzung)

Tabelle 3.6 (Fortsetzung)

Autor, Publikationsjahr, Herkunftsland, Titel der Studie, Kurzvorstellung	Ziele, Forschungsfragen, Hypothesen	Setting	Population/ Stichprobe	Design/ Methoden: Datenerhebungs- und -auswertungsmethoden	Die wichtigsten Ergebnisse
Bleck, C.; Schultz, L.; Conen, I.; Frerk, T.; Henke, S.; Leiber, S. & Fuchs H. (2020). Deutschland: Selbstbestimmt teilhaben in Altenpflegeeinrichtungen. Empirische Analysen zu fördernden und hemmenden Faktoren (STAB-Projekt)	Wie gelingt die nachhaltige, praktische, selbstbestimmte Teilhabe der Bewohner/innen von stationären Altenhilfeeinrichtungen? Welches sind die fördernden und hemmenden Bedingungen in der Einrichtung? Wie kann ein Musterrahmenkonzept entwickelt werden?	Vier ausgewählte Einrichtungen des Diözesan-Caritasverbands Köln	Fachkräfte in der Altenhilfe, Bewohner/innen, Angehörige, Führungskräfte	Mixed-Methods Design: Qualitativ: Experteninterviews und problemzentrierte Interviews, begleitende informelle Gespräche, mehrwöchige teilnehmende Beobachtungen. Quantitativ: Online-Befragung von 113 Heimleitungen, Datenauswertung: Qualitative Inhaltsanalyse, Online-Befragungen: deskriptiv-statistisch	Teilhabemöglichkeiten der Bewohner/innen sind abhängig von der Organisationskultur einer Einrichtung, von personalen, qualifika-torischen und organisationalen Strukturen. Die Vernetzung im Quartier stellt eine wesentliche Ressource dar, wenn es um die Aufrechterhaltung und Weiterentwicklung von Teilhabemöglichkeiten geht. Quantitativ: Herausarbeitung von fördernden und hemmenden Faktoren Entwicklung eines Musterrahmenkonzepts zur Teilhabeförderung.

(Fortsetzung)

Tabelle 3.6 (Fortsetzung)

Autor, Publikationsjahr, Herkunftsland, Titel der Studie, Kurzvorstellung	Ziele, Forschungsfragen, Hypothesen	Setting	Population/ Stichprobe	Design/ Methoden: Datenerhebungs- und -auswertungsmethoden	Die wichtigsten Ergebnisse
Hämel, K. (2012), Deutschland: „Öffnung und Engagement – Altenheime zwischen staatlicher Regulierung, Wettbewerb und zivilgesellschaftlicher Einbettung"	Untersuchung der Funktionsfähigkeit von Wohlfahrts-mixturen in der Praxis am Beispiel von Altenheimen. Untersuchung der unterschiedlichen Einbindungen von zivilgesellschaftli-chen Ressourcen in den institutionellen Rahmen der Einrichtungen sowie von Chancen und Schwierigkeiten bei der Quartiersöffnung von Pflegeheimen	Einrichtungen der stationären Altenhilfe	Heimleitungen (n=12)	Qualitatives Forschungsdesign: 12 Experteninterviews mit Heimleitungen, in Fallbeispielen vorgestellt und ausgewertet	Die zivilgesellschaftliche Einbettung der Versorgung Pflegebedürftiger bedeutet keinen Rückzug der professionellen Verantwortlichkeiten, sondern kann vielmehr der Anlass sein für eine Neudefinition des professionellen Selbstverständnisses der in der Pflege und Betreuung integrierten Berufsgruppen.

(Fortsetzung)

Tabelle 3.6 (Fortsetzung)

Autor, Publikationsjahr, Herkunftsland, Titel der Studie, Kurzvorstellung	Ziele, Forschungsfragen, Hypothesen	Setting	Population/ Stichprobe	Design/ Methoden: Datenerhebungs- und -auswertungsmethoden	Die wichtigsten Ergebnisse
Hämel, K. & Röhnsch, G. (2019), Deutschland: Möglichkeiten und Grenzen integrierter Tagespflege in Pflegeheimen. Experteninterview mit Fachkräften in den Pflegeeinrichtungen. Chancen und Barrieren der sektorenübergreifenden Betreuung von Tagesgästen in Form der integrierten Tagespflege. Untersuchung der Chancen und Herausforderungen bei der Konzeptionierung und Durchführung dieses sektorenüber-greifenden Versorgungsmodells	Welche Chancen und Herausforderungen gibt es bei der Konzeptionalisierung und Durchführung der integrierten Tagespflege, bei der die Tagesgäste gemeinsam mit den Bewohnerinnen der Einrichtungen versorgt werden?	Einrichtungen der stationären Altenhilfe, die als Modellstandorte für das Projekt „Pflege stationär weiterdenken" fungierten Bielefeld und Herford als Modellstandorte	20 Fachpersonen, die in die Betreuung der Tagesgäste und der Bewohner/innen oder auf der Planungs- und Kooperationsebene involviert sind	Datenerhebung: Leitfadengestützte Interviews. Datenauswertung: Thematisches Kodieren (Flick 1995)	Wenn es gelingt, auf der Ebene der sozialen Interaktion die Interessen und Bedürfnisse beider Gruppen, die der Tagesgäste und die der Bewohner/innen, in Einklang zu bringen, so kann die soziale Teilhabe beider Gruppen gefördert werden. Vorteile auf institutioneller Ebene liegen in den flexibel und individuell gestaltbaren Nutzungszeiten und in der besseren Erreichbarkeit der Tagespflege durch die Integration in das stationäre Setting. Herausforderungen können in betriebswirtschaftlicher und administrativer Hinsicht gesehen werden. Ebenso bestehen Ängste, die sich auf eine weitere Arbeitsverdichtung beziehen.

(Fortsetzung)

Tabelle 3.6 (Fortsetzung)

Autor, Publikationsjahr, Herkunftsland, Titel der Studie, Kurzvorstellung	Ziele, Forschungsfragen, Hypothesen	Setting	Population/ Stichprobe	Design/ Methoden: Datenerhebungs- und -auswertungsmethoden	Die wichtigsten Ergebnisse
Röhnsch, G.& Hämel, K. (2019), Deutschland: Öffnung von Pflegeeinrichtungen für den Sozialraum: Ergebnisse einer Studie zu Zielgruppen und Barrieren der Erreichbarkeit. Evaluation des Projekts: „Pflege stationär weiterdenken". Laufzeit des Projekts der Universität Bielefeld, Fakultät für Gesundheitswissenschaften. Träger des Modellprojekts (Laufzeit 2016-2019): Alters-Institut, Träger an den Standorten der Modellprojekte	Im Zentrum der Evaluation stehen 1. die Analyse der Wirkungen der Pflegeheime an vier Modellstandorten in Bielefeld und Herford, die zu sektorenübergreifenden Pflegezentren ausgebaut werden sollen, die ambulante und stationäre Angebote insbesondere der Beitrag der Zentren zur Sicherung von Versorgungs-kontinuität sowie die Versorgungs- und Lebensqualität ihrer Nutzerinnen	Drei Stadtteile von Bielefeld und ein Stadtteil von Herford	Ältere Quartiers-Bewohner/- innen, Akteure in der Versorgung und in den Pflegeheimen, Netzwerkakteure, Akteure des Projekts	Drei Teilprojekte: Konzeptentwicklung, Pilotierung, Evaluation: Präformative, formative und summative Evaluation. Präformative Evaluation: Aufbereitung von demografischen, sozioökonomischen und gesundheitlichen Daten der Bevölkerung in den vier Modellquartieren (Bedarfs- und Angebotsanalyse); Führen von 45 leitfadengestützten qualitativen Interviews mit Exper-tinnen und mit Quartiersbewohner/ innen;	Erstmals in Deutschland wurde eine träger- und sektorenübergreifende Versorgung und zugleich Öffnung von Heimen in und für den Sozialraum konzipiert, erprobt und evaluiert. Es zeigte sich, dass die Pflegezentren zu einer nutzerorientierten Versorgung der älteren Personen im Quartier beitragen können. Die Weiterentwicklung der Pflegezentren zu Gesundheitszentren komnte jedoch nicht weiter vorangetrieben werden.

(Fortsetzung)

Tabelle 3.6 (Fortsetzung)

Autor, Publikationsjahr, Herkunftsland, Titel der Studie, Kurzvorstellung	Ziele, Forschungsfragen, Hypothesen	Setting	Population/ Stichprobe	Design/ Methoden: Datenerhebungs- und -auswertungsmethoden	Die wichtigsten Ergebnisse
	2. die Analyse des Innovationsgehalt der sektorenüber greifenden Pflegezentren und Potentiale der Weiterentwicklung zu sekto- renübergreifenden, multiprofessio- nellen Gesundheitszentren im Quartier.			Inhaltsanalytische Auswer- tung,Konzeptentwicklung und Pilotierung auf Basis der Ergebnisse, Prozess- und Ergebnisanalyse: Qualitative, leitfadengestützte Interviews mit allen beteiligten Akteuren (85 Interviews, episodische Interviews) mit 91 Personen, quantitative Analysen (Entwicklung einer Dokumentation über Nutzerverhalten, Wirkungsanalyse, deskriptive und hypothesentestende Statistik), Fallanalysen	

(Fortsetzung)

Tabelle 3.6 (Fortsetzung)

Autor, Publikationsjahr, Herkunftsland, Titel der Studie, Kurzvorstellung	Ziele, Forschungsfragen, Hypothesen	Setting	Population/ Stichprobe	Design/ Methoden: Datenerhebungs- und -auswertungsmethoden	Die wichtigsten Ergebnisse
Maier-Rigaud, R. & Wulff, A. (2014), Deutschland: „Vernetzung von Berufsbetreuern in der Pflege: Eine qualitative Analyse am Beispiel der Beziehung zu Pflegeheimen"	Berufsbetreuer stellen gegenüber dem Pflegeheim ein Gegengewicht dar. Sie fungieren als ein Prinzipal Agent (PA) für die Bewohner/ innen. Weitere Principal Agents sind das Pflegeheim und die Angehörigen. Die zentrale Hypothese lautet, dass die Agenten-Agenten-Beziehung zwischen Betreuern und Pflegeheim konflikthafte PA-Beziehungen als Separationslösung entschärfen können und somit zu einer Verbesserung der Versorgung von Pflegebedürftigen beitragen. Hierzu sollen die Netzwerke der Betreuer untersucht werden.	Freiberufliche Berufsbetreuer	Freiberufliche Berufsbetreuer (n=12)	Datenerhebungsmethode: Problementrierte, qualitative Interviews nach Witzel, Kurzfragebogen zu demografischen Daten Datenauswertungsmethode: Qualitative Inhaltsanalyse nach Mayring (2010)	Die Ausgangshypothese wurde bestätigt, dass die Trennung von rechtlicher Betreuung und pflegerischer Betreuung im Pflegeheim als Separationslösung konflikthafte Principal-Agent-Beziehungen entschärfen kann. Die Versorgung der Pflegebedürftigen wird verbessert, indem kooperative und problemorientierte Netzwerke geknüpft und genützt werden.

Tabelle 3.7 Studien mit dem Fokus Netzwerke/Kooperationen im Sozialraum/Quartier unter Berücksichtigung der Zivilgesellschaft

Autor, Publikationsjahr, Herkunftsland, Titel der Studie, Kurzvorstellung	Ziele, Forschungsfragen, Hypothesen	Setting	Popula-tion/ Stich-probe	Design/ Methoden: Datenerhebungs- und -auswertungsmethoden	Die wichtigsten Ergebnisse
Alisch, M. et. al. (2018), Deutschland: „Irgendwann brauch' ich dann auch Hilfe ...!" Selbstorganisation, Engagement und Mitverantwortung älterer Menschen in ländlichen Räumen.	Wie kann die organisierte Bürgerhilfe als Partner der Daseinsvorsorge für die soziale Versorgung der älteren Landbevölkerung im Zusammenspiel mit den anderen Akteuren verknüpft werden?	Zwei ländliche Regionen (Osthessen/ Rhön, Oberbayern)	Vertreter zweier Bürgerhilfevereine in Osthessen und einer Bürgergesellschaft in Oberbayern	Projektbegleitforschung: Partizipativer Forschungsansatz: Sozialraumanalyse, Initiierung von Prozessen partizipativer Projektentwicklung, Stärkung von Formen der Selbstorganisation im Gemeinwesen als lokale „sorgende Gemeinschaften", Stabilisierung durch tragfähige Geschäftsmodelle, Unterstützung der Bündnisbildung mit den anderen Akteuren der Daseinsvorsorge sowie den Pflegeanbietern im Sinne des Welfaremix	Entwicklung spezifischer sozialraumbezogener Strategien zur nachhaltigen Stärkung selbstorganisierter, bürgerlicher Aktivitäten zur Verbesserung der Lebensqualität für die älter werdende Bevölkerung im ländlichen Raum. Anknüpfung an sozialwissenschaftliche (community approach), gerontologische (Alterskonstruktionen) und pflegewissenschaftliche (caring communities) Diskussionen. Rückschlüsse auf das Verhältnis von professioneller, gemeinwesenbezogener, organisierter Arbeit und bürgerschaftlich organisierter Arbeit.

(Fortsetzung)

Tabelle 3.7 (Fortsetzung)

Autor, Publikationsjahr, Herkunftsland, Titel der Studie, Kurzvorstellung	Ziele, Forschungsfragen, Hypothesen	Setting	Popula- tion/ Stich- probe	Design/ Methoden: Datenerhebungs- und -auswertungsmethoden	Die wichtigsten Ergebnisse
Van Bilsen, B.M.A.; Hamers, J.P.H.; Don, A.A.N.; Groot, W. & Spreeuwenberg, C.; (2010), Niederlande: The use of social services by communitydwelling older persons who are at risk of institutionalization: a survey	Gibt es einen Zusammenhang zwischen der Inanspruchnahme niedrigschwelliger sozialer Dienste (z. B. Begleitung zu kulturellen Veranstaltungen, Ausflügen etc.) und verschiedenen persönlichen, gesundheitsbezoge- nen und Wohlfühlmerkma- len?	Zwei Regionen in den Nie- derlanden	292 Personen über 65 Jahre, die trotz Einschrän- kungen ausdrück- lich zuhause wohnen bleiben wollten.	Quantitatives Studiendesign: Datenerhebung: Strukturierte Interviews Datenauswertung: Quantitative Analyse: Bivariate/multivariate logistische Regressionsmodelle	Diejenigen Personen, die schon andere Dienste, z. B. einen Pflegedienst oder eine Tagespflege nutzten, hatten eine signifikant höhere Wahrscheinlichkeit, auch die niedrigschwelligen zivilgesellschaftlich organisierten Dienste zu nutzen. Es sollte mehr Augenmerk auf die Zugänglichkeit von Dienstleistungen für ältere Personen im gemeindenahen Kontext gelegt werden.

(Fortsetzung)

Tabelle 3.7 (Fortsetzung)

Autor, Publikationsjahr, Herkunftsland, Titel der Studie, Kurzvorstellung	Ziele, Forschungsfragen, Hypothesen	Setting	Population/ Stichprobe	Design/ Methoden: Datenerhebungs- und -auswertungsmethoden	Die wichtigsten Ergebnisse
Breithecker, R. (2008). Deutschland: Möglichkeiten der Selbstorganisation älterer Menschen, Begleitforschung eines Modellprojekts	Welche kommunalen Leistungen gehen in die Selbstorganisation älterer Bürger und Bürgerinnen über? Welche Akteursgruppen sind involviert? Welche Erfolgsfaktoren lassen sich identifizieren? Welche Barrieren gibt es? Wie kann die Nachhaltigkeit der Übergänge sichergestellt werden? Welche Erfahrungen gibt es im europäischen Ausland?	12 Modellkommunen	52 Vertreter von Kommunen aus ländlichen, kleinstädtischen und vorstädtischen Bereichen	Deskriptive Studie: Vorrecherche: Literaturrecherche über bestehende Angebote; bundesweiter Fragebogensurvey: online an 5.700 Kommunen in Deutschland; Europäische Expertise. Survey aufgrund des geringen Rücklaufs nicht repräsentativ	Partner für freiwilliges Engagement sind v. a. Seniorenbüros, Vereine, Seniorenbeauftragte, Freiwilligenagenturen, Stiftungen und private Förderer (v. a. Vertreter des dritten Sektors) Diese sind notwendig, wenn der Übergang von kommunalen Aufgaben auf bürgerschaftlich Engagierte nachhaltig erfolgen soll. Die politischen Vertreter (Bürgermeister, Stadträte) müssen das Engagement zusätzlich unterstützen. Es gibt organisatorische und finanzielle Barrieren. Durch die Übergänge konnten Einsparungen auf kommunaler Ebene erzielt werden. Die Angebote für ältere Menschen werden durch Intensivierung und Erweiterung verbessert.

(Fortsetzung)

Tabelle 3.7 (Fortsetzung)

Autor, Publikationsjahr, Herkunftsland, Titel der Studie, Kurzvorstellung	Ziele, Forschungsfragen, Hypothesen	Setting	Population/ Stichprobe	Design/ Methoden: Datenerhebungs- und -auswertungsmethoden	Die wichtigsten Ergebnisse
Brauers, Silke (2008), Deutschland: Potentiale der Älteren in Kommunen nutzen: Das Bundesmodellprogramm „Erfahrungswissen für Initiativen". (EFI) (2002–2006) im europäischen Kontext. Evaluationsstudie eines neuen Engagementmodells: Ausbildung von SeniorTrainern und SeniorTrainerinnen als Multiplikatoren. Beteiligung dieser im Kontext der anderen lokalen Akteure im kommunalen Bereich	Wie kann das Erfahrungswissen der Älteren für die Bewältigung des demografischen Wandels eingesetzt werden? Wie kann das zivilgesellschaftliche Engagement erhöht werden? Was tragen die geschulten SeniorTrainer und SeniorTrainerinnen dazu bei?	35 Kommunen	1.000 Personen von 55 bis 70 Jahren wurden bundesweit zu SeniorTrainern und Senior Trainerinnen ausgebildet	Deskriptive Studie, Evaluation der Daten aus dem Bundesmodellprojekt	Die 1.000 SeniorTrainer und SeniorTrainerinnen konnten insgesamt 12.000 Menschen in 35 Modellkommunen für bürgerschaftliches Engagement auf kommunaler Ebene motivieren. Nach Berechnung des ISABInstituts entspricht dies einem Nutzen für die Kommunen von 120 Mio Euro. Das zivilgesellschaft liche Engagement konnte durch den Einsatz der SeniorTrainer und SeniorTrainerinnen in den Modellkommunen effektiv erhöht werden. Im europäischen Kontext wurde die Vernetzung von Projekten im Rahmen des EU-Projekts „Lifelong Learning and Active Citizenship in Europe's Ageing Society (LACE)" vorangetrieben.

(Fortsetzung)

Tabelle 3.7 (Fortsetzung)

Autor, Publikationsjahr, Herkunftsland, Titel der Studie, Kurzvorstellung	Ziele, Forschungsfragen, Hypothesen	Setting	Popula-tion/ Stich-probe	Design/ Methoden: Datenerhebungs- und -auswertungsmethoden	Die wichtigsten Ergebnisse
Kallfaß, S. (2014), Deutschland: Altern und Versorgung im nachbarschaftlichen Netz eines Wohnquartiers. Begleit- und Evaluationsforschung: Integration von informellen, nachbarschaftlichen Hilfeleistungen in die professionellen Hilfestrukturen eines Pflegedienstes im Kontext von quartiersbezogenen Vernetzungsprozessen einer Wohnbaugenossenschaft unter Einbezug von gemeinwesen-orientierter Arbeit	Wie können vorpflegerische, zivilgesellschaftliche Hilfen für ältere Bewohner/innen einer Wohnbaugenossen schaft in die professionellen Hilfestrukturen integriert werden, so dass ein neuer Hilfe-Mix entsteht, der sich positiv auf die nachbarschaftlichen Beziehungen auswirkt?	Ein abge-grenztes Wohnge-biet mit ca. 500 Bewohner/innen als Mieter einer Wohnbau-genossen-schaft in einer süd-deutschen Stadt		Qualitatives Forschungsdesign: Datenerhebung: Acht leitfadengestützte Interviews zum intergenerativen Austausch; zehn aufgezeichnete, kollegiale Fallbesprechungen sozialer Dienste Datenauswertung: Qualitative Auswertung	Es konnten Innovationen im Quartier umgesetzt werden: Hauspatenschaften, Hausmeistertätigkeiten. Es zeigte sich, dass zivilgesellschaftliche, niedrigschwellige Leistungen im Kontext nachbarschaftlicher Hilfe in Kooperation mit anderen sozialen und pflegerischen Leistungen zur Verbesserung der Wohn- und Lebensqualität beitragen kann. Dies konnte durch eine Vergleichsstudie mit einem anderen Wohngebiet festgestellt werden.

(Fortsetzung)

Tabelle 3.7 (Fortsetzung)

Autor, Publikationsjahr, Herkunftsland, Titel der Studie, Kurzvorstellung	Ziele, Forschungsfragen, Hypothesen	Setting	Popula-tion/ Stich-probe	Design/ Methoden: Datenerhebungs- und -auswertungsmethoden	Die wichtigsten Ergebnisse
Olk, T. & Rütgers, M. (2018), Deutschland: Netzwerke der Engagementförderung in Deutschland-Analyse und Empfehlungen zur Weiterentwicklung. Merkmale und Funktionsweisen von Netzwerken im Bereich des freiwilligen Engagements. Erstmalige Bestandsaufnahme in allen 16 Bundesländern, ergänzt um Netzwerke auf kommunaler und regionaler Ebene. Herausarbeitung von fördernden und hemmenden Bedingungen, Entwicklung von Konzepten und Instrumenten zur Selbstevaluation von Netzwerken	Vergleichende Netzwerkanalyse bezogen auf sechs Untersuchungs-dimensionen: Gründung und Ziele, Mehrwert der Netzwerkarbeit, Arbeitsweise und -strukturen, Steuerung und Netzwerkmanagement, Erfolgsfaktoren, Belastungsfaktoren und Herausforderungen	25 Netzwerke in allen Bundesländern	47 Netzwerk-akteure	Datenerhebung: 47 leitfadengestützte Experteninterviews. Datenanalyse: Qualitative Inhaltsanalyse nach Mayring (2015)	Gemeinsames Ziel aller untersuchten Netzwerke: Verbesserung der Rahmenbedingungen für bürgerschaftliches Engagement, Unterscheidung nach dem Grad der Formalisierung und internen Differenzierung sowie nach der Form der Vernetzung (anlassbezogen oder kontinuierliche Netzwerkarbeit) und der Finanzierung. Herausforderungen: Motivation der Beteiligten, Ressourcenmanagement, Erfolgsfaktoren: Entwicklung eines Leitbilds, Vorhalten von Serviceleistungen für die Mitglieder, Rollenklärung, Aufbau von vertrauensvollen Kooperationsbeziehungen zu anderen Akteuren, ausreichende finanzielle und personelle Ressourcen, effektives Netzwerkmanagement, Mobilisierung von externen Unterstützungsstrukturen. Belastungsfaktoren: knappe Ressourcen, Zunahme von heterogenen Sichtweisen und Interessen, unklare Aufgaben und Zieldefinitionen, Diskrepanz zwischen steigenden Anforderungen und zurückbleibenden Ressourcen. Entwicklung eines Instruments der Selbstevaluation (Stärken-Schwächen-Analyse / SWOT)

(Fortsetzung)

Tabelle 3.7 (Fortsetzung)

Autor, Publikationsjahr, Herkunftsland, Titel der Studie, Kurzvorstellung	Ziele, Forschungsfragen, Hypothesen	Setting	Population/ Stichprobe	Design/ Methoden: Datenerhebungs- und -auswertungsmethoden	Die wichtigsten Ergebnisse
Zunzunegui, M.V.; Rodrigeguez-Laso, A.; Otero, A.; Pluijm, S.M.F.; Nikula, S.; Blumstein, T.; Jylha, M.; Minicuci, N. & Deeg, D.J.H. (2005), Finnland, Niederlande, Spanien: Disability and social ties: comparative findings of the Clesa study	Ziel: Untersuchung der Zusammenhänge zwischen den Aktivitäten des täglichen Lebens bei Pflegebedürftigkeit und sozialen Netzwerken/ sozialen Bindungen	Senioren	3.648 Probanden aus Finnland, den Niederlanden und Spanien im Alter zwischen 65 und 85 Jahren	Datenanalyse: Logistische Regression, Index für soziale Netzwerke wurde gebildet durch Soziale Teilhabe, Anzahl der familiären Bindungen und Anwesenheit von Freunden.	Soziale Bindungen spielen in allen drei Ländern eine große Rolle bei der Aufrechterhaltung oder Wiederherstellung der Aktivitäten des täglichen Lebens. Familiäre Bindungen scheinen einen höheren Einfluss zu haben, wenn es darum geht, Einschränkungen zu verhindern. Die Stärke dieses Effekts variiert von Kultur zu Kultur.
Poulsen, T.; Christensen, U.; Lund, R. & Avlund K. (2011), Dänemark: Measuring aspects of social capital in a gerontological perspective. Untersuchung über den Einfluss des Sozial-kapitals auf der Ebene des Nahraums in dänischen Gemeinden. Die Daten resultierten aus einer Studie zu vorbeugenden Hausbesuchen.	Ziel: Die Untersuchung von Auswirkungen des Sozialkapitals in lokalen Gemeinschaften auf die ältere Bevölkerung in unterschiedlich strukturierten 34 Gemeinden in Dänemark	34 Gemeinden in Dänemark	4.034 zuhause lebende Personen über 75 Jahre in 34 Gemeinden Dänemarks	Quantitatives Studiendesign Datengrundlage: Prospektive Kohortenstudie zu vorbeugenden Hausbesuchen	Es konnten unterschiedliche Gemeindetypen identifiziert werden: Gemeinden mit niedrigem, mittlerem und hohem Sozialkapital. Sie unterschieden sich hinsichtlich der demografischen, strukturellen und sozialen Bedingungen.

Tabelle 3.8 Studien mit dem Fokus Netzwerke/Kooperationen im Sozialraum/Quartier unter Berücksichtigung institutioneller Netzwerke

Autor, Publikationsjahr, Herkunftsland, Titel der Studie, Kurzvorstellung	Ziele, Forschungsfragen, Hypothesen	Setting	Population/ Stichprobe	Design/Methoden: Datenerhebungs- und -auswertungsmethoden	Die wichtigsten Ergebnisse
Elsbernd, A. (2008), Deutschland: Pflegenetzwerk „Dorf in der Stadt" – Ein Konzept zur ambulanten Versorgung pflege-bedürftiger alter und behinderter Menschen in einem städtischen Wohnquartier. Begleitforschung für das Modellprojekt (2006–2008). Durch eine systematische Verzahnung und Vernetzung von professionellen und zivilgesellschaftlichen Akteuren sollen den Pflegebedürftigen im Quartier passgenaue Leistungsangebote gemacht werden. Qualitative und quantitative Analyse der Leistungsarten	Wie soll die Vernetzung von Leistungsangeboten strategisch geplant und umgesetzt werden? Wie muss ein ambulantes, modulares Versorgungssystem in einem städtischen Quartier aufgebaut sein, damit die verschiedenen Angebote effektiv koordiniert werden können und welche Organisations- und Informationsleistungen müssen deshalb vorgehalten werden? Wie können die Leistungen zu einem Gesamtleistungspaket zusammengestellt werden, das auf gemeinsamen Werthaltungen und Grundsätzen basiert?	Stadt Heidenheim, innovatives Wohnquartier für 100 Personen jeden Lebensalters, die wohnen und leben miteinander in Einklang bringen wollen.	100 Bewohner-innen des Quartiers „Dorf in der Stadt"	Interviews und Gruppendiskussionen mit Bewohner/innen des Modellquartiers sowie mit Vertretern der beteiligten Akteure	Durch eine qualitative und quantitative Analyse der Leistungsdaten des innovativen Projekts konnten Aussagen über Effizienz und Effektivität getroffen werden. Damit sollte die Basis für weitere alternative Versorgungskonzepte gebildet werden.

(Fortsetzung)

Tabelle 3.8 (Fortsetzung)

Autor, Publikationsjahr, Herkunftsland, Titel der Studie, Kurzvorstellung	Ziele, Forschungsfragen, Hypothesen	Setting	Population/ Stichprobe	Design/Methoden: Datenerhebungs- und -auswertungsmethoden	Die wichtigsten Ergebnisse
	Welche Aufgaben können die ehrenamtlichen Mitglieder über-nehmen? Welche Qualifikationen müssen die professionellen Akteure aufweisen und welche Schulungsmaßnahmen braucht es? Welche Kennzeichen gibt es als „Warnzeichen" für baldige Pflegebedürftigkeit und welche präventiven Maßnahmen können ergriffen werden? Können schwerstpflegebedürftige Personen auch im ambulanten Kontext gepflegt werden? Welche rechtlichen Rahmenbedingungen gibt es? Wie entwickelt sich das Leistungs- und Kostenprofil für die einzelnen Angebote?				

(Fortsetzung)

Tabelle 3.8 (Fortsetzung)

Autor, Publikationsjahr, Herkunftsland, Titel der Studie, Kurzvorstellung	Ziele, Forschungsfragen, Hypothesen	Setting	Population/ Stichprobe	Design/Methoden: Datenerhebungs- und -auswertungsmethoden	Die wichtigsten Ergebnisse
Driller, E.; Alisch, M; Karbach, U.; Pfaff, H. & Schulz-Nieswandt, F. (Hrsg.) (2008), Deutschland: Die INA-Studie. Inanspruchnahme, soziales Netzwerk und Alter am Beispiel von Angeboten der Behindertenhilfe. Vollerhebung zur Situation von älter werdenden Menschen mit Behinderungen in Einrichtungen der Behindertenhilfe	Wie sehen die Netzwerke und die Nutzung sozialer Dienste bei älter werdenden Menschen mit Behinderungen aus der Perspektive von Menschen mit Behinderungen, von Angehörigen und Mitarbeiter/innen der Einrichtungen aus?	Sechs Einrichtungen der Behindertenhilfe in unterschiedlichen Lagen: Großstädte, Kleinstadt und ländliche Regionen	Befragung der Personengruppen der Menschen mit Behinderungen (n = 473), der Angehörigen (n = 464) und gesetzlichen Betreuer sowie der Mit-arbeiter/innen (n = 175) n den Einrichtungen	Quantitatives Studiendesign: Datenerhebung: Workshop und Pretest Fragebogenerhebung mit an die Adressatengruppen angepasste Fragebögen Datenauswertung: Statistische Analyseverfahren	Es ist notwendig, dass ein gleitender Übergang von der Arbeit im Bereich der Werkstätten zum Ruhestand in den Wohnbereichen besteht, da zumeist die Werkstattkolleg/-innen zum Beziehungsnetzwerk der Bewohner/innen gehören. Strukturelle Veränderungen und erweiterte Aufgabenprofile der Mitarbeiter/-innen sind nötig, damit die zukünftigen Rentner/

(Fortsetzung)

Tabelle 3.8 (Fortsetzung)

Autor, Publikationsjahr, Herkunftsland, Titel der Studie, Kurzvorstellung	Ziele, Forschungsfragen, Hypothesen	Setting	Population/ Stichprobe	Design/Methoden: Datenerhebungs- und -auswertungsmethoden	Die wichtigsten Ergebnisse
					-innen in den Wohnbereichen angemessen beschäftigt werden können. Es müssen Lebensräume zur Verfügung gestellt werden, die als sinnhafte Betätigungen erlebt werden. Eine Reduktion der Kontakte nach draußen kann durch den Tod von Angehörigen, meist der Eltern, stattfinden. Dies ist umso mehr von Bedeutung, da meist die Mütter die Hauptansprechpartner/innen sind. Freunde tragen zur biografischen Kontinuität und sozialen Integrität bei. Teil von Unterstützungsnetzwerken sind auch andere Verwandte, Partner, Geschwister, Kollegen und v. a. Mitarbeiter/ -innen der Einrichtungen.

(Fortsetzung)

Tabelle 3.8 (Fortsetzung)

Autor, Publikationsjahr, Herkunftsland, Titel der Studie, Kurzvorstellung	Ziele, Forschungsfragen, Hypothesen	Setting	Population/ Stichprobe	Design/Methoden: Datenerhebungs- und -auswertungsmethoden	Die wichtigsten Ergebnisse
Eurich, J.; Wiloth, S.; Weinberger, N.; Krings, B.-J. & Decker, M. (2019), Deutschland: Explorative Analyse regionaler, urbaner Unterstützungsnetzwerke für ältere, pflegebedürftige Menschen. Untersuchung von Netzwerkstrukturen und Vernetzungsprozessen zwischen professionellen und informellen Akteuren im Sinne eines sektorenübergreifenden Hilfe-Mix, um dem ganzheitlichen Ansatz des neuen Pflegebedürftigkeitsbegriffs im lokalen Kontext gerecht zu werden.	Welche Akteure interagieren miteinander und welche Merkmale weisen die Netzwerkstrukturen zwischen den Akteuren (z. B. psycho-sozial, Alltagshilfen, Teilhabe bezogene Sorgeleistungen, professionelle Pflegeleistungen) auf? Ergänzen sich die einzelnen Leistungen?	Die Städte Mannheim und Karlsruhe	21 Personen aus sieben Netzwerken mit unterschiedlichem Fokus: Professionelle Akteure in der Pflege (ambulant, teilstationär, stationär), psychologische Beratungsstelle, Ärzte- und Therapeutennetzwerk Anbieter von AAL und Telemedizin, Gesprächskreis pflegende Angehörige, Betreuungsgruppe für Menschen mit Demenz	Datenerhebung: Nach umfassender Literaturrecherche, die Sorge- und Pflegenetzwerke in den Räumen Karlsruhe und Mannheim identifizierten sollte, fanden Fokusgruppeninterviews auf der Basis halbstandardisierter Leitfäden statt. Datenauswertung: Qualitative Inhaltsanalyse (Mayring)	Die Netzwerke wiesen unterschiedliche Strukturen, Kommunikations- und Koordinationsformen auf. Sie agierten isoliert voneinander und Kontakte untereinander bestanden nicht (z. B. soziale, psychologische und pflegerische Netzwerke). Eine zentrale Steuerungs- und Koordinationsstelle, z. B. im kommunalen Bereich angesiedelt, bestand nicht. Notwendig ist eine sektoren- und professionsübergreifende, kommunale Steuerung von Pflege- und Sorge-Strukturen und eine Etablierung dieses Veränderungsprozesses in den Bereichen Versorgungsforschung und Politik.

(Fortsetzung)

Tabelle 3.8 (Fortsetzung)

Autor, Publikationsjahr, Herkunftsland, Titel der Studie, Kurzvorstellung	Ziele, Forschungsfragen, Hypothesen	Setting	Population/ Stichprobe	Design/Methoden: Datenerhebungs- und -auswertungsmethoden	Die wichtigsten Ergebnisse
Evers, J. & Knipperts, J. (2016), Deutschland: Vernetzung und Kooperation. Soziale Innovationen im demografischen Wandel. Evaluationsstudie: Wie werden Kooperations- und Vernetzungsprojekte nachhaltig gesteuert und gestaltet? Dies wird am Beispiel sozialer Dienstleister unter Berücksichtigung der Mikro-, Meso- und Makroebene vor dem theoretischen Hintergrund des Local bzw. Regional Governance aufgezeigt.	Wie wird ein lokales Netzwerk sozialer Dienste durch bottom-up Prozesse aufgebaut und nachhaltig gestaltet? Wie funktionieren hierbei die Kooperations- und Vernetzungsprozesse auf der lokalen Ebene und wie können sie durch die Methode des Transition-Managements langfristig etabliert werden? Evaluation der Wirksamkeit von lokalen Kooperationen über einen längeren Zeitraum (2 Jahre)	Verbund-Projekt „Cockpit" (BMBF, 2010–2014)	Einzelfallstudie: Eine soziale Dienstleistungsorganisation mit einem neuen Angebot vorpflegerischer Unterstützungsleistungen für ältere Personen. Träger der Organisation: zwei Träger mit dem Angebot von sozialen Dienstleistungen	Intern: Entwicklung einer neuen Organisation: Organisationsentwicklung und Personalentwicklung Extern: Kooperationen mit anderen Akteuren im Quartier: Kirchengemeinden, Krankenkassen, ambulanten Pflegediensten, Netzwerksteuerung durch die Organisation: zentrale Anlaufstelle für Senior/innen und Vermittlung der Unterstützungsdienste an die anderen Netzwerkpartner Entwicklung neuer Unterstützungsangebote im Rahmen der Besuchs- und Begleitdienste für Menschen mit Demenz	Es konnte ein Netzwerk auf lokaler Ebene etabliert werden mit einer zentralen Steuerung durch eine Organisation mit sozialen Dienstleistungsangeboten im Bereich der Alltagshilfen. Es konnten durch Vernetzung auch Anbieter in anderen Regionen kontaktiert werden, so dass eine Kooperation über das eigene Quartier hinaus entstanden ist.

(Fortsetzung)

Tabelle 3.8 (Fortsetzung)

Autor, Publikationsjahr, Herkunftsland, Titel der Studie, Kurzvorstellung	Ziele, Forschungsfragen, Hypothesen	Setting	Population/ Stichprobe	Design/Methoden: Datenerhebungs- und -auswertungsmethoden	Die wichtigsten Ergebnisse
Falk, K. & Wolter, B. (2018), Deutschland: Sozialräumliche Voraussetzungen für Teilhabe und Selbstbestimmung sozial benachteiligter älterer Menschen mit Pflegebedarf. Erkenntnisse aus zwei Forschungsprojekten (NEIGHBOURHOOD, drei Fallstudien, und SWuTiQ, Mixed-Methods-Design). Untersuchung des Zusammenspiels von individuellen und sozialräumlichen Ressourcen für die Aufrechterhaltung von Selbstbestimmung und Teilhabe	Welche sozialräumlichen Chancen und Barrieren gibt es für die Selbstbestimmung und Teilhabe älterer, sozial benachteiligter Menschen mit Pflegebedarf?	Zwei Berliner Stadtteile, eine ländliche Region in der ersten Studie. Ein Berliner Stadtteil in der zweiten Studie	NEIGHBOUR-HOOD: 20 Personen mit Unterstützungs- und/oder Pflegebedarf, 20 Personen aus den Bereichen Pflege, Medizin, Beratung, offene Altenhilfe, kommunale Verwaltung SWuTiQ	NEIGHBOURHOOD: Datenerhebung: Leitfadengestützte Interviews mit den Pflege- bzw. Unterstützungsbedürftigen und den Akteuren aus den Bereichen Soziales, Pflege, Beratung und Medizin Datenauswertung: Themenzentrierte Auswertung nach Flick (2007), Qualitative Inhaltsanalyse, Sozialraumbegehungen, Dokumentenanalyse aus dem Bereich der Sozial- und Gesundheitsberichterstattung SWuTiQ: Konzeptentwicklung unter Beteiligung der lokalen Akteure: Soziale Träger, Verwaltung, Dienstleistung, kulturelle Einrichtungen, ältere Personen deutscher und türkischer Herkunft,	Barrieren: Räumliche Barrieren (mangelnde Aufzüge, fehlende Bänke etc.). Kaum Umsetzung der in partizipativen Prozessen gewonnenen Anregungen der älteren Quartiersbewohner/-innen, Anpassung an die rigiden Arbeits- und Zeitvorgaben der ambulanten Pflegedienste erschweren eine Teilnahme an Quartiersaktivitäten, Chancen: Etablierung eines „Rundes Tisches Seniorenarbeit" im Quartier als Netzwerk zur Verbesserung der Situation der beschriebenen Bewohner/-innengruppe, Kooperationen mit städtischen Vertretern (Ressort für Stadtentwicklung)

(Fortsetzung)

Tabelle 3.8 (Fortsetzung)

Autor, Publikationsjahr, Herkunftsland, Titel der Studie, Kurzvorstellung	Ziele, Forschungsfragen, Hypothesen	Setting	Population/ Stichprobe	Design/Methoden: Datenerhebungs- und -auswertungsmethoden	Die wichtigsten Ergebnisse
				Leitfadengestützte Interviews, Hintergrundgespräche, Zukunftswerkstatt, Workshops Datenauswertung: Qualitative Inhaltsanalyse	
v. Gliszcynski, M. (2017), Deutschland: Gelingende Kooperationen im Sozialraum. Drei Fallstudien in benachteiligten Quartieren, um Gelingensfaktoren von Kooperationen im Sozialraum zu untersuchen	In welchen Formen kommt Kooperation auf Quartiersebene vor und wie kann sie definiert werden? Welche Bedingungen tragen zum Gelingen der Kooperation bei?	Drei sehr unterschiedliche Stadtquartiere (Großstadt, Mittelstadt, Wohnsiedlung, unterschiedliche Träger des Quartiersmanagement, alle Standorte waren Mitglieder im Projekt „Soziale Stadt").	Akteure der institutionellen und sozialen Netzwerke: 81 Personen als Vertreter der Netzwerkakteure in den drei untersuchten Quartieren	Mixed Methods Design Datenerhebung: Feldzugang durch formloses Erstgespräch mit der Vertretung des Quartiersmanagements, Netzwerkanalyse durch standardisierte Fragebogenaktion zur Einschätzung der Netzwerkakteure. Leitfadengestützte, qualitative Interviews. Interviewpartnerauswahl im Schneeballsystem. Teilnehmende Beobachtungen bei Gremiensitzungen und Veranstaltungen im Quartier.	Qualitative Teil der Studie: Sieben Bedingungen gelingender Kooperation als gemeinsamer Faktor in allen drei Fallstudien: 1. Verfügbarkeit von Zeit und Ressourcen 2. Stabile, persönliche Beziehungen zwischen den Kooperationspartnern 3. Feste Kommunikationsstrukturen 4. Ständiger, offener Austausch der Partner 5. Verfügbarkeit von Wissen über das Netzwerk 6. Klare, von den Partnern geteilte Ziele

(Fortsetzung)

Tabelle 3.8 (Fortsetzung)

Autor, Publikationsjahr, Herkunftsland, Titel der Studie, Kurzvorstellung	Ziele, Forschungsfragen, Hypothesen	Setting	Population/Stichprobe	Design/Methoden: Datenerhebungs- und -auswertungsmethoden	Die wichtigsten Ergebnisse
		Grundannahme: Finden sich in allen drei Quartieren gemeinsameMuster, so kann davon ausgegangen werden, dass diese Muster auch in anderen Quartieren auftreten (Prinzip der maximalen Variation)		Gruppendiskussion mit den Akteuren im Quartier. Abschließendes Reflexionstreffen. Erstellen von Netzwerkkarten zur Visualisierung der Kooperationsbeziehungen. Quantitative Datenerhebung in einem mehrstufig selektiven Auswahlverfahren mit Fragen nach Häufigkeiten und Gelingensfaktoren der Kooperationen zur statistischen Überprüfung der qualitativen Ergebnisse. Datenauswertung: Qualitative Datenauswertung: Kategorienbildung Quantitative Auswertung: statistische Varianzanalyse	7. Eindeutige Arbeitsteilung zwischen den Partnern Quantitative Teil der Studie: Bestätigung der aus dem qualitativen Part resultierenden Ergebnisse durch statistische Varianzanalyse. Zusammenführung in Finalversion: - Verfügbarkeit von Zeit und Ressourcen - Dichte Netzwerke: persönliche Beziehungen, regel-mäßige Kommunikation mit den anderen Akteuren, feste Kommunikationsstrukturen, - systematische Vorbereitung der Kooperation: gute Kenntnisse des lokalen Netzwerks, klare, von allen Partnern geteilte Ziele, eindeutige Arbeitsteilung zwischen den Kooperationspartnern

(Fortsetzung)

Tabelle 3.8 (Fortsetzung)

Autor, Publikationsjahr, Herkunftsland, Titel der Studie, Kurzvorstellung	Ziele, Forschungsfragen, Hypothesen	Setting	Population/ Stichprobe	Design/Methoden: Datenerhebungs- und -auswertungsmethoden	Die wichtigsten Ergebnisse
Kutzner, J. & Gerlinger, T. (2018), Deutschland: Perspektiven professioneller Akteure pflegerischer Versorgung in ländlichen Regionen auf die Angebote und Strukturen vor Ort	Wie nehmen professionelle, pflegerische Akteure die Problemlagen in ländlichen Regionen wahr?	Zwei ländliche Räume in Nordrhein-Westfalen	Professionelle Pflegende (n = 12)	Qualitatives Studiendesign: Datenerhebung: Leitfadengestützte Experteninterviews Datenauswertung: Qualitative Inhaltsanalyse	Angebote, Strukturen, Probleme und Problemlösungsversuche im pflegerischen Kontext unterscheiden sich in beiden Regionen ganz erheblich. Die Probleme im ländlichen Raum sind meist die Probleme der Profession Pflege selbst, wie z. B. der Fachkräftemangel.
Lange, R. (2018), Österreich: Soziale Vernetzung als Ressource für Menschen mit Demenz: Gruppeninterviews mit Betroffenen auf der Grundlage der Dokumentarischen Methode.	Welche Rollen spielen die unterschiedlichen Netzwerke (Familie und Freunde, Hilfsorganisationen, Gemeinwesen) für die Betroffenen und deren Angehörige?	Gruppentreffen von Menschen mit beginnender Demenz und deren Angehörigen im dritten Wiener Gemeindebezirk	Menschen mit beginnender Demenz und deren Angehörige	Datenerhebung: Gruppeninterviews, Datenauswertung: Auswertung mit Hilfe der Dokumentarischen Methode nach Ralf Bohnsack (2013)	Es konnte eine Differenzierung in unterschiedliche Netzwerke vorgenommen werden: 1. Netzwerke im engsten Bereich (Familie, Vertraute) 2. Netzwerke in einem weiteren Umfeld: soziale Kontakte und Alltag im Sozialraum, Freizeit, Urlaub, Infrastruktur im Gemeinwesen 3. Netzwerke mit professionellen Dienstleistern

(Fortsetzung)

Tabelle 3.8 (Fortsetzung)

Autor, Publikationsjahr, Herkunftsland, Titel der Studie, Kurzvorstellung	Ziele, Forschungsfragen, Hypothesen	Setting	Population/ Stichprobe	Design/Methoden: Datenerhebungs- und -auswertungsmethoden	Die wichtigsten Ergebnisse
					4. Netzwerke mit Personen in der gleichen Situation (Mitglieder der Selbsthilfegruppe für MmD. z. B.)
May, M. (2018), Deutschland: Open-Interkulturelle Öffnung der Pflegeberatung. Untersuchung des Nutzungsverhaltens von älteren Menschen mit Migrationshintergrund, die die Pflegeberatung und das Care- und Casemanagement der Pflegestützpunkte in Anspruch nehmen.	Identifizierung von Nutzungsbarrieren und Entwicklung von sozialraumorientierten Lösungsansätzen	Region Rhein-Main: Durchführung von zehn Fokusgruppen mit älteren Zugewanderten	Ältere Menschen mit Migrationshinter- grund aus unterschiedlichen ethnischen Kulturkreisen	Datenerhebung: Durchführung von zehn „Zukunftswerkstätten" und Auswertung in Anlehnung an die Dokumentarische Methode nach Ralf Bohnsack (2013)	Es konnten Nutzungshemmnisse und damit korrespondierende Ansprüche an die Angebote der Pflegeberatung identifiziert werden. Es zeigten sich zwei zugrundeliegende Orientierungsrahmen und -muster, die in zwei Idealtypen zusammengefasst werden konnten: Idealtyp A wurde mit den Begriffen „persönlich, emotional, ganzheitlich, verlässlich" und Idealtyp B mit den Begriffen „professionell, sachlich, spezialisiert, verbindlich" belegt. Beide kontriären Idealtypen bilden Erwartungshaltungen bezogen auf das Anbieten von Pflegearrangements ab. Es zeigten sich keine Mischtypen zwischen diesen Polen.

(Fortsetzung)

Tabelle 3.8 (Fortsetzung)

Autor, Publikationsjahr, Herkunftsland, Titel der Studie, Kurzvorstellung	Ziele, Forschungsfragen, Hypothesen	Setting	Population/ Stichprobe	Design/Methoden: Datenerhebungs- und -auswertungsmethoden	Die wichtigsten Ergebnisse
Nikelski, A.& Nauerth, A. (2018), Deutschland: Ältere, alleinlebende, hilfe- und pflegebedürftige Frauen im urbanen Raum: Von Lebensorten zu Lebenswelten. Ergebnisse des kooperativen Forschungsprojekts „Nutzerorientierte Versorgung bei chronischer Krankheit und Pflegebedürftigkeit" zwischen Universität und Fachhochschule Bielefeld, das im Zeitraum 2012–2016 durchgeführt wurde.	Einblicke in das Alltagsleben von alleinlebenden, älteren hilfe- und pflegebedürftigen Frauen im urbanen Umfeld. Abbildung folgender Perspektiven: Wohnen, Infrastruktur, Alltagsversorgung, Gesundheitsversorgung, Mobilität, soziale Hilfsangebote und Sicherheit	Zwei soziokulturell unterschiedliche Stadtteile Dortmunds	Insgesamt 24 ältere, alleinlebende Frauen aus zwei Stadtteilen Dortmunds, 20 Experten aus den Bereichen Religion, Kultur, Gesundheit, Pflege, Soziales, Politik	Multidimensionaler Ansatz: Datenerhebung: Stadtteilbegehungen, Sekundär- und Dokumentenanalysen, informelle Interviews, leitfadengestützte Experteninterviews mit 20 Experten aus unterschiedlichen gesellschaftlichen Bereichen, Gruppengespräch mit sieben Besucherinnen eines Gemeindecafés, hierbei Einsatz der „Nadelmethode zur Identifizierung von angenehmen und unangenehmen Orten", Führung von 17 leitfadengestützten Interviews mit 17 betroffenen Frauen. Datenauswertung: Inhaltsanalytische Auswertung mit ergänzender sequentieller Feinanalyse nach Mayring (2015)	Notwendigkeit des Einbezugs sozialraumbezogener Fragestellungen und Methoden, wenn ein Verbleib in der Häuslichkeit bei Pflege- und Hilfebedarf erreicht werden soll. Es zeigte sich, dass ein schmaler Grat zwischen prekären und gelungenen Anpassungsstrategien besteht, wenn es darum geht, im eigenen Wohnumfeld und der eigenen Wohnung zu verbleiben. Eine fortlaufende Anpassung an sich ändernde Bedingungen schien für die Frauen notwendig zu sein. Im Gegensatz hierzu waren sie zurückhaltend im Benennen von Problemen und darin, Ansprüche zu formulieren und geltend zu machen.

(Fortsetzung)

Tabelle 3.8 (Fortsetzung)

Autor, Publikationsjahr, Herkunftsland, Titel der Studie, Kurzvorstellung	Ziele, Forschungsfragen, Hypothesen	Setting	Population/ Stichprobe	Design/Methoden: Datenerhebungs- und -auswertungsmethoden	Die wichtigsten Ergebnisse
				Erstellung von Stadtteilethnografien unter Einbezug der Erkenntnisse aus den Bereichen Demografie, Soziales, Gesundheit, Sicherheit, Alltagsversorgung, soziale Infrastruktur, Wohnen, Mobilität, lokale Aktivitäten und Kooperationsformen	Die politische und kommunale Stärkung und Etablierung einer sozialraum- und lebensweltorientierten Altenhilfe und Pflege, Prävention und Gesundheitsförderung ist erforderlich, um für dieses Klientel ein Verbleib in den eigenen vier Wänden auch bei steigenden Pflegebedarf zu gewährleisten.
Grates, M; Krön, A.C. & Rüßler, H. (2018), Deutschland: QuartiersNETZ- Ältere als (Ko)Produzenten von Quartiersnetzwerken im Ruhrgebiet.	Ziel des Gesamtprojekts: Entwicklung und Erprobung von Strategien im kommunalen Kontext, die es den Menschen ermöglichen, im Alter ein selbstbestimmtes Leben in der gewohnten Umgebung zu führen. Aufgabe des Teilprojekts: Evaluation und Begleitforschung des Gesamtprojekts	Vier Modellquartiere von Gelsenkirchen	Experten	Drei Teilbereiche des Teilprojekts Evaluation und Begleitforschung: 1. Bestandsaufnahme: Abbilden der Ausgangslage durch Stadtteilbegehungen, Dokumentenanalyse und Experteninterviews. Entwicklung eines standardisierten Fragebogens auf dieser Basis. Versand an 4.000 Personen über 50 Jahre, die in einem der Quartiere wohnen mussten.	Strukturen, die durch Quartiersentwicklungsprozesse etabliert, gesteuert und begleitet werden, können zur Erhöhung der Lebensqualität von älteren Quartiersbewohner/innen beitragen. Niedrigschwellige Beteiligungsformate, wie z. B. Quartierskonferenzen, tragen dazu bei, ein Gemeinschaftsgefühl zu entwickeln und Empowermentprozesse in Gang zu setzen.

(Fortsetzung)

Tabelle 3.8 (Fortsetzung)

Autor, Publikationsjahr, Herkunftsland, Titel der Studie, Kurzvorstellung	Ziele, Forschungsfragen, Hypothesen	Setting	Population/ Stichprobe	Design/Methoden: Datenerhebungs- und -auswertungsmethoden	Die wichtigsten Ergebnisse
Teilprojekt Evaluation des Verbund-Projekts QuartiersNETZ (insgesamt sieben Teilprojekte), Gesamtprojekt Laufzeit 2014–2018, gefördert vom Bundesministerium für Bildung und Forschung				2. Formative, prozessbegleitende Evaluation: teilnehmende Beobachtungen, teilstrukturierte, leitfadengestützte Interviews, standardisierter Kurzfragebogen sollten die Perspektiven der Bürger auf ihren Stadtteil und auf den Aufbau von Vernetzungs- und Unterstützungsstrukturen abbilden. Zudem wurden die regelmäßig stattfindenden Quartierskonferenzen wissenschaftlich begleitet und ausgewertet. Teilergebnisse wurden an die Beteiligungsteams weitergegeben und mit diesen diskutiert. 3. Summative Evaluation: Zusammenführung der Ergebnisse und Erstellung von fünf Projekthandbüchern	

(Fortsetzung)

Tabelle 3.8 (Fortsetzung)

Autor, Publikationsjahr, Herkunftsland, Titel der Studie, Kurzvorstellung	Ziele, Forschungsfragen, Hypothesen	Setting	Population/ Stichprobe	Design/Methoden: Datenerhebungs- und -auswertungsmethoden	Die wichtigsten Ergebnisse
Reichert, M.; Hampel, S. & Reuter, V. (2016), Deutschland: Mobile Demenzberatung als niedrigschwelliges Hilfsangebot für pflegende Angehörige.	Ziel: Wie kann eine mobile Beratung so implementiert werden, dass sie durch die Inanspruchnahme von Entlastungsangeboten zur Verbesserung der Situation von Menschen mit Demenz und deren Angehörigen führt?	Ländlicher Kreis in Nordrhein-Westfalen	Menschen mit Demenz, Angehörige, Berater (Professionelle und Ehrenamtliche als Tandem), Personen an den Schnittstellen des Versorgungssystems, Vertreter der Wissenschaft und der Kommune	Mixed Methods Design: Quantitative und qualitative Methoden Quantitative Datenerhebungsmethode: standardisierter Fragebogen, versandt an die Berater an den Schnittstellen des Versorgungssystems zur Erforschung der Integration des Projekts in die Versorgungslandschaft vor Ort. Qualitative Datenerhebungsmethoden: leitfadengestützte Interviews mit Menschen mit Demenz und deren pflegenden Angehörigen sowie mit den Beratern, leitfaden-	Es zeigt sich, dass das mobile Beratungsangebot eine Lotsenfunktion hat. Pflegende Angehörige können entlastet werden. Die Niedrigschwelligkeit des Angebots trägt dazu bei, dass gerade jene Angehörigen erreicht werden, die sonst eine Beratungsstelle zu spät oder gar nicht aufgesucht hätten. Zudem trägt es ebenfalls dazu bei, dass die Demenz in der Öffentlichkeit enttabuisiert wird.

(Fortsetzung)

Tabelle 3.8 (Fortsetzung)

(Fortsetzung)

Autor, Publikationsjahr, Herkunftsland, Titel der Studie, Kurzvorstellung	Ziele, Forschungsfragen, Hypothesen	Setting	Population/ Stichprobe	Design/Methoden: Datenerhebungs- und -auswertungsmethoden	Die wichtigsten Ergebnisse
Begleitforschung eines Projekts im ländlichen Raum in Nordrhein-Westfalen (Laufzeit 2012–2015), gefördert durch das Bundesministerium für Gesundheit. Wohnortnahe Beratung durch Tandems aus professionellen Beratern und geschulten Freiwilligen, speziell ausgestattetes Fahrzeug, Beratungsfahrzeug hält an zu vorher bekanntgegebenen Terminen auf zentralen Plätzen der Städte und Gemeinden, offene Sprechstunde und zuvor vereinbarte Beratungstermine, auf Wunsch auch längerfristige Begleitung möglich.				gestützte Interviews mit Vertretern der Wissenschaft und der Kommune, teilstandardisierte Interviews mit den Beraterteams zur Eruierung von fördernden und hemmenden Rahmenbedingungen, Dokumentenanalyse, Durchführung eines Workshops zur Überführung in den Regelbetrieb.	

Tabelle 3.8 (Fortsetzung)

Autor, Publikationsjahr, Herkunftsland, Titel der Studie, Kurzvorstellung	Ziele, Forschungsfragen, Hypothesen	Setting	Population/ Stichprobe	Design/Methoden: Datenerhebungs- und -auswertungsmethoden	Die wichtigsten Ergebnisse
Strube, A. (2018), Deutschland: Teilhabe benachteiligter, pflegebedürftiger, älterer Menschen durch Welfaremix und Sozialraumorientierung. Basis: Teilprojekt des Projekts „Teilhabemöglichkeiten für benachteiligte ältere Menschen – Sozial-raumbezogene Ansätze der Aktivierung und Beteiligung", gefördert vom Bundesministerium für Bildung und Forschung im Rahmen der Förderrichtlinie „Soziale Innovationen für Lebensqualität im Alter (SILQUA)", Zeitraum 2011 bis 2014, Zusammenarbeit mit der Hochschule Darmstadt und der Stadt Kassel sowie der Stadt Rödermark.	Ziele: Erkenntnisgewinn zu Teilhabeerfahrungen unterschiedlicher älterer benachteiligter Menschen ab einem Alter von 60 Jahren (ökonomische, gesundheitliche, ethnisch-kulturelle Benachteiligungen)	Zwei städtische Teilgebiete (Kassel und Rödermark) Ergebnisse beziehen sich auf das Teilprojekt am Standort Kassel Forstfeld.	24 benachteiligte, ältere Personen am Standort Kassel Forstfeld, für das Teilprojekt: Selektion von sieben Personen, die sowohl hilfe- als auch pflegebedürftig sowie von Ein-kommensarmut betroffen oder gefährdet waren (Alter 64 bis 85 Jahre, fünf Frauen, zwei Männer)	Datenerhebung: Qualitativ: problemzentrierte Interviews (24)	Meist wurden Hilfen durch die Familie, durch Pflegedienste und durch teilstationäre Einrichtungen in Anspruch genommen. Wenig im Bewusstsein der Betroffenen lag die Möglichkeit, ehren-amtlich Engagierte zu involvieren. Eine sozialraumorientierte Altenhilfestruktur kann maßgeblich zur Verbesserung der Lebensqualität älterer, benachteiligter Personengruppen beitragen. Erforderlich hierfür sind die Bearbeitung struktureller Problemlagen und die Bereitstellung von Ressourcen, um Entwicklungsprozesse aller Beteiligter (Adressaten, Freiwillige, Professionelle, Organisationen und Institutionen, Kommunen) zu initiieren und zu begleiten.

(Fortsetzung)

Tabelle 3.8 (Fortsetzung)

Autor, Publikationsjahr, Herkunftsland, Titel der Studie, Kurzvorstellung	Ziele, Forschungsfragen, Hypothesen	Setting	Population/ Stichprobe	Design/Methoden: Datenerhebungs- und -auswertungsmethoden	Die wichtigsten Ergebnisse
Schubert, H. (2016), Deutschland: Sozialräumliche Netzwerke in der Praxis. Zwei Forschungsstudien: 1. Öffnung des Stadtteils für das Alter – Öffna (2010–2013, gefördert durch das Bundesministerium für Bildung und Forschung): Entwicklung von prototypischen Netzwerken im Sozialraum. Nutzung von Alltagskontakten (Ärzte, Apotheken, Geschäfte) zur Information über die Angebote der kommunalen Seniorenberatung. Natürliche Kontaktpunkte im	Ziele Studie 1: Reduktion von Komplexität der Angebotslandschaft bei gleichzeitiger höherer Transparenz. Schließung der strukturellen Lücke zwischen Angebotsträgern und Nachfragern durch Gatekeeper Ziele Studie 2: Implementierung eines zweiseitigen Lotsensystems (Lotsen und Ankerpersonen) für ältere Quartiersbewohner/innen. Vermittlung zwischen der Alltagswelt der ratsuchenden Senioren und dem professionellen Funktionssystem (Behörden, Dienstleister, Organisationen, Vereine, Initiativen) in den Kommunen. Etablierung einer ergänzenden Infrastruktur zur Erhöhung der Lebensqualität.	Studie 1: Stadtteil Köln Ehrenfeld Studie 2: Stadt Mülheim an der Ruhr	Studie 1: Zufallsstichprobe: 2000 Senioren ab 60 Jahre (30 % der Grundgesamtheit) Interviewt werden konnten 495 Personen (Alter: 6 –107 Jahre) durch aufsuchende Interviewer. Die Interviews konnten z. T. in der Muttersprache der Interviewten geführt werden. Studie 2: Ältere Personen (N = 500) wurden mündlich über ihren Orientierungs- und Beratungsbedarf befragt und danach, ob sie als Lotsen tätig sein wollten.	Studie 1: Datenerhebung: Haushaltsbefragung zur Identifizierung von Infrastrukturen (403) und Infrastrukturtypen (22) Datenanalyse (quantitativ): statistische Auswertung (demografische Daten, Netzwerkanalyse, Potentiale für Kommunikationsstruktur, Sozialraumanalyse, „Gute-Praxis"-Analyse Studie 2:	Studie 1: Reduzierung der Lücke zwischen Anbietern und potentiellen Nachfragern nach Leistungen der kommunalen Seniorenberatung durch Nutzung von informeller Kommunikations infrastruktur Studie 2: Sehr hohe Zufriedenheit mit dem Lotsensystem, Verknüpfung des Gemeinsinn-Effekts mit dem Selbstkonzept der engagierten Personen, Einbezug des bürgerschaftlichen Engagements zur Verbesserung der Lebenslage der älteren Menschen im Kontext der kommunalen Daseinsvorsorge

(Fortsetzung)

Tabelle 3.8 (Fortsetzung)

Autor, Publikationsjahr, Herkunftsland, Titel der Studie, Kurzvorstellung	Ziele, Forschungsfragen, Hypothesen	Setting	Population/ Stichprobe	Design/Methoden: Datenerhebungs- und -auswertungsmethoden	Die wichtigsten Ergebnisse
Quartier dienen alsBrücken über das strukturelle Loch zwischen den Angeboten der kommunalen Seniorenberatung und den oft schwer erreich-baren, älteren Quartiersbewohner/innen. 2. Seniorenorientierte Navigation. Wege gehen – Sona (2012–2015): Mülheim an der Ruhr. Implementierung eines zweiseitigen Lotsensystems im Quartier für ältere Menschen			Ehrenamtliche Lotsen (18) und 12 professionelle Ankerpersonen als Vertreter der Kommune, 12 Personen nahmen an einer telefonischen Befragung zur Zufriedenheit mit der Lotsentätigkeit teil	Gruppendiskussionen mit professionellen Akteuren, mündliche Befragung von 500 Senioren, Befragung der Lotsen und der Quartiersbewohner/-innen bezogen auf die Lotsentätigkeit, Schulung der Lotsen, Befragung von 12 professionellen Personen, die als Ankerpersonen fungierten Datenanalyse: quantitative, statistische Analyse, „Good-Practice"-Analyse, Evaluation des „Lotsensystems"	

(Fortsetzung)

Tabelle 3.8 (Fortsetzung)

Autor, Publikationsjahr, Herkunftsland, Titel der Studie, Kurzvorstellung	Ziele, Forschungsfragen, Hypothesen	Setting	Population/ Stichprobe	Design/Methoden: Datenerhebungs- und -auswertungsmethoden	Die wichtigsten Ergebnisse
Segmüller, T. (2018), Deutschland: Quartiersnahe Unterstützung pflegender Angehöriger- Quart-UpA. Vernetzung von Leistungsanbietern in der Pflege	Ziel: Entwicklung neuer Dienstleistungs- angebote für pflegende Angehörige mit der Intention, die Situation pflegender Angehöriger zu verbessern, die Angebote zu vernetzen und Angebotslücken zu schließen. Entwicklung neuer Dienstleistungen.	Drei Orte in zwei Modellregionen in Nordrhein- Westfalen	Anbieter: Ambulante Pflegedienste, Pflegekassen, Beratungsstellen, Akteure aus der Privatwirtschaft (z. B. Sanitätshäuser, Apotheken)	Aktionsforschung, systematische Auswahl der Akteure vor Ort	Eine „Ständige Konferenz" zur Unterstützung häuslicher Pflege unter kommunaler Regie ist notwendig, um die „Hilfeszene" als Netzwerk abzubilden und alle Anbieter zu involvieren.

(Fortsetzung)

Tabelle 3.8 (Fortsetzung)

Autor, Publikationsjahr, Herkunftsland, Titel der Studie, Kurzvorstellung	Ziele, Forschungsfragen, Hypothesen	Setting	Population/ Stichprobe	Design/Methoden: Datenerhebungs- und -auswertungsmethoden	Die wichtigsten Ergebnisse
Schäfer-Walkmann, S.; Wolf-Ostermann, K.; Meyer, S.; Schmidt, A.; Schritz, A.; Holle, B.; Wübbeler, M. & Gräske, J. (2017), Deutschland: Die hohe Kunst der Steuerung von Demenznetzwerken in Deutschland – Ergebnisse der DemNet-D-Studie, Studienlaufzeit: 2012–2015, gefördert durch das Bundesministerium für Gesundheit. Forschungsverbund: DZNE, Universität Bremen: Institut für Public Health und Pflegeforschung, Institut für angewandte Sozialforschung Stuttgart	Ziel: Bestimmung von Determinanten erfolgreicher Netzwerke unter Beachtung unterschiedlicher Kooperationsformen und Rahmenbedingungen. Fragestellungen: Welche Angebote werden von den Menschen mit Demenz und deren Angehörigen genutzt? Wie gestaltet sich das Leben mit Demenz und in welchen Lebensbereichen besteht Unterstützungsbedarf? Welche unterschiedlichen Arten von Demenznetzwerken gibt es? Was sind die Erfolgsfaktoren der Demenznetzwerke?	13 regionalen Demenznetzwerke in Deutschland	550 Menschen mit Demenz und deren Angehörige, Akteure und Verantwortliche der Demenznetzwerke	Multidisziplinäre, multizentrische Längsschnittstudie, Evaluationsstudie, Zweizeitige Befragung 2013 und 2014 mit den Instrumentarien „Berliner Inventar zur Angehörigenbelastung" (BIZA-D) und „Demenz-Instrument zur Erfassung von Versorgungs-Arrangements" (D-IVA), leitfadengestützte Interviews, Fragebogenerhebung zu Aspekten von Wissensevaluationsprozessen bei den Netzwerkkoordinatoren, zur Netzwerksteuerung und Typenbildung. Untersuchung von Organisationsstrukturen und gesundheitsökonomischen Aspekten	Bündelung von professionellen Gesundheits- und Pflegeleistungen, von kommunalem und ehrenamtlichem Engagement führt zur Verbesserung der Versorgungssituation der Betroffenen und deren Angehörigen, Entwicklung eines „Werkzeugkastens Demenz" für den Auf- und Ausbau regionaler Demenznetzwerke, Identifizierung unterschiedlicher Netzwerktypen (hybridisierender Netzwerktyp, stakeholderorientierte Netzwerktyp, organisationsorientierter Netzwerktyp, auftragsbezogener Netzwerktyp)

(Fortsetzung)

Tabelle 3.8 (Fortsetzung)

Autor, Publikationsjahr, Herkunftsland, Titel der Studie, Kurzvorstellung	Ziele, Forschungsfragen, Hypothesen	Setting	Population/ Stichprobe	Design/Methoden: Datenerhebungs- und -auswertungsmethoden	Die wichtigsten Ergebnisse
Sauer, M. & Periczic, N. (2014), Serbien: Lokale Netzwerke in der Bereitstellung von Langzeitpflege in Serbien – Ein Blick vom Südosten Europas. Analyse von sozialen Netzwerken bei der Bereitstellung von Langzeitpflege entlang eines Peripherie-Zentrums-Gefälles. Es gibt negative Effekte im Hinblick auf Reichweite, Qualität und Nachhaltigkeit von Dienstleistungen, da eine sehr starke Fragmentierung zwischen den Bereichen stationär und ambulant, zwischen sozialen und gesundheitlichen Dienstleistungen und zwischen den einzelnen Akteuren in dem jeweiligen Feld vorhanden ist.	Ziel: Analyse der Angebotsstruktur in Serbien und Darstellung der Netzwerkstruktur	Serbien	Akteure in der Versorgung älterer Quartiersbewohner/ innen	Semistrukturierte Interviews mit den verschiedenen Akteuren	Dominanz von ego-zentrierten Netzwerken bei der Versorgung älterer Menschen in Serbien. Es gibt kaum thematisch orientierte Netzwerke im lokalen Umfeld. Soll es eine bessere Vernetzung zwischen den Sektoren geben, dann ist es notwendig, dass die Akteure mobilisiert werden. Ebenso müssen den Akteuren Rollen zugewiesen werden (z. B. Moderationsrolle und Führungsrolle).

(Fortsetzung)

Tabelle 3.8 (Fortsetzung)

Autor, Publikationsjahr, Herkunftsland, Titel der Studie, Kurzvorstellung	Ziele, Forschungsfragen, Hypothesen	Setting	Population/ Stichprobe	Design/Methoden: Datenerhebungs- und -auswertungsmethoden	Die wichtigsten Ergebnisse
Then, V.; Westerheide, P.; Klie, T.; Lincke, J. & Steffen, G. (2009), Deutschland: Quartier-Lebensräume zum Älterwerden, Band 3: Soziale Wirkung und „Social Return.", Dritter Band der Reihe: „Quartier-Lebensräume zum Älterwerden" (BertelsmannStiftung).	Ziel: Studie 1: Untersuchung des ökonomischen und sozialen Mehrwerts. Untersuchungsfragen: Wie wirken sich die Modelle auf den konkreten Hilfebedarf unterstützungs-bedürftiger Menschen aus? Unter Beteiligung welcher Akteure wird die benötigte Unterstützung bereitgestellt?	Modelleinrichtun-gen des „Netzwerks SONG- Soziales neugestalten": Bremer Heimstiftung „Haus im Viertel", CBT-Caritas-Betriebsführungs- und Trägergesellschaft mbH Köln „Mehrgeneratio-nenwohnhaus Wipperfürth", Evangelisches Johanneswerk e. V. Bielefeld „Projekt Heinrichstraße", Stiftung Liebenau Meckenbeuren-Liebenau „Lebensräume für Jung und Alt"	Studie 1: Vier unterschiedlich strukturierte Wohnprojekte an insgesamt acht Standorten der Modellprojekte des Netzwerks Soziales neugestalten. Studie 1: SONG-Programm-gruppe: 222 Interviews mit Bewohner/-innen von insgesamt 420 Wohneinheiten.	Studie 1: Bestimmung des Social Return of Investment (SROI): Quantitative und qualitative Teile dieses Ansatzes Quantitativer Teil: Economic und Socio-Economic Return, ökometrische Analyse, Economic Value: Kriterien: Gesundheitszustand, Pflege- und Unterstützungsbedarf Qualitativer Teil: Social Return, Social Value: Kriterien: Nachbarschaftliches Engagement, Zeitverwendung und Aktivitäten in der Nachbarschaft, Nutzung von Quartier und städtischem Umfeld, Wohnqualität, soziales Umfeld, Zufriedenheit	Studie 1 – Ergebnis: Die Unterstützungskosten in den Modellprojekten der Programmgruppe fielen erheblich geringer aus als diejenigen in der Kontrollgruppe. In der Programmgruppe trug das höhere bürgerschaftliche und nachbarschaftliche Engagement (niedrigschwellige Leistungen, z. B. Begleitung bei Behördengängen, Einkaufen, Handwerksleistungen) zu einer messbar höheren Zufriedenheit mit der Wohn- und Lebensqualität bei. In der Programmgruppe besteht gegenüber der Kontrollgruppe ein geringerer Hilfebedarf.

(Fortsetzung)

Tabelle 3.8 (Fortsetzung)

Autor, Publikationsjahr, Herkunftsland, Titel der Studie, Kurzvorstellung	Ziele, Forschungsfragen, Hypothesen	Setting	Population/ Stichprobe	Design/Methoden: Datenerhebungs- und -auswertungsmethoden	Die wichtigsten Ergebnisse
Quantitative und qualitative Untersuchung der Akteure im Netzwerk „SONG – Soziales neugestalten" hinsichtlich des „Social Return of Investment" (SROI), der Interaktion der Modellprojekte mit dem Quartier und der Analyse von Welfare-Mix-Strukturen innerhalb der SONG-Modellprojekte	In welchem Umfang können (moderierte) gemeinschaftliche Aktivitäten der Bewohner/ innen professionelle Unterstützungs- leistungen substituieren? Welche Kosten fallen für die Unterstützung an und von wem werden sie getragen? Welche Verbesserungen im Hinblick auf die Lebens- und Wohnqualität werden durch die Modellprojekte bewirkt?		Kontrollgruppe: Senioren in herkömmlichen Lebens- und Wohnsituationen als Zufallsstichprobe: 268 Interviews von insgesamt 428 Personen in herkömmlichen Haushalten. Studie 2: Exemplarische Untersuchung an zwei Standorten der Modellprojekte: 13 qualitative Interviews mit den Hausleitungen, den Mitarbeiter/ innen und den Bewohner/innen.	Studie 2: Qualitative, explorative, vertiefende Quartiersanalysen: Qualitative Datenerhebung und -analyse: Qualitative Interviews mit 39 Interviewpartnern, Dokumentenanalyse (Jahresberichte, Presse, Faltblätter), Analyse des Quartiers unter städtebaulichem und infrastrukturellem Fokus Studie 3: Sechs Fallstudien an drei ausgewählten Modellstandorten: Analyse des Netzwerks der Personen im Kontext des Welfare-Mix	Die Personen in der Programmgruppe verbringen signifikant weniger Zeit alleine in ihren Wohnungen und beteiligen sich mehr an gemeinsamen Aktivitäten. Die Bewohner/innen in der Programmgruppe nützten die Angebote im Quartier signifikant mehr als die Bewohner/innen in der Kontrollgruppe. Studie 2: Wechselseitige Bedeutung des Quartiers für die Einrichtung und der Einrichtung für das Quartier. Die beiden untersuchten Einrichtungen fungierten als Kristallisationspunkte für Kooperationen zwischen den Institutionen. Es gab zahlreiche Kooperationen mit Geschäften, Dienstleistern, Kindergärten, Schulen usw.

(Fortsetzung)

Tabelle 3.8 (Fortsetzung)

Autor, Publikationsjahr, Herkunftsland, Titel der Studie, Kurzvorstellung	Ziele, Forschungsfragen, Hypothesen	Setting	Population/ Stichprobe	Design/Methoden: Datenerhebungs- und -auswertungsmethoden	Die wichtigsten Ergebnisse
	Studie 2: Untersuchung der Fragestellung, welche Bedeutung das Quartier für die Modellprojekte besitzt und welche Auswirkungen die Modellprojekte auf das jeweilige Quartier haben. Fragestellungen: Wie werden die Leistungen, die in der Einrichtung angeboten werden, genützt? Welche Austauschbeziehungen gibt es im Quartier? Wie wird die Einrichtung im Quartier wahrgenommen? Welche Auswirkungen für die Lebensqualität und das Leben im Quartier gibt es? Studie 3:		26 qualitative Interviews mit Kooperationspartnern, Vertretern anderer Einrichtungen, Geschäften, Dienstleistern und Vertretern der Kommune, zusätzliche Kurzinterviews mit Passanten Studie 3: Sechs Personen aus drei Modelleinrichtungen, drei Personen als Empfänger von Leistungen, drei Personen als Vertreter der Unterstützer		Unter städtebaulicher Perspektive zeigte sich, dass Mischgebiete besonders geeignet waren, da hier eine Vielzahl an Kontakten möglich ist. Studie 3: Das Wohnen in den Modellprojekten konnte als Arbeit an einer spezifischen Kultur des Zusammenlebens verstanden werden, die die Leistungen der einzelnen Sektoren der Wohlfahrtsproduktion verknüpft. Alle erforschten Netzwerke wiesen Teilnehmende aus den unter-schiedlichen Sektoren auf. Die Aktivitäten von Angehörigen, Freunden, Bekannten, Nachbarn, ehrenamtlichen Kräften, professionellen Pflegepersonen und privaten Dienstleistern waren den Bedarfslagen, Bedürfnissen und Kompetenzen der Bewohner/innen

(Fortsetzung)

Tabelle 3.8 (Fortsetzung)

Autor, Publikationsjahr, Herkunftsland, Titel der Studie, Kurzvorstellung	Ziele, Forschungsfragen, Hypothesen	Setting	Population/ Stichprobe	Design/Methoden: Datenerhebungs- und -auswertungsmethoden	Die wichtigsten Ergebnisse
	Wie sieht der typische Modus der Wohlfahrtsproduktion in den Modellprojekten aus? Wie werden die Leistungen der Sektoren Staat, Markt, Familie und Dritter Sektor in den Modelleinrichtungen verknüpft und wie sieht das spezifische „Abmischen" von Wohlfahrt in diesem Kontext aus? Wie entsteht das Gefühl gemeinsamer Verantwortung?				angepasst. Die Bewohner/innen erhielten Unterstützung in sozialen, physischen und geistigen Belangen. Das Konzept der moderierten Nachbarschaft konnte durch das Vorhandensein von Gemeinwesenarbeitern realisiert werden, die auch als Katalysatoren, Gatekeeper und Impulsgeber fungierten und die Leistungen der einzelnen Sektoren miteinander verknüpften.

3.5   Synthese der Zusammenfassungen

Intention dieser Literaturrecherche ist es, systematisch den empirischen Forschungsstand bezogen auf Netzwerke im Quartier und Sozialraum aufzuzeigen. Neben den Studien unter der deduktiven Kategorie 1 „Netzwerke/Kooperationen stationärer Einrichtungen der Langzeitpflege mit dem Sozialraum/Quartier" (Tabelle 3.6) wurden auch Studien der Kategorien 2 und 3 berücksichtigt, da hier wesentliche, allgemeine Merkmale unterschiedlicher Netzwerkformen thematisiert werden, die wiederum auch für den engeren Fokus der Netzwerke stationärer Einrichtungen bedeutungsvoll sein können. Bezogen auf die grundlegende Fragestellung der Literaturrecherche: „Welche Forschungsstudien sind in Deutschland und dem europäischen Ausland vorhanden, die die Perspektiven der Kooperationspartner bezogen auf die Öffnung von Einrichtungen der stationären Altenhilfe in den Sozialraum abbilden und Netzwerkstrukturen akzentuieren?" kann postuliert werden, dass keine Forschungsstudien vorhanden sind, die diese Perspektive beleuchten. Betrachtet man die quantitativen Relationen, so lässt sich feststellen, dass der Schwerpunkt auf den institutionellen Netzwerken im Bereich des Quartiers und des Sozialraums liegt. In diese Kategorie konnten 18 Studien eingeordnet werden (Tabelle 3.8). Sie stehen 6 Studien, die speziell Einrichtungen der stationären Langzeitpflege untersuchten (Tabelle 3.6), sowie 8 Studien mit dem Fokus des bürgerschaftlichen Engagements gegenüber (Tabelle 3.7). Unter der Kategorie der institutionellen Netzwerke stellen die Pflegeeinrichtungen häufig einen Teil des Netzwerks neben anderen Organisationen und Institutionen dar.

Neben der genannten Kategorie 1 können unter Einbezug der drei Oberkategorien induktive Subkategorien und Unterthemen aus dem Material gebildet werden. Diese werden im Folgenden dargestellt.

3.5.1   Erhöhung der Lebensqualität durch Kooperation und Netzwerkbildung

Einige Studien in allen drei Kategorien setzen sich mit dem Thema Lebensqualität älterer Quartiersbewohnerinnen und -bewohner durch die Bildung von Kooperationen und Netzwerken auseinander. Ebenso zeigte sich, dass das Vorhandensein von sozialen Bindungen und Netzen zur Wiederherstellung von körperlichen Aktivitäten beitragen und soziale Teilhabe ermöglichen kann.

Durch die sektorenübergreifende Vernetzung und Etablierung neuer Versorgungsangebote bei gleichzeitiger Öffnung von Pflegeheimen zum und für das

Quartier konnte die nutzerorientierte Versorgung älterer Quartierbewohnerinnen und -bewohner in drei Modellstadtteilen Bielefelds verbessert und hierdurch die Lebensqualität gesteigert werden (Röhnsch & Hämel 2019). Hämel und Röhnsch untersuchten die Nutzung der Integrierten Tagespflege als sektorenübergreifendes Angebot, was ebenfalls zur Erhöhung der Lebensqualität beitragen kann. Alisch und Ritter (2015) konnten zeigen, dass die Erhöhung der Lebensqualität auch in ländlichen Räumen durch die nachhaltige Stärkung von Formen der bürgerschaftlichen Selbstorganisation möglich ist. Der Einbezug niedrigschwelliger Leistungen in ambulante Versorgungsformen kann auch dazu beitragen, das Verbleiben in der eigenen Häuslichkeit zu gewährleisten und das Wohlbefinden zu stärken (van Bilsen et al. 2010; Kalfaß 2014). Zunzunegui et al. (2005) konnten einen Zusammenhang herstellen zwischen sozialen Netzwerken und der Wiederherstellung von Fähigkeiten im Rahmen der Aktivitäten des täglichen Lebens (ADL). Poulsen et al. (2011) zeigten ebenfalls, dass positive Auswirkungen vorhanden sind, wenn in Gemeinden hohes Sozialkapital in Form von sozialen Beziehungen besteht. Menschen mit Demenz profitieren von der Koordination unterschiedlicher Netzwerke von der Familie, über Freunde und Hilfsorganisationen bis zu organisierten Netzwerken auf der Ebene des Gemeinwesens (Lange 2018). Quartiersentwicklungsprozesse und niedrigschwellige Beteiligungsformate können dazu beitragen, dass die Lebensqualität und das Gemeinschaftsgefühl der älteren Quartiersbewohnerinnen und -bewohner verbessert wird (Grates et al. 2018). Strube (2018) konnte zeigen, dass eine sozialraumorientierte Altenhilfestruktur, die auch ehrenamtlich Engagierte in das professionelle Altenhilfenetz integriert, zur Verbesserung der Lebensqualität älterer, benachteiligter Personengruppen beitragen kann. Then et al. (2009) stellten fest, dass ein messbarer Zusammenhang besteht zwischen einem hohen bürgerschaftlichen und nachbarschaftlichen Engagement (Bereitstellung von niedrigschwelligen Leistungen) und einer hohen Zufriedenheit mit der eigenen Wohn- und Lebenssituation in den Modellprojekten des Netzwerks SONG (2009). Grates und Rüßler (2018) zeigten, dass Vernetzungsprozesse im Quartier, die auch niedrigschwellige Beteiligungsformate, wie z. B. Quartierskonferenzen, einbeziehen, das Gemeinschaftsgefühl der Quartiersbewohnerinnen und -bewohner stärken, Empowermentprozesse unterstützen und somit die Lebensqualität und die Lebenszufriedenheit positiv beeinflussen können. Die Studie von Strube (2018) untersuchte die sozialraumbezogenen Teilhabemöglichkeiten benachteiligter Quartiersbewohnerinnen und -bewohner und stellte fest, dass die Vernetzung von Altenhilfestrukturen unter Einbezug von bürgerschaftlichem Engagement zur Verbesserung der Lebensqualität benachteiligter Gruppen im Quartier beiträgt.

Wichtig war hierbei die Bereitstellung von personellen und finanziellen Ressourcen, um gemeinsame Entwicklungsprozesse aller Beteiligter (Adressatengruppen, Kommune, Organisationen und Institutionen, Professionelle Dienste) anzustoßen und zu begleiten. Die Evaluation und Analyse der Modellprojekte des Netzwerks „SONG – Soziales neugestalten" von Then et al. (2009) zeigte, dass eine messbar höhere Zufriedenheit mit der Wohn- und Lebensqualität bei den Bewohnerinnen und Bewohner der Modellprojekte gegenüber der Kontrollgruppe vorlag. Es gelang zudem, ein Netzwerk aus vielen gesellschaftlichen Bereichen (Freunde, Bekannte, ehrenamtliche Kräfte, professionelle Dienstleister, Gemeinwesenarbeit) zu etablieren, so dass die Bewohnerinnen und Bewohner Unterstützung in sozialen, psychischen, physischen und geistigen Belangen erhalten konnten.

3.5.2 Netzwerkfunktionen

3.5.2.1 Netzwerke im Quartier als Ressource bei der Öffnung von Pflegeheimen

Bleck et al. (2018; 2020) betonen, dass die Vernetzung im Quartier eine ganz wesentliche Ressource ist, wenn es darum geht, gesellschaftliche Teilhabe für die Bewohnerinnen von Pflegeeinrichtungen zu realisieren.

3.5.2.2 Netzwerkformen und -strukturen, Erfolgs- und Belastungsfaktoren

Olk und Rüttgers (2018) untersuchten Merkmale und Funktionsweisen von Netzwerken im Bereich des freiwilligen Engagements in ganz Deutschland. Zu diesem Zweck wurde eine Netzwerkanalyse durchgeführt unter Einbezug folgender sechs Dimensionen: Gründung und Ziele, Mehrwert der Netzwerkarbeit, Arbeitsweise und -strukturen, Steuerung und Netzwerkmanagement, Erfolgsfaktoren, Belastungsfaktoren und Herausforderungen. Es fand eine Differenzierung nach der Form der Vernetzung statt (anlassbezogene oder kontinuierliche Netzwerkarbeit). Als Erfolgsfaktoren für gelingende Kooperation und Vernetzung konnten folgende Faktoren identifiziert werden: Die Entwicklung eines Leitbilds, das Vorhalten von Serviceleistungen für Mitglieder des Netzwerks, die Klärung von Rollen und Rollenerwartungen, der Aufbau von vertrauensvollen Beziehungen zu anderen Akteuren, ausreichende finanzielle und personelle Ressourcen, Mobilisierung von externen Unterstützungsstrukturen sowie effektives Netzwerkmanagement. Als Belastungsfaktoren wurden die folgenden Elemente genannt:

Diskrepanz zwischen steigenden Anforderungen und zurückbleibenden Ressourcen, knappe Ressourcen, Zunahme von heterogenen Sichtweisen und Interessen der Mitglieder, unklare Aufgaben und Zieldefinitionen.

Lange (2018) identifizierte Netzwerkformen unterschiedlicher „Reichweite". Sie lehnte sich dabei an die lebensweltorientierten Theorien Theunissens (2012) und an die Theorien Hintes (2001) an, der die Theorien Theunissens um den Ansatz der Sozialraumorientierung erweiterte. So kommt sie zu folgenden Definitionen von Vernetzung im Kontext von Menschen mit Demenz: 1. Vernetzung im engsten Bereich (Familie, Freunde), 2. Vernetzung in einem weiteren Umfeld (Soziale Kontakte und Alltag im Sozialraum sowie Urlaub, Freizeit, Infrastruktur im Gemeinwesen), 3. Vernetzung mit professionellen Dienstleistern, 4. Vernetzung mit Personen, die Ähnliches erlebt haben (Selbsthilfe).

Eurich et al. (2019) untersuchten ebenfalls Netzwerkstrukturen und gehen davon aus, dass nur wenig Vernetzungs- und Kooperationsstrukturen zwischen den verschiedenen informellen und formellen Anbietern aus den Bereichen psychosoziale Beratung, Gesundheit, Pflege, Betreuung, Selbsthilfe und Assisted Living auf der Ebene des Quartiers im kommunalen Raum existieren. Jeder Bereich agiert innerhalb eigener Beziehungsgeflechte und meist innerhalb der Grenzen der eigenen Profession oder des eigenen Handlungsrahmens. Die ermittelten Strukturen lassen vermuten, dass die jeweiligen fachbezogenen Netzwerke nebeneinander existieren, jedoch nicht miteinander verbunden sind. Notwendig wäre eine zentrale, kommunale, sektoren- und professionsübergreifende Koordinierungsstelle, die die Netzwerkmoderatoren-Funktion einnehmen könnte, um Brücken zwischen den einzelnen, fachbezogenen Netzwerken zu schlagen.

Von Gliszcynski (2017) stellte folgende Bedingungen für gelingende Kooperation im Quartier fest: Verfügbarkeit von Zeit und Ressourcen, dichte Netzwerke mit persönlichen Beziehungen, regelmäßiger Kommunikation und festen Kommunikationsstrukturen, systematische Vorbereitung der Kooperation durch gute Kenntnisse über das lokale Netzwerk, klare, von allen Partnern geteilte Ziele sowie eindeutige Arbeitsteilung zwischen den Kooperationspartnern. Diese Punkte wurden mit Hilfe qualitativer Methoden induktiv generiert und durch quantitative Analyse deduktiv überprüft.

Evers (2016) differenziert in Mikro-, Meso- und Makronetzwerke im Kontext sozialer Innovationen unter dem Aspekt des Regional Governance. Mikronetzwerke existieren auf der lokalen Ebene des Sozialraums, wo sich z. B. verschiedene Anbieter aus unterschiedlichen gesellschaftlichen Feldern (Wirtschaft, Kommune als Vertretung der Politik, Wohlfahrtsverbände und -organisationen, Zivilgesellschaft) befinden. Mesonetzwerke beziehen z. B. Trägerorganisationen und Wohlfahrtsverbände auf überregionaler Ebene mit ein. Makronetzwerke kennzeichnen Prozesse, in die auch politische und gesellschaftliche Bereiche involviert sind. Im Rahmen des Transition-Managements werden die Übergänge zwischen den einzelnen Ebenen durch bottom-up Prozesse gestaltet, so dass Wachstumsprozesse von innen (Mikroebene) über die Mesoebene nach außen auf die Makroebene möglich sind. So kann aus einem kleinen, sozialraumbezogenen Projekt durch fortgesetzte Vernetzung mit weiteren Akteuren ein überregional bedeutsames Netzwerk entstehen. Evers unterscheidet zudem die Begriffe Kooperation und Netzwerk: Während Kooperation definiert werden kann als ein gemeinsames, zielorientiertes Handeln mit einer überschaubaren Anzahl von Akteuren, wird unter Netzwerk eine soziale Infrastruktur verstanden, die über Kontakte zu unterschiedlichen Akteuren auf den Aufbau von Beziehungen sowie die Verständigung zu unterschiedlichen Themen abzielt.

Sauer und Periczic (2014) analysierten die Angebote bei der Bereitstellung von Langzeitpflege in Serbien. Es zeigte sich hierbei die Dominanz von egozentrierten Netzwerken, in denen der einzelne hilfe- und pflegebedürftige Mensch im Zentrum steht. Es existierte eine sehr starke Fragmentierung zwischen den Bereichen stationär und ambulant, sozialen und gesundheitlichen Dienstleistungen sowie zwischen den einzelnen Akteuren eines Feldes, z. B. der ambulanten Pflege. Eine Vernetzung der Akteure und professionellen Felder besteht nicht.

3.5.3 Netzwerktypen

Während bisher Netzwerkformen und Netzwerkstrukturen thematisiert wurden, zielt die Analyse von Schäfer-Walkmann et al. (2017) auf die Arbeitsweise im Netzwerk selbst ab. Die vier so gewonnenen Netzwerktypen werden wie folgt bezeichnet: hybrider Netzwerktyp, stakeholderorientierter Netzwerktyp, auftragsbezogener Netzwerktyp, organisationsorientierter Netzwerktyp. Der hybride Netzwerktyp ist gekennzeichnet durch sehr flexible Netzwerkeigenschaften. Dadurch ist es möglich, sich jederzeit flexibel an sich wechselnde Rahmen- und Umweltbedingungen anzupassen. Es ist so auch möglich auf neue oder veränderte Bedürfnisse zu reagieren. Besonders relevant ist das Verhältnis von Netzwerk und netzwerkspezifischen Stakeholdern, da diese während des Hybridisierungsprozesses unterschiedlich nah mit dem Netzwerk assoziiert sind. Der auftragsbezogene Netzwerktyp stellt die Zielsetzung des Netzwerks und einen hohen Zielerreichungsgrad in den Fokus und richtet die Aktivitäten innerhalb des Netzwerks danach aus. Hierdurch kann auch das Netzwerkprofil geschärft werden. Die Funktion des stakeholderorientierten Netzwerks ist charakterisiert

durch die Ausrichtung der Netzwerkaktivitäten an den bestehenden Netzwerkpart-
nern und daran, neue Stakeholder zu gewinnen. Die Kommunikation nach außen
ist stark formalisiert und durch Standards geregelt. Der organisationsorientierte
Netzwerktyp weist einen hohen Grad an Formalisierung auf. Es bestehen regelmäßig Treffen auf trägerübergreifender Ebene, Entscheidungen werden jedoch in
den Koordinierungsgruppen getroffen, die organisationsintern aufgestellt sind. Es
gibt keine formell existierenden Hierarchien zwischen beiden Gruppen und keine
Rechtsform für die Gruppen.

Ausbau der informellen Kommunikationsstruktur zur Überwindung von strukturellen Löchern

Schubert (2016) stellte anhand zweier Studien dar, dass es Möglichkeiten
der Überwindung von strukturellen Löchern zwischen dem Hilfe- und Unter-
stützungssystem kommunaler Seniorenbüros und den potentiellen Nachfragern
gibt. In der ersten Studie gelang die Etablierung neuer Informationspfade,
um die Angebote der kommunalen Seniorenberatung durch die Nutzung von
Alltagskontakten bei Ärzten, Apotheken und Geschäften den älteren Quartiersbewohnerinnen und -bewohner vorzustellen und Informationen auszuhändigen. In
der zweiten Studie gelang der Aufbau eines zweiseitigen Lotsensystems unter
Einbezug von Ehrenamtlichen, um die oft komplizierten und verschlungenen
Wege im professionellen Funktionssystem Gesundheit, Pflege und soziale Hilfen (Behörden, Dienstleister, Organisationen, Vereine, Initiativen) transparenter
zu gestalten und so ebenfalls eine Brücke über das strukturelle Loch zwischen
der Alltagswelt der älteren Quartiersbewohnerinnen und -bewohner und dem
Angebotssystem im Rahmen der Daseinsvorsorge zu schlagen.

3.5.3.1 Lokale, gemischte Wohlfahrtsproduktion durch Netzwerkbildung

Hämel (2012) untersuchte in ihrer Arbeit die Pflegeheime als hybride Organisationen im Kontext des Welfare-Mix unter Einbezug der Steuerung durch
Governance.

Then et al. (2009) betonen, dass die einzelnen Sektoren der Wohlfahrtsproduktion (Markt, Staat, Dritter Sektor, Zivilgesellschaft) vor Ort an den Modell-
standorten verknüpft werden. In der Studie wurde untersucht, wie das „spezifische
Abmischen" von Wohlfahrt in diesem Zusammenhang aussieht. Die Studie zeigte,
dass durch dieses Zusammenwirken eine spezifische Kultur des Zusammenlebens
und -arbeitens entstand, in deren Mittelpunkt die Bewohnerinnen und Bewohner
der Modellprojekte als Empfänger der Leistungen standen.

Alisch und Ritter (2015) untersuchten in ihrer Studie die Selbstorganisation durch Bürgerhilfevereine und die Vernetzung mit anderen Akteuren der Daseinsvorsorge im ländlichen Raum (Kommune, Pflegeanbieter, privatwirtschaftliche Unternehmen) im Sinne des Welfaremix.

Eurich et al. (2019) betonen die Notwendigkeit der sektoren- und professionsübergreifenden Vernetzung im Sinne eines Hilfe-Mix, wenn es darum geht, den ganzheitlichen Ansatz des neuen Pflegebedürftigkeitsbegriffs (2017) auf der Ebene der Kommune umzusetzen. Steuerungs- und Koordinierungsaufgaben sollten hierbei von der Kommune übernommen werden.

Evers untersuchte mit Hilfe einer Fallstudie den Aufbau eines lokalen Netzwerks unterschiedlicher sozialer und pflegerischer Dienste durch bottom-up Prozesse unter der Prämisse des Regional-Governance, der sektorenübergreifenden Kooperation und Koordination durch Involvierung der Bereiche Staat, Markt, Wohlfahrtsorganisationen, Zivilgesellschaft. Das gewählte Projekt, das als Fallstudie untersucht wurde, entwickelte sich von der quartiersbezogenen Mikroebene über die Mesoebene der Trägerorganisationen von Dienstleistungsunternehmen bis hin zur Makroebene von gesellschaftlicher und politischer Relevanz.

Schäfer-Walkmann et al. (2017) analysierten die „gemischte Wohlfahrtsproduktion" unter dem Aspekt der Netzwerke für Menschen mit Demenz. Diese Netzwerke verfolgen vielschichtige und unterschiedliche Ziele und sind vielfach verflochtene Konstrukte. Organisationale Prozesse der Hybridisierung sind hierbei Reaktionsweisen des Systems Netzwerk, das sein Überleben sichern will und nach außen und innen mit der Ausbildung von organisationaler Governance reagiert. Governance wird hier verstanden als Steuerungssystem im hochkomplexen Netzwerk der gemischten Wohlfahrtsproduktion (Staat, Markt, Dritter Sektor, Informeller Sektor als Welfare-Mix) als vielschichtiges Feld von Akteuren mit unterschiedlichen Interessen, Abhängigkeiten, Beziehungen, Organisations- und Kommunikationsformen. Für die Studie bildeten die wohlfahrtstheoretischen Grundannahmen aus dem Diskurs zum Welfaremix von Roß (2012) das theoretische Fundament. Governance überwindet hierbei die sektorenbezogenen Steuerungslogiken nach hierarchischen (staatlichen) bzw. marktwirtschaftlichen (Konkurrenzbeziehungen) Gesetzen und setzt stattdessen auf Kooperation und Koordination.

Nach Bleck (2018) gibt es im deutschsprachigen Raum „keine empirischen Forschungen, die sich explizit mit sozialräumlichen Orientierungen in der stationären Altenhilfe auseinandergesetzt haben" (Bleck et al. 2018: 11).

Studien, die die Perspektiven der Kooperationspartner von stationären Einrichtungen der Langzeitpflege im Kontext sozialraum- und quartiersbezogener

Netzwerke untersuchen, konnten durch die von der Autorin durchgeführte Literaturrecherche nicht gefunden werden. Bei keiner der aufgeführten empirischen Forschungsarbeiten stand die Netzwerkbildung bei der Öffnung von Pflegeheimen unter Einbezug der Kooperationspartnerperspektiven gleichzeitig im Fokus. Diese Lücke soll durch die vorliegende Arbeit geschlossen werden.

Theoretischer Kontext

4

4.1 Die Ebene der Kommune bei der Netzwerkbildung im Kontext der Quartiersöffnung

4.1.1 Die Rolle der Kommune aus der Perspektive des Siebten Altenberichts der Bundesregierung

Der siebte Altenbericht der Bundesregierung (2016) steht unter dem Motto: „Sorge und Mitverantwortung in der Kommune – Aufbau und Sicherung zukunftsfähiger Gemeinschaften". Zentrale Leitlinie ist, dass die Politik für ältere Menschen darauf ausgerichtet sein muss, ein eigenständiges und selbstbestimmtes Leben bis ins hohe Alter führen und am Sozialleben der Gesellschaft teilhaben zu können (vgl. Siebter Altenbericht 2016, Stellungnahme der Bundesregierung: V). Entscheidend ist hierbei, dass die strukturellen, inhaltlichen und finanziellen Rahmenbedingungen vor Ort, also auf kommunaler Ebene, weiterentwickelt werden. Kommunen sollen mit Hilfe der formellen und informellen Netzwerkstrukturen in die Lage versetzt werden, vor dem Hintergrund des demografischen Wandels „die Politik für ältere und mit älteren Menschen vor Ort wirkungsvoll weiterzuentwickeln" (Siebter Altenbericht, Stellungnahme der Bundesregierung 2016: V). Die hieraus resultierenden „starken Kommunen" (a. a. O., VII) sind unverzichtbar, wenn es darum geht, „zukunftsorientierte Daseinsvorsorge" (ebd.) unter den demografisch erschwerten Bedingungen zu entwickeln. Es sollen im Siebten Altenbericht Merkmale einer „zeitgemäßen, aktivierenden lokalen Seniorenpolitik" (Siebter Altenbericht 2016: 20) herausgearbeitet werden. Dabei ist es notwendig, auch Hemmnisse aufzuzeigen, die einer sektoren- und ressortübergreifenden Seniorenpolitik entgegenstehen. Ebenso sollten Möglichkeiten dargestellt

© Der/die Autor(en), exklusiv lizenziert an Springer Fachmedien Wiesbaden GmbH, ein Teil von Springer Nature 2023

B. Ohnesorge, *Netzwerke in der stationären Altenhilfe*, https://doi.org/10.1007/978-3-658-42466-4_4

werden, diese Hemmnisse abzubauen, damit Akteure aus verschiedenen gesell-
schaftlichen Sektoren in den Bereichen Alltagsunterstützung, Gesundheit und
Pflege kooperieren können und dadurch ein lokales Netzwerk zur nachhaltigen
Verbesserung der Lebensqualität älterer Menschen entstehen kann (vgl. ebd.). Die
Bundesregierung von 2016 konkretisierte diese Forderung in ihrer Stellungnahme
mit folgenden Worten:

> *„In diesem Sinne unterstreicht die Bundesregierung ihre Haltung, dass kommunale
> Politik für ältere Menschen die unterschiedlichen Lebenslagen und Bedürfnisse im
> Alter berücksichtigen muss. Es ist ihr besonders wichtig, dass grundsätzlich alle älte-
> ren Menschen so lange wie möglich selbstbestimmt und aktiv mitten in der Gesellschaft
> leben und an ihr teilhaben können. Ebenso hält sie es für erforderlich, dass diejeni-
> gen, die Schutz und Hilfe brauchen, ein bedarfsgerechtes Beratungsangebot sowie ein
> breit gefächertes Angebot zur gesellschaftlichen Teilhabe, Unterstützung und Pflege
> vorfinden. Um dieses für ältere Menschen und ihre Angehörige zu gewährleisten, ist es
> wichtig, dass die Kommunen im Rahmen ihrer Daseinsvorsorge Strukturen schaffen,
> die auf eine gezielte Sozialraumgestaltung zugunsten älterer Menschen ausgerichtet
> sind. Dabei kommt dem Auf- und Ausbau von Kooperations- und Vernetzungsstruktu-
> ren zwischen Verwaltung, Gesundheits- und Pflegewesen sowie Zivilgesellschaft eine
> hohe Bedeutung zu. Von besonderer Relevanz sind ebenso bedarfsgerechte Angebote
> von sozialen Dienstleistungen, Bildungsangeboten, Nachbarschaftshilfen, Angebote
> gemeinschaftlicher Wohnformen, die Stärkung des Quartiers und des sozialen Nah-
> raums sowie die speziellen und generationsübergreifenden Anlaufstellen"* (a. a. O.:
> XXVII).

4.1.2 Etablierung regionaler Versorgungslandschaften

Durch lokale Unterstützungsnetzwerke soll eine „Sorgekultur" (Klie 2013: 1)
entwickelt werden, die Versorgungssicherheit durch die Gestaltung barrierefreier
öffentlicher Räume und die Vorhaltung wohnortnaher Versorgungsstrukturen bietet. Ziel sollte sein, dass im Quartier eine Vielzahl von Angeboten in den
Bereichen Nahversorgung, Gesundheit, Pflege, Bildung, Begegnung, Kultur, Religion und Freizeit vorhanden sind und barrierefrei erreicht werden können. Die
Einbindung und Vernetzung der verschiedenen Akteure aus den unterschiedlichen
gesellschaftlichen Bereichen (Zivilgesellschaft, Dritter Sektor, Markt) durch eine
integrierte Strategie ist hierfür ebenso bedeutsam wie die ressort- und fachübergreifenden Abstimmungsprozesse innerhalb der Kommunalverwaltung (Staat).
Der gesellschaftliche Auftrag zur Sicherung einer bedarfsgerechten, lokalen
pflegerischen und sozialen Infrastruktur macht es nötig, dass

„regionale und lokale Planungsprozesse, die tragfähige Kooperations- und Vernet-
zungsstrukturen und -kulturen befördern, eine bedarfsangemessene Infrastruktur zum
Gegenstand haben, einen regional und lokal angemessenen und effizienten Welfare-Mix
ermöglichen sowie die Effizienz einer sektorübergreifenden Versorgung" (Rothgang
et al. 2012: 80).

Den Kommunen sollte eine koordinierende und moderierende Rolle zukommen,
wenn es darum geht, „Akteursnetzwerke" zu knüpfen, „damit alle relevanten
Akteure vor Ort tatsächlich Hand in Hand arbeiten und die pflegerische Versorgung kontinuierlich im Interesse der betroffenen Bürgerinnen und Bürger
optimiert wird" (Brettschneider in Jakobs et al. 2019: 229). Der Kommune sollte
dabei keine „hierarchische Verpflichtungsmacht" zukommen, denn „nur wenn die
beteiligten Akteure eine funktionierende lokale Diskurs- und Vereinbarungskultur
entwickeln" (ebd.), kann es gelingen, „möglichst viele Akteure über innere Überzeugung zur Mitwirkung gemeinsam definierter und verfolgter Ziele zu bewegen"
(Klie & McGovern 2010, zit. nach Brettschneider in Jakobs et al. 2019: 229). Klie
geht davon aus, dass den Kommunen bei der Bereitstellung von Lösungen für die
Probleme, die durch den demografischen Wandel verursacht werden und die mit
der Zunahme von Hochaltrigkeit und Multimorbidität in Zusammenhang stehen,
eine besondere Rolle deshalb zukommt, weil sie vor dem Kontext der unterschiedlichen kulturellen Strukturen und des „regionalen Bedingungsgefüges" (Klie in
Bleck et al. 2018: 37) am ehesten in der Lage sind, spezifische Konzepte zu
erarbeiten, die die „bedarfsgerechte Langzeitversorgung sicherstellen – und zwar
durch einen Mix aus familiären, nachbarschaftlichen, professionellen, anderen
beruflichen und Hilfen Freiwilliger – und dies unter der Beachtung der jeweiligen Lebenswelt" (ebd.). Dieser sehr komplexe Anspruch lässt erkennen, wie
groß die zukünftigen sozialen, pflegerischen und politischen Herausforderungen
sind. Den Kommunen fällt hierbei nach Klie die Aufgabe zu „Lebensweltbezüge
und örtliche kulturelle Bezüge herzustellen, soziale Eingebundenheit zu organisieren, die Hilfen durch Nachbarschaft, Freundeskreise und unterschiedliche
Engagementformen zu unterstützen und zu fördern und so zu einem gelingenden
Alltag beizutragen" (ebd.). In regionalen Versorgungslandschaften des Sozial- und
Gesundheitswesens bedarf es einer

„zu der Vielfalt der Lebenslagen der Menschen passungsfähigen Differenzierung der
Wohnformen im Alter(n). Im Zusammenhang mit diesen Wohnformen im Wohnumfeld
und mit Blick auf die Mobilitätschancen im Raum ist im Generationengefüge die Ver-
netzung der Ressourcen das zentrale Anliegen. Dies meint Sozialraumorientierung,
wobei der Quartiersbegriff urbane wie ländliche Räume in ihrer jeweiligen Formen-
vielfalt umfasst: Förderung und nachhaltige Pflege von Sozialkapital. Sozialkapital

bezeichnet den Nutzen der sozialen Vernetzung: soziale Unterstützung, soziale Integration, personalisierende Rollenangebote im Lebenslauf. So ist die Fokussierung auf die Hilfe-Mix-Idee im Sinne lokaler sorgender Gemeinschaften in regionalen sozialen Infrastrukturen der Versorgung zu verstehen" (Schulz-Nieswandt 2017: 13).

4.1.3   Organisation des Hilfe-Mix zwischen professionellen und freiwilligen Hilfen

Bleck (Bleck in Brandenburg et al. 2021: 462f) argumentiert, dass im Siebten Altenbericht der Bundesregierung ausdrücklich eine lokale Politik für eine älter werdende Gesellschaft gefordert wird, die sich an sozialraum- und quartiersbezogenen Ansätzen orientiert (vgl. 7. Altenbericht, IV). Dies impliziert einen „Perspektivwechsel" (a. a. O.: 463) in der kommunalen Altenhilfe- und Pflegeplanung, da es darum geht, die Quartiere an die jeweils vorhandenen Bedarfe und Bedürfnisse unter Einbezug der dort lebenden Menschen und Akteure vor Ort anzupassen, statt einzelne Leistungen zu verbessern. Dieser vollzieht sich unter Einbezug des Pflege- und Hilfemix professioneller und informeller Akteure. Im Bereich der Kommune wird die Tendenz wahrgenommen „den quantitativen Anstieg des stationären Angebots nach dem Motto 'so wenig wie möglich – so viel wie nötig' zu begrenzen und insbesondere ein über dem lokalen Bedarf liegendes Angebot an stationären Plätzen nach Möglichkeit zu verhindern" (Brettschneider zit. nach Bleck in Brandenburg et al. 2021: 463). Dies bedeutet, dass den stationären Einrichtungen der Altenpflege eine neue Rolle im Quartierskontext zugeschrieben wird, die nur durch ihre Öffnung hin zum Quartier ausgefüllt werden kann. In diesem Zusammenhang wird gefordert, dass die Einrichtungen als bedeutende Akteure neue, quartiersbezogene Aufgaben übernehmen und „vor allem in kleinräumigen Versorgungslandschaften als Zentrum der vernetzten Versorgung" (ebd.) fungieren.

4.1.4   Vernetzung in der Kommunalverwaltung als Äquivalent zu den Netzwerkstrukturen im Quartier

Seit den 1990er Jahren setzen sich Netzwerke „als neue Organisationsform in der kommunalen Daseinsvorsorge langsam immer mehr durch, da sie Brücken zwischen den operativen Inseln" (Schubert 2008: 29) der einzelnen kommunalen Ressorts und Abteilungen in der Kommunalverwaltung schlagen können. Diese operativen Inseln konnten vormals lediglich isoliert agieren und „die

Gesamtaufgabe der Daseinsvorsorge" wurde in „funktionale Teilaufgaben" (vgl. ebd.) segmentiert. Durch die Etablierung von Netzwerkstrukturen im Bereich der öffentlichen Verwaltung sollte es gelingen, die lebensweltlichen primären Netze der Quartiersbewohner mit den „professionellen Ressourcen" (ebd.) zu verbinden, weil beide „über den gleichen Modus operandi verfügen" (a. a. O.: 30). So besteht die Aufgabe der sozialen Infrastrukturplanung heute v. a. in der Vernetzung von öffentlichen, sozialwirtschaftlichen und zivilgesellschaftlichen Akteuren (ebd.), so z. B. dann, wenn es um die Netzwerkbildung im Kontext der Quartiersentwicklung für die Adressatengruppe der älteren Bevölkerung geht. Die Arbeit erfolgt v. a. projektorientiert mit der Planung von Interventionen von begrenzter Dauer. Die Infrastrukturplanung soll flexibel sein und mehrere Handlungsstränge inkludieren. Die Steuerung der Projekte erfolgt weniger unter der Befolgung hierarchiebetonter Organisationsabläufe als vielmehr durch Einbezug informeller Verfahren durch die Betonung von Kooperation und Koordination der beteiligten Akteure. Planung und Durchführung der Interventionen erfolgen im Konsens. Sozialraumorientierung der Interventionen findet durch die Identifizierung „spezifischer Aspekte des Siedlungsraums als administrativer Einheit" (ebd.) Berücksichtigung. Diese Netzwerkplanung ersetzt die vorherige Konzentration auf Einzelmaßnahmen im kommunalen Verwaltungskontext. Die Akteure aus den Bereichen Verwaltung, Bildungswesen, Gesundheitswesen, sozialer Arbeit und Kultur arbeiten problemorientiert unter Beachtung der Sozialraumorientierung zusammen. Hierbei besteht die besondere Anforderung darin, „den Aufbau von operativen Netzwerken als Fortsetzung der klassischen Infrastrukturplanung zu begreifen und somit als Planungsaufgabe neu zu füllen" (a. a. O.: 31). Es geht darum, die netzwerkorientierte Arbeit vor Ort mit allen für das Thema relevanten Akteuren aus den zivilgesellschaftlichen und professionellen gesellschaftlichen Bereichen durch „Akteursbrücken" (ebd.) miteinander zu verknüpfen. Dieses interaktive und informelle Infrastrukturmodell soll die „Wirkungsrelevanz" der Verbindung der sekundären, zivilgesellschaftlichen mit den künstlich konstruierten fachlichen Netzstrukturen erhöhen. Die im Sozialraum vorhandenen Netzwerke können durch das operative Netzwerkmanagement aufgegriffen werden und finden darin ihre Entsprechung. Schubert postuliert, dass die kommunale Sozial- und Altenhilfeplanung im Kontext der Daseinsvorsorge prädestiniert für die Netzwerkplanung und Integration der Akteure ist (vgl. ebd.). Dieses „New Public Management (NPM)" (ebd.) wurde schließlich zum Neuen Steuerungsmodell (NSM) und zur Etablierung des Public Governance weiterentwickelt. Der Begriff „Governance" (lat. steuern) beschreibt neue, nicht hierarchisch organisierte Formen der politischen Steuerung und „des Regierens in Netzwerken" (ebd.). Schulz-Nieswandt (2012) geht davon aus, dass

„Governance" von kompliziert-komplexen Akteurskonstellationen und deren Veränderung begleitet wird. Hierbei handelt es sich meist um Mehr-Ebenen-Systeme
mit vertikaler und horizontaler Politikverflechtung (vgl. Schulz-Nieswandt 2012:
73). Die Produktion von „Wohlfahrt" findet im Kontext von Governance in den
verschiedenen Teilsektoren (Staat, Markt, Dritter Sektor, Zivilgesellschaft) häufig
als „Hilfe-Mix" (welfare-mix) statt.

4.2   Die Ebene des Sozialraums und Quartiers bei der Netzwerkbildung im Kontext der Quartiersöffnung

4.2.1   Unterschiedliche Perspektiven auf Sozialraum und Quartier

Schnur (2014) definiert Quartier analog zum sozialen Raum als

> „ein(en) kontextuell eingebetteter, durch externe und interne Handlungen sozial
> konstruierter, jedoch unscharf konturierter Mittelpunkt – Ort alltäglicher Lebens-
> welten und individueller sozialer Sphären, deren Schnittmengen sich im räumlich-
> identifikatorischen Zusammenhang eines überschaubaren Wohnumfeldes abbilden"
> (a. a. O.: 43).

Konträr zu dörflichen Strukturen fehlen bei Stadtquartieren meist klare räumliche
Grenzen. Sie werden individuell bestimmt und variieren nach subjektiver Wahrnehmung, eigener Mobilität und sozialen Beziehungen (vgl. Siebten Altenbericht
der Bundesregierung, 2016: 38).

Kessl & Reutlinger gehen davon aus, dass die Bezeichnung Sozialraum
dem Umstand Rechnung trägt, dass die Bezeichnung „Raum" sehr leicht eine
„unwiderrufliche Tatsache suggerieren könnte" (Kessl & Reutlinger 2010: 25)
Demgegenüber weist der Begriff des Sozialraums darauf hin, dass

> „Raum immer das Ergebnis menschlichen Handelns darstellt (…). Verabschieden
> wir uns also von der Idee, Räume seien bestehende, verfestigte Strukturen, die wir
> nicht verändern können, und einigen uns (…) darauf, Räume auch als Ergebnis von
> Handlungsprozessen zu betrachten" (ebd.).

Kessl & Reutlinger verwenden deshalb folgende Definition von Sozialraum, die
konträr zum primär sich als physisch-materielle „Orte" oder „Plätze" manifestie-
rende Objekte der Straßen, Stadtteile oder Gebäude zu verstehen ist: „Sozialraum
als gesellschaftlicher Raum und menschlicher Handlungsspielraum: Das heißt,

der von den handelnden Akteuren (Subjekten) konstituierte Raum und nicht nur der verdinglichte Ort (Objekte)" (ebd.). Die „relationalen Räume" (a. a. O.: 26) werden „von den sozialen Beziehungsstrukturen der beteiligten Akteure und deren Handlungsweisen und Konstruktionsprozessen" (ebd.) gebildet. Entgegen der Definition aus den Bereichen der Geografie oder der Stadtplanung liegt hier der wissenschaftliche Kontext bei den Disziplinen der Soziologie, den Erziehungswissenschaften und der Sozialpädagogik.

Van Rießen, Bleck und Knopp verwenden die Begriffe Sozialraum und Quartier synonym. Sie gehen davon aus, dass die Begriffe Sozialraum bzw. Quartier eine „überschaubare Wohnumgebung und sozialen Nahraum, der sich sowohl auf die vorhandene bauliche und infrastrukturelle Umwelt als auch die lebensweltlichen Nutzungsweisen und -beziehungen der dort lebenden Menschen bezieht" (van Rießen, Bleck & Knopp 2018: 1) Diese Definition impliziert, dass sich das soziale Handeln im Raum und die bei diesem Handeln kollektiv gemachten Erfahrungen mit den Umweltbedingungen und -strukturen genauso wie individuell unterschiedliche Lebensweltperspektiven in der Wohnumgebung oder in der jeweils genutzten Wohnform widerspiegeln (vgl. ebd.).

Hierzu postuliert Brandenburg et al.:

> *„Räume sind nicht nur geografische oder statische Einheiten, vielmehr haben sie eine interaktionelle Komponente. Räume sind relationale, interaktiv ausgehandelte Gebilde, die erst in der Interaktion der Beteiligten mit den strukturellen Rahmenbedingungen entstehen. Diese Gestaltungsprozesse werden diskursiv verhandelt oder durch performative Akte geprägt. Es geht also auch um ein emanzipatorisches Element – und das ist zu betonen, denn Menschen werden hier als mündige Wesen betrachtet, die ihre Lebensbedingungen mitgestalten können (und wollen) – auch im Hinblick auf den sozialen Raum, in dem sie leben"* (Brandenburg et al. 2021: 82).

Sozialraum wird vom Netzwerk SONG definiert als „gelebte Sozialbeziehungen, die sowohl überörtliche als auch lokale Beziehungen umfassen" (Netzwerk SONG 2019: 6). Bei Menschen mit Behinderungen und älteren Menschen konzentrieren sich die Lebensbezüge jedoch meist, in Abhängigkeit von Mobilität und Wohndauer, auf das unmittelbare Umfeld (vgl. ebd.). Die Entwicklung der Sozialräume innerhalb der SONG-Kontexte findet in „sogenannten Quartieren" (ebd.) statt. Unter Quartier werden „territorial (…) unterschiedliche Räume" verstanden, z. B. ein Dorf, eine Gemeinde, ein Stadtteil, ein Wohnquartier" (ebd.). Es wird postuliert, dass nicht verwaltungsbezogene Planungsräume, sondern lebensweltliche Raumbezüge als Lebensräume, mit denen sich die Menschen identifizieren, im

Mittelpunkt stehen (vgl. ebd.). Als Quartier wird somit nicht primär die „Wohnumgebung" und „Wohnfunktion" und auch nicht die „starren metrischen und administrativen Abgrenzungen (Wahl-, Schul-, statistische Bezirke)" (Netzwerk Soziales neu gestalten 2009: 28) bezeichnet, sondern der „Handlungsraum" der dort lebenden und arbeitenden Menschen „wo man sich kennt und auskennt" (ebd.). Es bezeichnet den Ort der

> „konkreten Verankerung und alltäglich-selbstverständlicher, auch beiläufiger lockerer Kontakte, dem man sich zugehörig fühlen kann, für den man sich vielleicht interessiert und engagiert, der aber oft nicht klar zu begrenzen und zu bezeichnen ist. Dazu gehören konstante Objekt- und Personenbeziehungen, die vertrauten Wege, Gebäude, Nutzungen, Personen und Angebote, die Nahversorgung, das, was man auf kurzem Weg und im Zusammenhang erledigen kann" (a. a. O.: 28 f.).

In diesem Kontext sollen Quartiersansätze nicht nur kleinräumig Hilfe- und Pflegeleistungen organisieren, sondern „versuchen gezielt, die Möglichkeiten und Ressourcen eines Quartiers sowie der dort lebenden Menschen und Akteure zu berücksichtigen und zu aktivieren" (Netzwerk SONG 2019: 6): Dies erfordert das Denken und Handeln im Zusammenhang statt in fachlichen Kategorien. Damit verbindet sich auch die Überzeugung, dass Probleme vor Ort, dezentral, mit genauer Kenntnis des Vorhandenen und seiner Möglichkeiten besser zu lösen sind. Quartiersentwicklung vollzieht sich in verschiedenen Settings und mit unterschiedlichen zivilgesellschaftlichen und professionellen Akteuren aus den verschiedenen gesellschaftlichen Sektoren des Wohlfahrts-Mix und muss somit höchst spezifisch und auf das jeweilige Quartier abgestimmt sein.

Nach Berger und Luckmann (1966; 2003) wird die gesellschaftliche Wirklichkeit sozial konstruiert. Es bildet sich durch Interaktionen eine intersubjektiv geteilte, gemeinsame Wirklichkeit heraus, die durch Wiederholung habitualisiert und durch Typenbildung institutionalisiert wird. Diese herausgebildeten Institutionen stellen sich schließlich dem Individuum als objektive Faktizität dar, auf die es keinen Einfluss hat. Im Sozialraum und Quartiersbezug können sich diese als „autonom gewordene Organisationen mit eigenständigen Kommunikationskreisläufen" (Schubert et al. 2019: 40) wie z. B. die Kommunalverwaltung mit Abteilungen für Gesundheit, Pflege und Soziales, präsentieren, die z. B. nach zwei binären Codes „Interventionsbedarf/kein Bedarf sowie Intervention passend/nicht passend" (ebd.) agieren. Hier kann es sein, dass „sich die Systemmechanismen immer weiter von den sozialen Alltagsstrukturen absetzen" (a. a. O.: 41), bis sich „beide Welten in einem scheinbar unüberwindbaren Gegensatz gegenüber" (ebd.) stehen: „Einerseits die kommunalen Infrastrukturen, die in ihre Funktionsbereiche

ausdifferenziert werden. Auf der anderen Seite stehen die lebensweltlichen Inter-
aktionskreise des Alltags, die sich im Quartier der Kommune abspielen" (ebd.)
und als kulturell überlieferter und sprachlich organisierter Vorrat an Deutungs-
mustern" (ebd.) verstanden werden kann. Habermas postuliert in der Theorie
des kommunikativen Handelns ebenfalls eine „Entkoppelung von System und
Lebenswelt (Habermas in Schubert et al. 2019: 39). Das „Alltagskonzept der
Lebenswelt" (ebd.) fungiert zur Lokalisation der kommunikativ Handelnden und
ihrer Äußerungen in sozialen Räumen und historischen Zeiten" (ebd.), „in die
symbolische Interaktionen, intersubjektive Verständigungsleistungen und soziale
Zugehörigkeiten" (ebd.) eingehen. Der Sozialraum eines Wohnquartiers manifestiert sich aus der Binnenperspektive der Lebenswelt als „Netz kommunikativ
vermittelter Kooperationen" (a. a. O.: 40). Hierbei findet nochmals eine Unterscheidung statt zwischen „Sozial- und Systemintegration" (ebd.). Aus der Perspektive der Sozialintegration betrachtet, fungiert der Sozialraum als Rahmen für
die „Integration der symbolischen Strukturen der Lebenswelten, in denen die handelnden Subjekte zielgerichtet ihre alltäglichen Situationen bewältigen" (ebd.). In
der Perspektive der Systemintegration bilden die soziokulturellen Lebenswelten
der Bewohnerinnen und Bewohner lediglich die Umwelt des Institutionensys-
tems (vgl. ebd.). Es findet eine „Entkoppelung von System und Lebenswelt"
(ebd.) statt, wobei die Lebenswelten der Bewohnerinnen und Bewohner immer
mehr die Rolle eines Subsystems neben anderen Subsystemen einnehmen. Hierdurch wird eine ursprünglich gleichgewichtige Machtverteilung zum Nachteil der
Lebenswelten aufgehoben. Schließlich „lösen sich die systemischen Elemente
von den sozialen Strukturen ab, die soziale Integration sicherstellen" (ebd.). Die
Systemdifferenzierung verstetigt sich, bis schließlich „die Subsysteme zweckra-
tionalen Wirtschafts- und Verwaltungshandeln" (ebd.) als „autonom gewordene
Organisationen eigenständige Kommunikationskreisläufe bilden" (ebd.) und vollständig entkoppelt von den Lebenswelten der Bewohnerinnen und Bewohner
sind. Dann ist das Verwaltungshandeln innerhalb z. B. einer Kommunalverwaltung und der kommunalen Infrastruktur zum Selbstzweck geworden und durch
„Lebensferne" (ebd.) gekennzeichnet. Beide Welten stehen sich in Form eines
unüberwindbaren Gegensatzes gegenüber. Zwischen beiden klafft eine große
Lücke. Schubert et al. konkretisiert, dass zum Überbrücken dieser Lücke, des
„strukturellen Lochs" (structural holes, Burts 1991; 1995) zwischen zwei oder
mehr Clustern oder Gruppen, zwischen denen es nicht zum Informationsfluss
kommt", die Netzwerkstrategie geeignet ist (vgl. ebd.).

4.2.2   Sozialraumorientierung als Konzept der Sozialen Arbeit

Das „Konzept der Sozialraumorientierung" (Hinte & Treeß 2014: 2) wurde zuerst in der Sozialen Arbeit entwickelt und manifestierte sich als dritte Säule neben der Gruppen- und Einzelfallarbeit. Es wurde in die Soziale Arbeit mit Menschen mit Behinderungen integriert und erhielt schließlich einen neuen Stellenwert in der Entwicklung alters- und altengerechter Quartiere. Ziel der sozialraumorientierten Arbeit ist es, „ein Zusammenleben zu befördern, bei dem möglichst viele der beteiligten Gruppierungen in ihren Interessen geachtet werden, ohne dass sie auf Kosten anderer durchgesetzt werden" (Hinte 2018). Sozialraumorientierung ist jedoch keine neue Theorie, sondern eine „unter Nutzung und Weiterentwicklung verschiedener theoretischer und methodischer Blickrichtungen entwickelte Perspektive, die als konzeptioneller Hintergrund (Fachkonzept) für das Handeln in zahlreichen Feldern der sozialen Arbeit dient" (Hinte in Budde, Früchtel & Hinte (Hrsg.) 2006: 9).

Folgende Prinzipien sind für die Sozialraumorientierung relevant:

- Im Zentrum stehen die Interessen und der Wille der Menschen im Quartier und nicht die Vorstellungen der Professionellen. Es gibt

  > „immer noch dieses paternalistische Verständnis, aus dem heraus man meint, den Willen anderer Menschen besser beurteilen zu können als diese selbst. Häufig wird darum mit besten Absichten (etwa man will einen Menschen schützen oder einen vermeintlich sicheren Weg wählen) gegen den Willen des Menschen entschieden, weil man zu wissen meint, was dieser braucht. In der UN-Behindertenrechtskonvention ist immer die Rede von Unabhängigkeit und Autonomie. Diese Akzentuierung macht deutlich, dass es um den Willen und die Wahlmöglichkeit geht, und somit ist klar, dass die Konvention ausdrücklich vom Postulat der individuellen Autonomie her gedacht ist (…). Die Frage ist also immer wieder, ob wir ernst nehmen, was die Menschen wollen oder ob wir schon wissen zu glauben, was gut für sie ist" (Hinte 2018: 3).

- Statt Betreuung sollte Aktivierung im Sinne des Empowerments erfolgen: „In der Sozialraumorientierung achten wir konsequent darauf, dass Betreuung nicht zur Entmündigung führt und dass Menschen dadurch, dass sie etwas tun, Würde entwickeln und Autonomie behalten" (a. a. O.: 6).
- Konsequente Ressourcenorientierung sowohl für die einzelnen Menschen als auch für die Quartiere unter Einbezug lebensweltlicher Netzwerke sind ein weiterer Aspekt der Sozialraumorientierung:

> *„Ob eine Eigenschaft eine Ressource oder ein Defizit ist, entscheidet sich im jeweiligen Kontext (…). Hierbei geht es nicht darum, Verhältnisse schönzureden, Handicaps runterzuspielen oder von gesellschaftlich produzierter Ungerechtigkeit abzulenken, es geht darum, die Handlungsfähigkeit innerhalb benachteiligter Bedingungen zu fördern"* (ebd.).

- Sozialräumliche Arbeit ist bereichs- und zielgruppenübergreifend angelegt. Denn

> *„die Konzentration auf eine bestimmte Zielgruppe verstellt den Blick für die Verflochtenheit dieser Gruppe in einem Wohnquartier und verstärkt gelegentlich gar die Isolation bzw. Marginalität der Zielgruppe (…). Wer das Quartier nur wahrnimmt als Kulisse für das erwünschte Wohlergehen der eigenen Zielgruppe, übersieht allzu leicht die Energiestränge und Machtströme, die oft erst beim zweiten Blick oder dritten Blick insbesondere oft nur aus Zufall der eigenen Zielgruppe zugutekommen können. Insofern ist ein zielgruppenunspezifischer Blick insbesondere bei der Annäherung an ein Wohnquartier von großer Bedeutung – auch und gerade, wenn man Ausgrenzung nicht zusätzlich durch Vorab-Etikettierung befördern will. Gleiches gilt für den Blick über den jeweiligen Bereich hinaus: Die im sozialen Bereich tätigen Menschen übersehen häufig die Bedeutung von Wohnungsbaupolitik, von Arbeitsmarktpolitik, Schul- und Kulturpolitik und der Politik großer Unternehmen für das jeweilige Quartier und konzentrieren sich eng auf das ihnen bekannte Milieu"* (a. a. O.: 11).

Zusammenfassend kann postuliert werden, dass im Fachkonzept Sozialraumorientierung „der konsequente Bezug auf die Interessen und den Willen der Menschen" den „inneren Kern", dem

> *„Aspekte wie der geografische Bezug, die Ressourcenorientierung, die Suche nach Selbsthilfekräften und der über den Fall hinausreichende Feldblick logisch folgen (…). Wir haben es also hier einerseits mit einem hochgradig personenbezogenen Ansatz und andererseits mit einem sozialökologischen, auf die Veränderung von Verhältnissen zielenden Ansatz zu tun"* (Budde und Früchtel in Budde, Früchtel & Hinte 2006: 11).

Entscheidend ist auch die Haltung der Professionellen und deren Einstellung:

> *„Im Grunde geht es darum, weg zu kommen von der auf Klienten bezogenen Haltung des ‚Ich weiß, was für Dich gut ist, und das tun wir jetzt' über das ‚Eigentlich weiß ich schon, was für Dich gut ist, aber ich höre Dir erstmal zu' hin zum konsequenten ‚Dein Wille wird ernst genommen – er ist mir nicht Befehl, aber ich will mich ihm mit meinen fachlichen und den leistungsgesetzlichen Möglichkeiten stellen und dabei alles mir Mögliche tun, damit Du in Deinem Lebensumfeld möglichst selbständig leben kannst'"* (a. a. O.: 12).

Netzwerk- und Brückenbildung durch eine intermediäre Instanz:
Die Aufgabe der professionellen Akteure im Kontext der Quartiersentwicklung ist
es hierbei, „als intermediäre Instanz" zu fungieren, die „Brücken schlägt sowohl
innerhalb der sozialräumlichen Lebenswelt wie auch zwischen der Lebenswelt
und der Bürokratie – eine Instanz, die zuständig ist für Kommunikation, Ideen-
produktion, Organisation und Ressourcenbeschaffung" (ebd.). Hier wird deutlich,
dass sowohl die soziale Netzwerkbildung als auch die Bildung institutioneller Netze im Quartier eine zentrale Anlaufstelle benötigen, damit das Ziel
der Herstellung und Gestaltung „guter Lebensbedingungen für möglichst alle
Bevölkerungsgruppen" (ebd.) gelingt. Diese Funktion wird in der Regel vom
Quartiersmanagement ausgefüllt als Knotenpunkt der verschiedenen Netzwerke.

Nach Spatscheck (2009: 10) besteht der „sozialräumliche Blick" aus einer
Doppelstruktur zweier unterschiedlicher Perspektiven, die jedoch trotzdem
zusammenhängen. Einerseits gibt es die materielle Struktur, die durch „so-
zialstrukturelle Daten zur sozioökonomischen Situation, Wohnsituation und
Bebauungsstruktur, Familienstruktur, Bildungssituation, Häufigkeit der Nutzung
von Angeboten der Ämter, Identifizierung sozialer Brennpunkte, etc." (ebd.)
*a*bgebildet wird. Es werden die materiell-objektiven Rahmen- und Lebensbedingungen in einem sozialen Raum quantitativ und administrativ erfasst. Hier
steht letztendlich die top-down Perspektive der Verwaltungsperspektive im Vordergrund. Zum anderen wird die Perspektive der Bewohnerinnen und Bewohner
und Akteure, die ihre Sozialräume als Aneignungsräume verstehen, abgebildet:
„Hier steht vor allem die subjektive und qualitative Dimension von Sozialräumen
im Vordergrund, diese wird anhand individueller Bedeutungs- und Handlungs-
zusammenhänge deutlich, die auch mit dem Begriff der Lebenswelt erfassbar
werden" (ebd.). Es stehen hier die handelnden Subjekte im Fokus, die „ihre
Lebenswelten aus der bottom-up Perspektive betrachten" (ebd.).

4.2.3 Dimensionen altersgerechter Quartiere und die Rolle der stationären Pflegeeinrichtungen

Folgende Dimensionen charakterisieren nach Bleck (2021) altersgerechte Quartiere:

*   Wohnen und Wohnumfeld: Ältere Menschen sollten sich sowohl in ihrer
    Wohnung als auch im Wohnumfeld gut bewegen können, z. B. durch eine
    barrierefreie Gestaltung.

- Infrastruktur und Versorgung: Ältere Menschen sollten ihre Bedarfe der täglichen Versorgung organisieren und sicherstellen können, z. B. durch das Erreichen infrastruktureller Versorgungsangebote des täglichen und mittelfristigen Bedarfs.
- Gesundheit, Pflege und Soziales: Es sollten Möglichkeiten der gesundheitlichen, pflegerischen und sozialen Unterstützung vorhanden sein, z. B. durch eine bedarfsgerechte Vernetzungsstruktur im Hinblick auf Angebote, Dienste und Einrichtungen bezogen auf die hauswirtschaftliche, pflegerische und soziale Unterstützung.
- Freizeit und Kultur: Es sollte die Möglichkeit bestehen, dass die älteren Menschen die Möglichkeit haben, ihre Freizeit zu gestalten und am gesellschaftlichen Leben teilzuhaben.
- Information und Beratung: Ältere Menschen sollten über die Möglichkeiten und Angebote des sie umgebenden Nahraums informiert und ggf. näher beraten werden, z. B. durch niedrigschwellige Formen der Beratung und Information.

Die Dimension Partizipation und Kommunikation fungiert in diesem Kontext als „Querschnittdimension" (Bleck in Brandenburg et al. 2021: 461), denn „es bedarf in allen Dimensionen Möglichkeiten der Mitbestimmung und gesellschaftlichen Teilhabe" (ebd.):

> *„So gilt es etwa zu beleuchten, welche politischen Rahmensetzungen und strukturellen Bedingungen das jeweilige Quartier prägen ebenso wie die Möglichkeiten des Zugangs zu Angeboten im Quartier – verschiedener Gruppen älterer und alter Menschen milieu- und klassenübergreifend – immer wieder zu beleuchten sind"* (ebd.).

Welche Rolle nehmen nun stationäre Pflegeeinrichtungen im Kontext der quartiersbezogenen Dimensionen ein? Primär kann der stationäre Pflegebereich der Dimension „Pflege, Gesundheit, Soziales" zugeordnet werden. Bezogen auf die Quartiersöffnung kommen folgende Aspekte hinzu: Bieten die Pflegeheime z. B. Veranstaltungen der Dimensionen „Information und Beratung", z. B. Vorträge über gesundheitliche und pflegerische Themen, sowie „Freizeit und Kultur", die sich auch an die Quartiersbewohnerschaft wenden, dann sind dies wesentliche Faktoren, die den Bedürfnissen und Bedarfen der älteren Bewohnerschaft, sowohl in als auch außerhalb der stationären Einrichtung, entgegenkommen (vgl. Bleck in Brandenburg et al. 2021: 462). Es wird betont, dass es zwei Interpretationsarten gibt, wenn es darum geht, wie sich stationäre Einrichtungen der Langzeitpflege in Quartiersentwicklungsprozesse integrieren können. Erstens soll der Neubau von kosten- und personalintensiven Pflegeheimen durch niedrigschwellige Angebote in den Bereichen Wohnraumanpassung, Beratung und Unterstützung vermieden werden. Die zweite Position geht davon aus, dass die stationären Pflegeeinrichtungen weiterhin von Bedeutung „innerhalb des Spektrums verschiedener Hilfe- und Versorgungsformen im Quartier" (ebd.) sind.

4.2.4 Quartiersentwicklungsprojekte und sie charakterisierende Merkmale

Segmüller (Segmüller in Bleck et al. 2018: 251) stellt dar, dass viele Kommunen begonnen haben, ihre Quartiere zu beschreiben, indem sie z. B. demografische Daten sammeln, den Weg- und Zuzug, den Anteil migrantischer Personen und/oder die Höhe der Arbeitslosigkeit abbilden. Auch spielen folgende Aspekte dabei eine Rolle: das Vorhandensein von Schulen, Kindergärten und Altenheimen, aber auch soziale Aspekte, wie z. B. Jugendtreffs, Altentreffs und Inklusionsprojekte für Menschen mit Behinderungen. Quartiersentwicklung kann unter ganz unterschiedlicher Perspektive geschehen. So kann der Fokus z. B auf der städtebaulichen, wirtschaftlichen, energetischen, ökologischen oder sozialen Entwicklung liegen. Zunehmend stehen jedoch auch „altersfreundliche Strategien" im Zentrum mit der Herstellung von barrierefreien Bewegungsmöglichkeiten und der Etablierung von Beratungsdiensten sowie dem Erstellen von Ratgebern und Informationsmaterial für Seniorinnen und Senioren bezogen auf die medizinische, soziale und gesundheitliche Versorgung.

Seit vielen Jahren werden sozialraumorientierte Ansätze in unterschiedlichen sozialen Kontexten wie z. B. der Jugendhilfe, der Hilfe für Menschen mit Behinderungen, der Stadtentwicklung eingesetzt, um die individuellen Bedürfnisse der einzelnen Personengruppen im Quartier in der Wohn- und Versorgungssituation abbilden zu können und damit auch den gesellschaftlichen Anforderungen und Entwicklungen, z. B. den der Inklusion, Rechnung zu tragen (vgl. Kremer-Preiß in Brandenburg et al. 2021: 501). Im Bereich der Altenhilfe findet man „Quartiersansätze" als sozialraumorientierte Konzepte, die als „Weiterentwicklung der Altenhilfestrukturen" (a. a. O.: 500) betrachtet werden können.

> *„Seit Ende der 2000er Jahre hat sozialraumorientiertes Handeln jedoch spürbar an Bedeutung in den fachlichen Diskussionen der Altenpolitik und -arbeit gewonnen und es ist eine breitere Bewegung entstanden, diese konzeptionelle Neuausrichtung in der Altenhilfe zu etablieren"* (ebd.).

Zudem wurden viele Initiativen gegründet, um Quartierkonzepte zu verbreiten. Neben Ratgebern und Broschüren, die über altersgerechte Quartiersentwicklung informieren (z. B. „Altersgerechte Quartiersentwicklung", KDA 2018) gibt es zahlreiche Qualifizierungsangebote (z. B. Quartiersakademie Baden-Württemberg, LoVe-Qualifizierung des Netzwerks SONG) und es wurden Landeskoordinierungsstellen eingerichtet (z. B. Baden-Württemberg, Brandenburg, Nordrhein-Westfalen). Es wurden unterschiedliche Fördermöglichkeiten etabliert, so z. B. über die Fernsehlotterie (DHW-Förderung. 3.1.1. Quartiersentwicklung, Quartier 2020 Baden-Württemberg). Zudem wurden Wirkungsstudien entwickelt (SROI-Studie des Netzwerks SONG 2011) und Instrumente zur Wirkungsmessung bereitgestellt (z. B. WIN-Projekt NRW) (vgl. a. a. O.: 501). Evaluationsprojekte konnten erstellt werden (z. B. DHW-Quartiersmonitoring, KDA 2018; Evaluation der in Nordrhein-Westfalen geförderten kommunalen Quartiersansätze „Masterplan altengerechte Quartiere NRW"). Dies zeigt die Konzentration auf die sozialraumorientierte Entwicklung und Steuerung von Altenhilfeprojekten im Siebten Altenbericht 2016 und die Förderung durch einige Bundesländer, wie z. B. Nordrhein-Westfalen, Brandenburg, Baden-Württemberg, Rheinland-Pfalz und Bayern (vgl. ebd.).

Es wurden zahlreiche Projekte durch Kommunen, Sozialunternehmen, Wohnungsunternehmen oder Bürgerinitiativen entwickelt, damit die örtlichen Quartiere bedarfsgerecht verändert werden können. Kremer-Preiß (a. a. O.: 502) geht davon aus, dass es weit über 1000 Projekte sind, die alleine in den letzten Jahren gefördert wurden. Zudem ergab eine repräsentative Befragung (KDA 2016) in Nordrhein-Westfalen, dass mindestens jeder fünfte Kreis bzw. jede fünfte kreisfreie Stadt „in dieser Richtung aktiv sind" (ebd.). In Baden-Württemberg zeigte sich 2019, dass 41 % der Kommunen schon Quartiersprojekte umsetzt und 20 % der Landkreise bereits Erfahrungen mit der Quartiersentwicklung gemacht haben. Es zeigt sich somit, dass in den letzten Jahren Quartiersansätze „zu einer Querschnittsaufgabe der Neuausrichtung von Altenhilfe und -pflege forciert wurden, die sich in zahlreichen konkreten Projekten der Quartiersentwicklung in der Sozialen Gerontologie und Altenarbeit spiegelt" (a. a. O.: 502).

Folgende Aspekte charakterisieren hierbei die Quartiersentwicklung (Blinkert & Klie 2012):

- Wertschätzendes, gesellschaftliches Umfeld
- Tragende, soziale Infrastruktur
- Generationengerechte, räumliche Infrastruktur
- Bedarfsgerechte Wohnangebote

- Bedarfsgerechte Dienstleistungen und Angebote: Hilfemix vor Ort
- Wohnortnahe Beratung und Begleitung („Nukleus" der Quartiersentwicklung), zentrale Anlaufstelle: Aufgaben der Koordination, Beratung, Informationen

Kremer-Preiß und Mehnert (2019) publizierten eine Evaluationsstudie von Quartiersentwicklungsprojekten, die vom Deutschen Hilfswerks und der Deutschen Fernsehlotterie unterstützt und zwischen den Jahren 2012 und 2017 durchgeführt wurde. Ziel dieser Fördermaßnahme war es, „Maßnahmen zur Quartiersentwicklung" (Kremer-Preiß & Mehnert 2019: 1) zu entwickeln und umzusetzen, die geeignet sind, die Lebensumstände der im Quartier lebenden Menschen zu verbessern und die Quartiere altersgerecht zu gestalten. Das Kuratorium Deutsche Altershilfe begleitete dieses Projekt durch die Langzeitstudie „Quartiers-Monitoring" (ebd.).

Das Netzwerk SONG beschreibt, dass die Quartiersansätze der Netzwerkakteure auf verschiedenen theoretischen und methodischen Perspektiven basieren. Folgende Ansätze stehen dabei im Vordergrund: „Lebensweltorientierte Ansätze, sozialraumorientierte Ansätze, gemeinwesenorientierte Ansätze und eng damit verbunden Empowermentansätze, Teilhabestärkungsansätze, Netzwerkansätze, integrative Entwicklungsansätze" (Netzwerk SONG 2019: 5). Bei Quartierskonzepten handelt es sich um die Entwicklung sozialer Lebensräume, mit denen sich die Menschen identifizieren können und in denen Menschen mit Unterstützungsbedarf selbständig und selbstbestimmt leben können. Hierzu muss das Quartier überschaubar sein und es müssen „dezentrale, mobile, kleinteilige Wohn- und Versorgungsstrukturen" entwickelt werden. Konträr zur traditionellen Altenhilfe- und Pflegebedarfsplanung geht es im Kontext der altersgerechten Quartiersentwicklung nicht nur um einzelne Bereiche, wie z. B. der Schaffung bedarfsgerechter Hilfe- und Pflegeangebote, sondern „um alle Lebensfelder der älteren Menschen: bedarfsgerechte Wohnangebote, generationsgerechte räumliche Infrastruktur, wertschätzendes gesellschaftliches Umfeld, eine tragende soziale Infrastruktur und um eine ortsnahe Beratung und Begleitung" (a. a. O.: 9). Zentral ist ebenfalls, dass die Quartiersprojekte beteiligungsorientiert und innerhalb eines vernetzten Handlungsansatzes realisiert werden. Alle Akteure sind in die gemeinsame Verantwortung eingebunden (vgl. ebd).

4.2.5   Quartiersöffnung der stationären Einrichtungen der Altenhilfe

4.2.5.1   Zwei Blickwinkel auf die De-Institutionalisierung

Quartiersentwicklung unter Einbezug der stationären Einrichtungen der Langzeit-pflege kann unter zwei Blickwinkeln betrachtet werden: Zunächst meint man damit die „Öffnung der Pflegeheime" im Sinn einer „De-Institutionalisierung" (Brandenburg et al. 2021: 46).

> *„Heime sollen nun stärker mit dem Quartier bzw. dem Sozialraum interagieren. Wo vorher Abgrenzung war, soll Interaktion erfolgen. Die Herausforderung für die Heime besteht darin, sich von Organisationen des Verwaltens von Ausgestoßenen zu stö-rungssensiblen Zentren mit mehreren Logiken weiterzuentwickeln. Gleichzeitig sollen sie achtsam auf ihre Umwelten reagieren. Ziel dabei soll es sein, dass die Grenze zwi-schen Quartier und Heim nicht mehr erkennbar ist. Damit bewegen sich die Heime auf einem schmalen Grat, der in der Frage gipfelt, wie viel Veränderung das System zulassen kann, ohne dass die Grenze zwischen Heim und Umwelt verschwindet. Der Quartiersansatz böte außerdem einen Weg, sich des negativen Bildes zu entledigen, um bestehende Funktionsweisen von Alten- und Pflegeheimen aufzubrechen und zu hinterfragen"* (a. a. O.: 46 f.).

Andererseits liegt der Fokus auf dem Quartier, zu dem das Heim gehört und von dem es ein Teil ist. Die „Öffnung" des Heims soll von der sozialen Umwelt entsprechend beantwortet werden und hier „(…) auf Resonanz" (a. a. O.: 47) stoßen:

> *„Anschlussfähig ist das Konzept der ‚inklusiven Quartiersentwicklung', wodurch alle Menschen im Quartier in den Fokus rücken: Generationen, unterschiedliche Milieus und Kulturen in ihren jeweiligen individuellen Lebenslagen, Lebensstilen und Lebensformen (…). Das bedeutet natürlich, dass eine entsprechende Begegnungs- und Unterstützungskultur im öffentlichen Raum etabliert wird. Dabei zeigt die Forschung, dass Quartiersansätze überwiegend Förderprojekte sind und damit noch nicht auf Dauer gestellt. Darüber hinaus dürfen die Möglichkeiten einer Quartiersentwicklung auch nicht überschätzt werden, denn grundlegende gesellschaftliche Voraussetzungen, und dazu gehört auch ein negatives Altersbild, können nur bedingt verändert werden"* (ebd.).

4.2.5.2   Öffnung für das Quartier und Öffnung zum Quartier

Bleck et al. (2018) differenziert zwischen einer Öffnung für und einer Öffnung zum Quartier. Folgende Aspekte hierbei von Bedeutung:

Öffnung für das Quartier I: Angebote innerhalb der Einrichtung, die sich primär an die Bewohnerschaft der Einrichtung richten, z. B. Gottesdienste, Friseur, Kiosk, Fußpflege.

Öffnung für das Quartier II: Angebote innerhalb der Einrichtung, die sich primär an die Quartiersbewohnerschaft richten, z. B. Tagespflege, Physiotherapie, gesundheitsbezogene und kulturelle Vorträge, z. B. von der Volkshochschule, von Pflegenden und/oder Ärzten).

Öffnung zum Quartier III: Angebote, die im Quartier durchgeführt werden und die sich v. a. an die Bewohnerschaft der Einrichtung richten, z. B. für die Bewohnerschaft der Einrichtung konzipierte Veranstaltungen in einem Museum, Gottesdienstbesuche in der örtlichen Kirche, Teilnahme an Festen.

Öffnung zum Quartier IV: Angebote, die von der Einrichtung bzw. von Dienstleistern der Einrichtung im Quartier für die Quartiersbewohnerschaft angeboten werden, z. B. ambulante Pflegeleistungen, Beratung, Betreuungsleistungen.

Hierbei wird prinzipiell unterschieden nach dem Ort der Veranstaltung: Einrichtung und/oder Quartier sowie nach den Personengruppen: Einrichtungsbewohnerinnen und -bewohner und/oder Quartiersbewohnerinnen und -bewohner. Diese Differenzierung birgt den Vorteil, dass nicht einfach binär zwischen „offen" und „nicht offen" unterschieden werden kann, sondern dass unterschiedliche Formen und Entwicklungsstadien von „Quartiersöffnung" abbildbar sind: „Am Ende – so die Hoffnung – lösen sich die mit diesen Begriffen angesprochenen unterschiedlichen Logiken ansatzweise auf und es kommt zu einer Netzwerkbildung, die auch habituelle Veränderungen impliziert" (Brandenburg in Brandenburg et al. 2021: 9).

4.2.5.3 Chancen im Kontext der Quartiersöffnung

Kremer-Preiß (Kremer-Preiß in Brandenburg et al. 2021) betont die Chancen, die mit der Quartiersöffnung der stationären Einrichtungen der Langzeitpflege verbunden sind. Hierbei versteht sie Quartiersöffnung als Integration der Einrichtungen in Quartiersentwicklungsprojekte und in die Quartiersarbeit (vgl. Kremer-Preiß in Brandenburg et al 2021: 510). Die Chancen liegen in der Aktivierung personeller, örtlicher Ressourcen, z. B. in Form von Unterstützungsleistungen und der Erhöhung der Teilhabechancen für die Bewohnerinnen und Bewohner, im potentiellen Imagegewinn und der Eröffnung neuer Geschäftsfelder, z. B. durch Anbieten von Pflegeleistungen für die Quartiersbewohnerschaft und in der Profilierung als mitverantwortlicher Gestalter des Quartiers (vgl. ebd.). In einer Längsschnittstudie (Kremer-Preiß & Mehnert 2019) konnte festgestellt werden, dass sich durch die Quartiersöffnung die Beziehungen zu Kooperationspartnern verbesserten, neue Kontakte hinzukamen und Ehrenamtliche als Ressource gewonnen werden konnten. Bezogen auf die Zusammenarbeit mit der Kommune zeigte sich eine Verbesserung der fachübergreifenden Zusammenarbeit. Es konnten positive Erfahrungen bei partizipatorischen Beteiligungsprozessen gemacht und die Versorgungsstrukturen besser an die Bedürfnisse der Bewohnerinnen und Bewohner angepasst werden. Zudem zeigten sich hohe Einsparpotentiale bei Sozialleistungen.

Brandenburg (2021) beschreibt drei Ziele, die mit der Quartiersöffnung stationärer Einrichtungen der Altenhilfe verfolgt werden:

> *„Erstens sollen mögliche Langzeitfolgen in (Pflege) Institutionen reduziert werden, die Literatur zur ‚totalen Institution‘ ist Legende (…). Zweitens sollen durch eine stärkere Vernetzung von Heim und Quartier sowohl die Heimbewohnerinnen als auch die Nachbarschaft von entsprechenden Austauschbeziehungen profitieren – ein Unterfangen, das aufgrund der ‚hard to reach‘-Populationen eine Herausforderung darstellt (…). Und drittens geht es dabei insgesamt um mehr Teilhabe, Mitwirkung und Partizipation aller – letztlich im Sinne eines selbstbestimmten Lebens und der Inklusion (…). Entscheidend ist aus unserer Sicht, dass der Verantwortungsaspekt einer ‚sorgenden Gemeinschaft‘ hier noch einmal neu akzentuiert wird und dies vor dem Hintergrund veränderter demografischer und kultureller Imperative geschieht“* (Brandenburg in Brandenburg et al. (2021: 8).

4.2.5.4 Handlungsbausteine der Sozialraumorientierung

Bleck et al. (2018) stellen vier Handlungsbausteine der Sozialraumorientierung in der stationären Altenhilfe in den Vordergrund: Unter dem Handlungsbaustein Haus ist es von Bedeutung, das Pflegeheim nicht ausschließlich aus der architektonischen Perspektive zu betrachten, sondern als Sozialraum wahrzunehmen und das Bewusstsein für die Quartiersöffnung zu schärfen. Unter dem Handlungsbaustein Quartier soll das Wohnumfeld des Heimes, das Quartier, analysiert werden. Hier liegt der Fokus vor allem auf „räumlich-baulichen Rahmenbedingungen, Infrastrukturen und Institutionen" und der „Bevölkerung im Wohnumfeld der Einrichtungen" (Bleck et al. 2018: 81). Unter dem Handlungsbaustein Personal ist eine Sensibilisierung der Mitarbeitenden, insbesondere des Pflegepersonals, notwendig. Bei dieser Berufsgruppe bestehen meist nur geringe Berührungspunkte

mit der Sozialraum- und Quartiersorientierung. Diese sollten innerhalb von Fortbildungen thematisiert werden. Unter dem Handlungsbaustein Bewohnerschaft
wird das Wissen über die sozialräumlichen Bezüge der Bewohnerschaft in den
Mittelpunkt gestellt werden. Die individuellen Interessen der Bewohnerinnen und
Bewohner hierbei müssen erhoben und realisiert werden. Dabei ist insbesondere
auf Teilhabe vulnerabler Gruppen, wie z. B. Menschen mit Demenz und/oder
Mehrfachbehinderung, zu achten (vgl. a. a. O.: 83 ff.).

4.3   Die Ebene der Heime aus historischer Perspektive: Fünf Generationen des Alten- und Pflegeheimbaus

Die historische Perspektive soll die letzten Jahrzehnte seit 1940 im kurzen
Überblick in den Fokus nehmen, da das Konzept der 5. Generation des
Altenwohnbaus – KDA-Quartiershäuser (2011) – die Quartiersöffnung und die
Vernetzung der Einrichtung mit dem Quartier in hohem Maße berücksichtigen
(vgl. Michel-Auli & Sowinski 2012: 1 ff.).

Die erste Generation von 1940 bis 1960 entspricht dem „Anstaltstyp", es
zeigt sich eine rein funktionale Ausrichtung mit Mehrbettzimmern und mini-
malsten Sanitäreinrichtungen. Gemeinschaftsräume waren nicht vorhanden und
die Bewohnerinnen und Bewohner wurden als „Heiminsassen" im Kontext der
„totalen Institution" (Goffman 1973) verwahrt. Charakteristisch für die „totale
Institution" ist u. a. das völlige Fehlen an Privatheit.

Die zweite Generation des Altenheimbaus von 1960 bis 1980 ist geprägt
vom Leitbild des Krankenhauses: „Charakteristisch waren eine Überbetonung
der Technik und stereotyp räumliche Organisationen" (Michel-Auli & Sowonski
2012: 11). Das Pflegeheim wurde nicht als Wohnort gesehen, sondern der „pflegebedürftige Patient" sollte, analog zum medizinischen Verständnis „behandelt"
werden. Die Pflege war eher „reaktiv" (ebd.) und die Rehabilitation fand außerhalb der Einrichtung statt. Die Wohnbereiche wurden durch das „Stationskonzept"
(ebd.) analog zum Krankenhaus, abgebildet.

Die dritte Generation seit 1980 ist an den Wohn- und Pflegebedürfnissen der
Bewohnerschaft orientiert. Das Leitbild des „Wohnheims" (ebd.) impliziert die
Anerkennung der Bedürfnisse der älteren Menschen nach individuellen Schlaf-
und Wohnbereichen. Die Selbständigkeit sollte gefördert werden. Das Wohnen
wurde nach dem „Wohnbereichskonzept" (a. a. O.: 9) organisiert. Der defizitori-
entierte Blick der vorherigen Altenwohnbaugenerationen wich der ganzheitlichen
Sichtweise auf den Menschen.

Die vierte Generation seit 1995 ist durch das „Hausgemeinschaftskonzept" geprägt. Das Leitbild der „Familie" suggeriert „Normalität und Geborgenheit" (a. a. O.: 12). Alltagsaktivitäten, wie z. B. Kochen der Mahlzeiten, finden im großen Koch-Ess-Wohnbereich unter Beteiligung der Bewohnerinnen und Bewohner und unter Berücksichtigung ihrer Gewohnheiten, Bedürfnisse und Vorlieben, statt. Eine Alltagsbetreuerin oder ein Alltagsbetreuer ist als Bezugsperson ständig präsent. Diese Wohngemeinschaften nach dem Hausgemeinschaftskonzept können auch ambulant als Wohngruppe betreut werden. Die Bewohnerinnen und Bewohner sind dann offiziell Mieter des Objekts und notwendige Leistungen, wie z. B. Pflegeleistungen, werden durch externe Dienste erbracht. Der Alltag orientiert sich am „Normalitätsprinzip" (Bank-Mikkelsen in Michel-Auli & Sowinski). Dies impliziert einen

> *„normalen Tages-, Wochen- und Jahresrhythmus, normale Erfahrungen im Ablauf des Lebenszyklus, normaler Respekt vor dem Individuum und dessen Recht auf Selbstbestimmung, normale sexuelle Lebensmuster in der Kultur, normale ökonomische Lebensmuster und Rechte im Rahmen gesellschaftlicher Gegebenheiten"* (ebd.).

Die fünfte Generation schließlich seit 2011 umfasst die drei Leitprinzipien „Leben in Privatheit, Leben in Gemeinschaft, Leben in der Öffentlichkeit" (a. a. O.: 6). Für den Rückzug stehen Einzelappartements mit kleiner Küchenzeile zur Verfügung, so dass auch eine Mahlzeit selbst zubereitet werden kann. Daneben sind große Wohnküchen vorhanden, in denen immer eine Präsenzkraft zur Verfügung steht. Die Bewohnerinnen und Bewohner nehmen am Leben außerhalb und im Quartier nach Wunsch und Neigung teil und es finden Veranstaltungen mit Quartiersbewohnerinnen und -bewohnern in der Einrichtung statt. Als konzeptionelle Basis fungiert das „Modell zur Lebensqualität" (Michel-Auli 2010 in Michel-Auli & Sowinsky 2012: 17). Dieses besagt, dass „soziale Beziehungen, soziale Rollen und Aktivitäten, Solo-Aktivitäten, Gesundheit, psychologisches Wohlbefinden, Wohnen und Nachbarschaft, finanzielle Sicherheit und Unabhängigkeit" (ebd.) dazu beitragen, dass Lebensqualität als „elementare Bereiche, die ein Mensch braucht, um zufrieden und glücklich zu sein und sein Leben als qualitätsvoll zu erleben", empfunden und erlebt werden kann (ebd.). So sollen die KDA-Quartiershäuser dazu beitragen, dass der Quartiersbezug der Bewohnerinnen und Bewohner erhalten bleibt, in dem sie die sozialen Beziehungen nach außen stärken sowie Angebote für das Quartier vorhalten, damit eine Vernetzung auf- und ausgebaut werden kann. Im Konzept der 5. Generation des Alten- und Pflegeheimbaus ist die Quartiersöffnung bereits integriert.

4.4   Die Ebene des zivilgesellschaftlichen Engagements

Das zivilgesellschaftliche Engagement spielt im Kontext der Quartiersöffnung
eine entscheidende Rolle und bildet eine wichtige Basis bei der Vernetzung zwischen den Einrichtungen und dem Quartier, da viele verbindende Veranstaltungen
ohne dieses Engagement nicht möglich wären.

4.4.1   Psychologische und soziologische ehrenamtsbezogene Entwicklungen und Motivlagen

Das Ehrenamt kann definiert werden als „freiwillige Fremdhilfe für Dritte, mit
denen der ehrenamtlich tätige Mensch nicht die Merkmale teilt oder teilen muss,
um deren Bedarfsdeckung es in der Hilfebeziehung geht" (Schulz-Nieswandt &
Köstler 2011: 43). Ihm liegen häufig komplexe Motivlagen zugrunde:

> *„Menschen haben intrapersonal Gleichgewichte zwischen alternativen Orientierun-*
> *gen für ihr soziales Handeln zu finden und für sich zu definieren. Zwischen den Optionen*
> *bestehen Spannungen, die ein entsprechendes Ambivalenzmanagement erfordern. Soll*
> *die Person den sozialen Rollenerwartungen nachkommen und sich diese Orientierun-*
> *gen als die eigenen aneignen? In welcher Weise kann sie die Rolle spielen? Kann sie*
> *sich den Verpflichtungszusammenhängen und normativen Verstrickungen entziehen?*
> *Wie kommt das je eigene Bedürfnissystem zur Wirkung? Wie verhalten sich Selbstver-*
> *wirklichungsansprüche und Rollenerwartungen zueinander?"* (Schulz-Nieswandt &
> Köstler 2011: 122).

Als Basisannahme kann auch zugrunde gelegt werden, dass der Mensch, wenn er
vereinzelt ist, Gemeinschaft sucht. Ist er in Gemeinschaft, sucht er wiederum die
Vereinzelung.

Bezogen auf seine Sozialisation muss der Mensch einen Weg finden, sich
zwischen Gemein- und Eigensinn zu orientieren und zu entwickeln. So wird es
z. B. möglich, dass der Gemeinsinn durch Umpolungen zur Selbstorientierung
wird, indem die sozialen Ziele durch Verinnerlichung zu den eigenen werden. Die
Gemeinsinnorientierung dient so der „Personalisation dem eigentlichen Telos der
Erziehung zwischen und Sozialisation angesichts der Dialektik der menschlichen
Existenz zwischen Kulturfähigkeit und Kulturbedürftigkeit, zwischen Erziehungs-
fähigkeit und -bedürftigkeit" (a. a. O.: 123). Oder die Art und Weise, wie die
sozialen Ziele erfüllt werden sollen, bietet die Möglichkeit, den Eigensinn aus-
zuleben (vgl. ebd.). In diesem Kontext wird das Gemeinsinnhandlungsfeld dazu
benützt, die eigenen Bedürfnisse zu befriedigen: Durch Rollenspiele kann sich

die Person individualisieren und im sozialen Kontext eine Identität entwickeln. Aus dem Individuum wird so die Person, denn „Personalität ist die konkrete Existenzweise des Individuums" (ebd.). Grundsätzlich geht es im Kontext von Eigensinn und Gemeinsinn um einen tiefsitzenden Dualismus der menschlichen Existenz: Es geht um „den Hiatus zwischen Natur und Kultur" (a. a. O.: 124). Hierbei kann es jedoch nicht darum gehen, die Spannungen zwischen beiden zu beseitigen, sondern darum, diese elementare Ambivalenz im Prozess der menschlichen Entwicklung, Erziehung und Sozialisation in die Persönlichkeit zu integrieren, so dass eine aufgabenorientiere Lebensführung gelingt (vgl. ebd.). Verläuft diese Integration nicht positiv, so kann es zu Konfliktsituationen im Rahmen des ehrenamtlichen Engagements kommen und dies insbesondere dann, wenn es sich dabei um „dominante Personen mit entsprechenden habitueller Ausübungsformen" (a. a. O.: 125) handelt:

> „Vielfach geht es um tiefliegende Anerkennungsbedürfnisse, um Selbstbestätigungs-anliegen, um Engagement ohne Gelassenheit und ohne Geduld, um puristische Weltverbesserung, hinter der sich oft nur neurotischer Ordnungssinn und Übertra-gungsleistungen fehlender Selbstakzeptanz verbergen mögen" (ebd.).

Im Netzwerkkontext spielt Vertrauen eine bedeutende Rolle:

> „Wenn die Bewohnerinnen und Bewohner im Sozialraum untereinander Respekt bezeu-gen und die Autorität der Schlüsselpersonen im Stadtteil anerkennen, haben sie Vertrauen zueinander. Auf dieser Grundlage treten sie in eine Kooperation, wenn es not-wendig ist und kritische Situationen abgewendet werden müssen. Die Bewohnerinnen und Bewohner können erst auf der Basis informeller Beziehungen im Stadtteil unter-einander vertrauensvolle Bindungen entwickeln. Vor diesem Hintergrund sind soziale Innovationen erforderlich, die die Erosion der sozialen Beziehungen im Sozialraum aufzuhalten und das soziale Dreieck – gerade auch für ältere Menschen – zu stärken vermögen. Eine Annäherung an die Ebene der kooperativen Kommunikation und des Informationsaustausches im Sozialraum, auf der Respekt, Vertrauen und Kooperati-onsfähigkeit als kohärente soziale Struktur gestärkt werden sollen, gelingt mit dem Netzwerkkonzept" (Schubert et al. 2019: 36).

Für das soziale Miteinander prägte Norbert Elias den Begriff „Figuration" (Elias in Schubert et al. 2019: 36). Ausgedrückt wird hiermit das Aneinandergebunden-Sein einzelner Menschen durch eine elementare Ausgerichtetheit und Ange-wiesenheit aufeinander. Diese alltäglichen Beziehungsnetze werden z. B. dann sichtbar, wenn „einige ältere Menschen in stationären Einrichtungen gepflegt werden, während andere mit einem vergleichbaren Grad der Pflegebedürftigkeit ambulant in der eigenen Wohnung versorgt werden können (…). Die Grenzen der ambulanten Pflege zeigen sich dann, wenn das Helfernetz nicht tragfähig genug ist" (Schubert et al. 2019: 37).

Schulz-Nieswandt und Köstler (2011: 19) schreiben hierzu:

> *„Das ganze Thema des bürgerschaftlichen Engagements ist eine gesellschaftliche Inszenierung (…). In funktionaler Sicht sind der Diskurs und die politisch-rechtliche Praxis eine integrierte Geschichte im Kontext des umfassenderen sozialen Wandels (…). Die sozialen Praktiken (…) also die vielfältigen praktischen Formen im Umgang mit dem Alter und der Alterung (in privaten Hilfearrangements, in sozialen Institutionen … und ambulanten Settings, in der kommunalen Politik in der Sozialgesetzgebung etc.) sind wiederum deutlich von den Diskursen geprägt"* (Schulz-Nieswandt & Köstler 2011: 19).

Im Kontext des ehrenamtlichen Engagements kann es zwei Arten von Hilfen geben. Die Hilfe auf Gegenseitigkeit, z. B. in Selbsthilfenetzwerken oder auch in genossenschaftlichen Wohn- und Hilfestrukturen, bedeutet, dass Netzwerkbildung unter Einbezug der Selbstbetroffenheit des Akteurs stattfindet. Im zweiten Fall handelt es sich um Akteure, die „an dem eigentlichen Leistungsprodukt konsumtiv nicht beteiligt" (Schulz-Nieswandt 2011: 142) sind. Es findet keine eigene Partizipation an dem Produkt statt: Es kann sich hierbei z. B. um Hilfe bei der „lebensweltlich eingebetteten Vernetzung von Menschen mit spezifischen, mitunter komplexen Bedarfslagen" (ebd.) handeln. Die freiwillige, fremdorganisierte Fremdhilfe ist dann vorhanden, wenn die bürgerschaftlich Engagierten z. B. in die „professionelle Sorgearbeit" (ebd.) der freien Wohlfahrtspflege integriert werden. Durch die Vernetzung kann ein vertrauensvolles Klima entstehen und Hilfeerfahrungen können zu „Erfahrungen des Gebens und Nehmens" (ebd.) werden.

4.4.2 „Neues" und „altes" Ehrenamt

Der Anteil der Personen, die sich in der nachberuflichen Lebensphase ehrenamtlich engagieren, liegt bei 43 % (TOP-Studie des Bundesinstituts für Bevölkerungsforschung in Mergenthaler & Michel 2020: 4). Untersucht wurden 614 Personen zwischen 60 und 71 Jahren. Die gesellschaftliche Vielschichtigkeit und Diversität bilden sich hierbei auch in der ehrenamtlichen Tätigkeit ab. So kann zwischen „altem" (37 %) und „neuem" (12 %) Ehrenamt differenziert werden (vgl. ebd.). Das „alte" Ehrenamt zeichnet sich durch einen stärker formell geprägten Charakter und ist häufig an eine Organisation, z. B. ein Pflegeheim oder ein Krankenhaus, aber auch an gesellschaftliche Institutionen, wie z. B. kirchliche und/oder caritative Vereinigungen oder Verbände gebunden. Demgegenüber weist das „neue" Ehrenamt eine vergleichsweise schwache Bindung an Organisationen oder Institutionen auf. Hier sind z. B. Hilfe- und Sorgearbeiten in Nachbarschaften, aber auch z. B. Tätigkeiten in selbst gegründeten Initiativen, wie z. B. genossenschaftliche Projekte oder Selbsthilfestrukturen, zu nennen. Zusätzlich gibt es Unterschiede in zeitlicher und sozialstruktureller Hinsicht. So weist das neue Ehrenamt häufig „Projektcharakter" auf, was auf ein eher kurzzeitiges Engagement mit strengerer thematischer Ausrichtung schließen lässt. So beendete fast die Hälfte der Befragten in der Studie „TOP-Transitions and Old Age Potential", die von 2013–2019 an drei Zeitpunkten (2013, 2016 und 2019) durch das Bundesinstitut für Bevölkerungsforschung durchgeführt wurde, das „neue" Ehrenamt in diesem Zeitraum, wohingegen der Anteil beim „alten" Ehrenamt lediglich bei 26 % lag. Untersucht wurden Personen in der nachberuflichen Lebensphase. Es wird davon ausgegangen, dass Personen, die im „alten" Ehrenamt tätig sind, in diesem schon seit längerer Zeit engagiert sind und dies zukünftig auch bleiben werden, da ihre Identifikation mit der Organisation oder Institution hoch ist. Zudem konnten Unterschiede hinsichtlich der Geschlechterverteilung festgestellt werden. So beendeten Frauen seltener ein „altes" aber häufiger ein „neues" Ehrenamt. Bezogen auf das Bildungsniveau konnte gezeigt werden, dass sowohl im „alten", als auch im „neuen" Ehrenamt der Anteil hochgebildeter Personen deutlich höher (34 % gegenüber 5 % in der Vergleichsgruppe der nicht ehrenamtlich engagierten Personen) ist. Insbesondere für die Netzwerkarbeit bei der Öffnung der stationären Pflegeeinrichtungen zum Quartier ist ehrenamtliches und zivilgesellschaftliches Engagement unverzichtbar. Hierbei kann als bedeutsamer Faktor für die Entscheidung zum Engagement auch „die Begegnung auf Augenhöhe" von Seiten der Professionellen genannt werden.

4.4.3 Zivilgesellschaftliches Engagement als Teilbereich des Dritten Sektors der Wohlfahrtsproduktion

Das ehrenamtliche Engagement kann nach Schulz-Nieswandt und Köstler zum Dritten Sektor der gesellschaftlichen Wohlfahrtsproduktion gerechnet werden.

> *„Vor allem Erziehungs- und Pflegeaufgaben, neben anderen sozialen Dienstleistungen bis hin zu seelischen Unterstützungen, in primären Vergemeinschaftsformen der Familie und Verwandtschaft sowie der Freundschaft oder Nachbarschaft sind im*

Sozialprodukt nicht erfasst. Und dies gilt, sieht man von begrenzten Aufwandsentschädigungen ab, auch für das ehrenamtliche, bürgerschaftliche Engagement. Die engagierten Bürger investieren Zeit aus ihrem Zeitbudget und leisten in der Zeitverwendung Dienste (…), die evtl. sonst in Märkten, Sozialmärkten oder staatlichen Leistungsinstitutionen (ambulanter, teilstationärer oder stationärer Art), also von privaten (erwerbswirtschaftlichen), freien (freigemeinnützigen, evtl. steuerfreigemeinnützigen) und öffentlichen Trägern, geleistet werden oder geleistet werden könnten bzw. unter Gewährleistungsstaatsgesichtspunkten müssten" (Schulz-Nieswandt & Köstler 2011: 50).

Ein Beispiel für die komplexen Verschachtelungen bei der Erbringung dieser Leistungen im Kontext des Generationengefüges sind die „Opportunitätskosten" (a. a. O.: 52), die dann entstehen, wenn die Tochter oder der Sohn hochaltriger, pflegebedürftiger Eltern einen teilweisen Verzicht auf Erwerbsarbeit leistet (vgl. ebd.), wobei eine Teilkompensation durch die Auszahlung des Pflegegelds (SGB XI) stattfindet.

Der Dritte Sektor umfasst frei- gemeinnützige Organisationen der freien Wohlfahrtspflege, die z. B. organisierte „Liebes- und Sorgearbeit" (a. a. O.: 53) anbieten. Hier wird das Ehrenamt in der Regel

„in die professionellen Systeme der Sozial- und Gesundheitsmärkte personalwirtschaftlich integriert. In der sozialpolitisch bedeutsamen Generierung, Mobilisierung, Organisation und Integration des Ehrenamts sieht die organisierte Wohlfahrtspflege ja gerade ihre besondere gemeinwirtschaftliche Leistung als ‚added values' zu den marktbezogenen Kernleistungen professionalisierter sozialer Dienste. Durch die Verschachtelung informeller und professioneller Arbeit wird im verörtlichten Kontext ein Sozialraumbezug realisiert, an die Lebenswelten im Wohnumfeld enger angeknüpft und eine vertiefende Vernetzungsleistung ermöglicht. Dies wird als Beitrag der Wohlfahrtspflege zur Sozialkapitalbildung, somit zur sozialen Integration und sozialen Kohäsionsbildung verstanden" (ebd.).

Zudem ist jedoch auch die von Organisationen unabhängige, ehrenamtliche Tätigkeit in z. B. Selbsthilfegruppen, Seniorengenossenschaften oder Initiativen dem Dritten Sektor zuzuordnen.

Bürgerschaftliche Engagement entlastet das Staatshandeln in der Marktgesellschaft, die nicht alle Bedarfe und Bedürfnisse aller Bevölkerungsteile optimal decken kann. Zudem besteht die Möglichkeit für die sozial und ehrenamtlich Engagierten, dass sie durch persönliche Identifikation und soziale Integration sowie durch die Erweiterung ihrer Kompetenzen von ihrem bürgerschaftlichen Engagement profitieren. Demgegenüber steht die Gefahr, dass das ehrenamtliche Engagement auf der politischen Ebene „im Lichte der Sozialstaatskrisenszenarien" (a. a. O.: 210) instrumentalisiert und somit „zum Objekt ordnungspolitischer

Reformbegierde" (ebd.) wird. Das bürgerschaftliche Engagement sollte keines-
falls als „Lückenbüßer und als Reservearmee in der Pflege, in der Bildung, in der
Kulturarbeit" (ebd.) dienen.

Burmester und Wohlfahrt (in Ross et al 2019: 370 f.) postulieren, dass
durch die geänderte soziale Dienstleistungspolitik hin zur Dezentralisierung das
soziale, freiwillige Engagement aufgewertet und als bürgerschaftliches Engagement im kommunalen Nahraum des Sozialraums etabliert wird. Dies bedeutet,
dass dadurch die freiwillig Engagierten auch Leistungen übernehmen, die ansonsten von den Vertretern der Kommune durchgeführt werden müssten oder aufgrund
der schlechten finanziellen Ausstattung der Kommunen zur Disposition ständen.
Es werden „Entwicklungstendenzen sozialer Dienstleistungspolitik" beschrieben,
„die darauf ausgerichtet sind, die traditionellen, auf Fürsorge und Kompensa-
tion defizitärer Lebenslagen beruhender Interventionslogiken sozialer Dienste zu
überwinden" (Burmester & Wohlfahrt in Ross et al. 2019: 370). Im Zentrum
steht hier der Ansatz der „Sozialinvestigation" (ebd.), die in den Proklamationen
der Europäischen Union gründen. Sozialinvestigation bedeutet hier „Investitio-
nen in Menschen" (ebd.). Es geht um „Strategien, die es Menschen erlauben,
ihre Fähigkeiten und Qualifikationen zu verbessern und sich uneingeschränkt am
Arbeits- und Gesellschaftsleben zu beteiligen" (ebd.). Zentral für Sozialinvestitio-
nen sind folgende drei Reformvorschläge: Soziale Geldleistungen sollen vermehrt
durch Dienstleistungen ersetzt werden. Dies ist besonders für die Betreuung von
Kindern und älteren Personen relevant. Die Gesundheitsprävention spielt eine
zentrale Rolle. Die Menschen sollen möglichst lange und möglichst gesund bleiben, damit sie möglichst lange arbeiten können, um so möglichst lang unabhängig
von staatlicher Unterstützung zu bleiben. Zudem soll durch aktive Selbstsorge
Pflegebedürftigkeit vermieden werden bzw. erst spät einsetzen (vgl. a. a. O.: 371).
Die Sozialstaaten sollen sich vor allem der Absicherung „neuer Risiken" (ebd.)
widmen:

> *„Dies bedeutet z. B. die Vereinbarkeit von Erwerbs- und Familienarbeit, die Absi-*
> *cherung alternativer Wohnformen, die Inklusion von Migrantinnen und Migranten,*
> *aber auch die Ermöglichung eines langen Verbleibs unterstützungsbedürftiger älterer*
> *Menschen im angestammten Wohnumfeld"* (ebd.).

4.4.4 Ambivalenz des Ehrenamts und der Diskurse um das zivilgesellschaftliche Engagement

Der gesellschaftliche Diskurs bezogen auf „Ehrenamt" im Kontext der Quartiersentwicklung ist von Ambivalenz geprägt. So gibt es nicht nur Unterstützer, sondern auch kritische Stimmen:

> „Bürgerschaftliches Engagement und Partizipation werden als Instrumente zur Wiedereingliederung des nachberuflichen Alterns in die Leistungsgesellschaft begriffen. Es geht weniger um Demokratisierung und Mitwirkung, sondern eher um Kostenreduktion öffentlicher Haushalte und das Aktivierungsparadigma. Vor allem wenn man kritisch sozialpolitische und gesellschaftliche Entwicklungen analysiert, dann wird sehr schnell deutlich – an dieser Perspektive ist etwas dran! Wir können von ihr lernen, nicht naiv und unkritisch Quartierskonzepte als Lösung von strukturellen Problemen und Herausforderungen zu verstehen. So kommen auch Forschungsprojekte im Bereich Sozialer Raum und Alter in Gefahr, in diesen Aktivierungsdiskurs verwickelt zu werden und mit ihrer Expertise ihre Nützlichkeit darzulegen. Daher muss an Projekte in dem Bereich zu Recht die Frage gestellt werden, welche Leitbilder von Altern und Aktivierung sie verfolgen, ob es ihnen gelingt den Sog der Interessen zu widerstehen und Autonomie, Würde und Rechte der beteiligten älteren Menschen im Projektanlage und -verlauf gewahrt werden und sie so vor vereinnahmenden Interessen geschützt sind (...). Allerdings (...) darf eine aktivierungskritische Perspektive nicht verwechselt werden mit einer Affirmation von Passivität und Rollenlosigkeit im Ruhestand. Es geht eher um die Einbettung und Reflexion entsprechender Initiativen ‚in die sozio-ökonomischen und politischen Kontextbedingungen des flexiblen Kapitalismus'" (van Dyk in Brandenburg et al. 2021: 81). Aus diesem Grunde – und hier ist diese Perspektive anschlussfähig an die sozialgerontologischen Diskurse – müssen vor allem die mittel- und langfristigen Auswirkungen und Konsequenzen der Quartiersprojekte überdacht werden. Denn sie sind dann kontraproduktiv, wenn sie bestehende Ungleichheiten stärken" (ebd.).

Haubner (2016) kritisiert den Einbezug des zivilgesellschaftlichen Engagements in das Konzept der „Sorgenden Gemeinschaften" (Klie 2013) als „Ausbeutung der sorgenden Gemeinschaft" (Haubner 2016: 1 ff.).

4.5 Die Ebene des Individuums im Kontext des Sozialen: kulturelle, habituelle und psychodynamische Aspekte

Öffnung der Pflegeheime zum Quartier bedeutet Öffnung als Teil der inklusiven Gesellschaft vor Ort, nicht nur der Integration in den Quartiersansatz, sondern Part des inklusiven Lebens in der Kommune und im Quartier. Hierzu bedarf es belastbarer Netzwerke, die wiederum v. a. auch aus der psychodynamischen Perspektive zu betrachten sind, sollen sie belastbar und nachhaltig sein:

> *„Sozialer Wandel und Sozialreform funktionieren nicht – im Modus des social engineering (Kursiv im Original) – als technischer Kunstgriff eines Lichtschalters (switch on/switch off, Kursiv und Klammer im Original). Sozialer Wandel bedarf – auch z. B. in der Sozialwirtschaft – der Arbeit am eigenen Selbst, bedarf der schöpferischen Offenheit als ‚Liebe zur Welt', die nur von Menschen gegeben werden kann, die selbst Liebe erfahren haben und diese weitergeben können im Miteinander, die immer eine Öffnung zur Alterität darstellt"* (Schulz-Nieswandt 2015: 48).

Öffnung kann nicht von oben verordnet werden, sondern stellt einen langen Lernprozess für alle Beteiligten dar, so für die Professionen innerhalb und außerhalb der Einrichtungen, aber auch für die Bewohnerinnen und Bewohner des Quartiers, die die Anwesenheit der Einrichtungsbewohnerinnen und -bewohner und deren „Sichtbarwerden" im Sozialraum u. U. als Herausforderung begreifen:

Der „homo patiens" (Schulz-Nieswandt 2012: 1), hier in seinen „verschiedenen Erscheinungsformen seiner fremden Andersart (Krankheit, Pflegebedürftigkeit, Behinderung – zum Teil das hohe Alter als solches, *Klammern im Original*)" (ebd.) wirkt auf die normalen Insider angstinduzierend und kann eine narzisstische Kränkung auslösen (vgl. ebd.). Diese Reaktionen finden sich bei einem Großteil der „normalen" Mitglieder der Kommune wieder: „Nicht alle Menschen reagieren so, aber ein relevanter Teil. Und dieser Teil verändert die ganze soziale Atmosphäre und macht die Inklusionsvision so fragil" (Schulz-Nieswandt 2012: 24). Hierzu tragen auch die häufig gesellschaftlich geteilten negativen Altersbilder bei (vgl. ebd.). Es sind „neue, paradigmatisch veränderte Formen des Denkens und Handelns von Menschen erforderlich" (Schulz-Nieswandt 2013: 33). Inklusion meint, im Gegensatz zu Integration, „nicht die Anpassung der Minderheitskultur an die Mehrheitskultur, sondern die Neuausrichtung und Orientierung der dominanten Mehrheitskultur an den Bedürfnissen und Normalitätskonstruktionen der Minderheitskultur des leidenden Menschen (homo patiens) als das ganz Andere" (a. a. O.: 34):

„In diesem Sinne ist die Redewende, es gäbe keine Behinderungen, sondern nur Umwelten, die behindern, als post-moderne De-Konstruktion der bisherigen gesellschaftlichen Lektüre der sozialen Wirklichkeit (als kollektivistische Selbst-Hermeneutik des Normalen und des A-Normalen) zu lesen" (ebd.).

Es gilt nicht, wie gesellschaftlich häufig antizipiert, dass eine Identität auf eine Alterität trifft, sondern

„Identität wird durch die Inklusionsansprüche der Alterität in selbstkonzeptioneller Relevanz herausgefordert. Das Denken in Differenz (…) verweist (ganz im Sinne einer Anlehnung an Hegels Dialektik von Herr und Knecht) auf die gegenseitige Angewiesenheit, denn die Identität konstituiert sich erst an der Alterität, aber die Alterität ist insofern der Identität vorgängig – beide Formen des Selbst sind wechselseitige Formen des Mich durch die Anrufung des jeweils anderen, die nun als praktische Kultur dialogisch gelebt werden muss" (a. a. O.: 34 f.).

Dieses besondere Verhältnis impliziert eine Situation des „Aufeinanderangewiesenseins" (ebd.): „Aus einem Denken der Differenz resultiert demnach eine Ethik der Anerkennung, die nun als praktische Kultur dialogisch gelebt werden muss" (Schulz-Nieswandt 2013: 35). Denn es gilt, dass „der Mensch (…) authentische Person nur im gelingenden Miteinander" (Schulz-Nieswandt 2015: 29) ist: „Nur im Zwischenraum des Sozialen und im Knotenpunkt seiner Beziehungen ist er personalisiert" (ebd.). Hier wird die Differenz zwischen Personalität, die durch die Beziehung des „Ego" zum „Alter Ego" (Buber in Schulz-Nieswandt 2015: 28), also durch „Dialogizität" (ebd.), definiert werden kann und Individualität thematisiert. Der Zwischenraum des „Wir" (ebd.) kann sich zum „Uns" weiterentwickeln, indem die Person „am Gemeinwesen partizipiert" (ebd.) und dadurch „zum personalen Sein im Modus des gelingenden sozialen Mit-Seins reifen und wachsen" (ebd.) kann. Dies stellt nicht nur eine Herausforderung dar. Es bedarf gesamtgesellschaftlicher Anstrengungen des gemeinsamen Lernens, soziale Situationen neu und anders zu gestalten und an vielen Stellen müssen Veränderungsprozesse angestoßen, unterstützt und begleitet werden:

„Eine inklusive Gemeinde ist ohne Umbauarbeiten nicht möglich. Soziale Stadtentwicklung, weitere De-Institutionalisierung, Quartiersmanagement, Re-Vitalisierung dörflicher Siedlungsstrukturen in ländlichen Räumen, neue Wohnformen im Alter, neue Heimkonzepte, mehr Pflegeprävention und Rehabilitation, transsektorale Sicherstellung von Versorgungsketten, neue Betriebsformen für multi-disziplinär arbeitende Teams etc. etc. – das sind unsystematisch aufgezählte Elemente eines strukturellen Umbaus der sozialpolitischen Praxis" (ebd.).

Gesellschaftliches Miteinander in Veränderungsprozessen entsteht erst dann, wenn „sich das Ich überhaupt erst am Du konstituiert" und der daraus resultierende Dialog sich im Licht des „Dritten", der „Verbindlichkeit verallgemeinerungsfähiger bzw. kollektiv geteilter kultureller Normen" (Schulz-Nieswandt 2012: 137) spiegelt: „Person-Sein ist Selbst-Sein im Modus des sozialen Mit-Seins mit den Anderen" (ebd.). Die Veränderungen erzeugen jedoch auch Angst und Unsicherheit nicht nur bei den Quartiersbewohnerinnen und -bewohnern, sondern auch bei den involvierten Professionen, müssen sie doch alte Rollenmuster und Handlungsroutinen (Habitus) überdenken und der neuen Situation anpassen. Die Überwindung erfordert soziales Lernen, das unterstützt und begleitet werden muss. Es sind „neue, paradigmatisch veränderte Formen des Denkens und Handelns von Menschen erforderlich" (Schulz-Nieswandt 2013: 33). Die „existentiale Herausforderung der Ur-Angst" (ebd.) muss durch die Weckung und Förderung des Potentials des „Urvertrauens" (ebd.) überwunden werden, damit ein psychodynamisches Gleichgewicht entstehen kann (vgl. ebd.). So kann eine Haltung der Offenheit entstehen, die als Chance zur weiteren Persönlichkeitsentwicklung und -entfaltung, als „Reifungsprozess" (ebd.), begriffen werden kann. Dann wird der Mensch fähig, „Neues zu entdecken, neue Wege zu gehen, sich zu öffnen, auf die Reise (auch der Selbstentdeckung, *Klammer im Original*) zu gehen" (ebd.). Durch diese Erfahrungen können Grenzen überwunden werden, um so die „liminale Zone" von „Innen" nach „Außen" zu überbrücken, damit ein authentisches und nachhaltiges Miteinander im Sozialraum möglich wird. „Außen" und „Innen" können zum Kreislauf transformiert werden: „Nur so wird ein personales Wachstum im Zeitstrom möglich" (ebd.). Dieser Wachstumsprozess betrifft alle Menschen im Quartier, die Bewohnerinnen und Bewohner genauso wie die professionell und zivilgesellschaftlich Engagierten.

4.6 Theoretische Perspektiven auf soziale Netzwerke

Im Folgenden soll ein Überblick über die wichtigsten Annahmen der sozialwissenschaftlichen Netzwerkforschung gegeben werden.

Die Gesellschaft hat sich „in Richtung einer vernetzten und sich kontinuierlich vernetzenden Gesellschaft hin verändert". Das Netzwerk wird z. T. als die „zeitgenössische Vergesellschaftsform des modernen Kapitalismus" (Boltanski & Chiapello in Diaz-Bone 2006) betrachtet. So besteht die Gesellschaft aus sozialen Netzwerken zwischen Akteuren und die Netzwerkform spiegelt sich überall, z. B. im Internet als Infrastruktur für Kommunikation, wider: „Vormals evidente Einheiten und Konzepte wie Organisationen, Gruppen, Akteure oder Märkte werden nun betrachtet als Netzwerkstrukturen bzw. auf ihre Eingebettetheit (embeddedness) in Netzwerke hin analysiert" (Diaz-Bone 2006: 1). Struktur und Dynamik sozialer Netzwerke finden sich in vielen sozialen und wissenschaftlichen Feldern wieder und werden als deren Bedingung wahrgenommen: „Die Begriffe Netzwerk und Vernetzung werden seitdem geradezu inflationär gebraucht, um zusätzliche soziale Effekte und Realitäten zu erklären, die man nicht auf Akteure, Normen und Werte zurückführen kann" (a. a. O.: 2).

Fürst (Fürst in Otto & Bauer 2005: 23) stellt die Funktion und die Vorteile von Netzwerken für die Gesellschaft dar und zeigt auf, warum die Arbeit in und die Beschäftigung mit Netzwerken für die postmoderne Gesellschaft so attraktiv ist:

> „Netzwerke verschaffen Gesellschaften Flexibilität, die in den herkömmlichen Institutionen verloren geht; sie vermitteln schneller und leichter neue Ideen und Innovationen; sie entwickeln Synergie-Effekte durch das Zusammenspiel verschiedener Akteure: sie setzen neue Kräfte über dezentrale Steuerungs-Potenziale frei etc." (Fürst in Otto & Bauer 2005: 23).

Birkhölzer verweist darauf, dass Netzwerke die Grenzen traditioneller gesellschaftlicher Sektoren überwinden und betrachtet werden können als

> „Sozialformen, in denen sich die unterschiedlichsten Gruppen, Einrichtungen und Personen zueinander in Beziehung setzen können, ohne ihre Eigenständigkeit aufgeben zu müssen. Sie sind deshalb besonders geeignet für Formen der Zusammenarbeit, die über traditionelle bürokratische, politische und kulturelle Grenzen hinausgehen. Sie beruhen auf der Bereitschaft der Mitglieder, sich bei Bedarf die jeweiligen Fähigkeiten und Kenntnisse gegenseitig zur Verfügung zu stellen" (Birkhölzer in Mehnert & Kremer-Preiß 2017: 64).

Der Begriff des Netzwerks wird als Metapher verwendet, um „… einerseits Gesellschaftsentwicklungen zu beschreiben und um andererseits neue Kooperations- sowie Organisationsformen in der Wirtschaft und im öffentlichen Leben aber auch virtuelle Kontakte im privaten Alltag zu bezeichnen" (Schubert 2018: 8).

4.6.1   Netzwerkforschung

4.6.1.1   Netzwerktheoretische und -analytische Positionen

Die Netzwerkanalyse und Netzwerktheorie sind „ein noch relativ junges Wissenschaftsfeld. Es werden zwar Anfänge bis in das vorletzte Jahrhundert konstruiert, und womit genau die Netzwerkforschung beginnt, lässt sich nicht unbedingt sagen" (Stegbauer 2010: 11). Heute jedoch gewinnt die Netzwerkforschung im internationalen und nationalen Wissenschaftsdiskurs zunehmend an Bedeutung. So gibt es kaum mehr ein wissenschaftliches Fachgebiet, das sich nicht mit Netzwerken sowie deren Theorien und Analysemethoden auseinandersetzt (vgl. Stegbauer/Häußling 2010: 13). Netzwerktheorien werden inzwischen von vielen wissenschaftlichen Disziplinen entwickelt, so findet man sie z. B. in den technischen und naturwissenschaftlichen Disziplinen genauso wie in den Kultur- und Geisteswissenschaften. So werden netzwerkbezogenen Theorien und Analysemethoden zum „neues Paradigma der Sozialwissenschaften" (Stegbauer 2010: 11) stilisiert und gelten als „Leitmetapher der Spätmoderne" (Laux 2014: 1) Dies bedeutet, dass die Akteure im sozialwissenschaftlichen Kontext nicht mehr isoliert voneinander betrachtet werden, sondern dass die Beziehungsstruktur in die Analyse mit einfließt. Im internationalen Vergleich gibt es jedoch Unterschiede in der Akzentuierung unterschiedlicher Forschungsstränge: Diese zeichnen sich durch Heterogenität und Dynamik aus.

> „Es existieren verschiedene Theoriebestrebungen sowie divergierende Forschungs-strategien, die entweder an den Relationen, an den Positionen bzw. Knoten oder an dem Gesamtnetzwerk ansetzen und von dort Netzwerkstrukturen beschreiben" (Schönig & Motzke 2016: 16).

Im deutschsprachigen Raum verwendet man in den Sozialwissenschaften den Begriff der Netzwerkforschung, der sich in die Bereiche Netzwerktheorie und Netzwerkanalyse teilt. Dies steht konträr zu den USA, hier spricht man von der Sozialen Netzwerkanalyse (social network analysis). Die „deutschsprachige Besonderheit, generell von Netzwerkforschung zu sprechen, verdeutlicht, dass hierzulande, stärker als dies im internationalen Bereich üblich ist, eine Theoriedebatte geführt wird" (Stegbauer in Schönig & Motzke 2016: 16). Bei den Theorien handelt es sich meist um Theorien mittlerer oder geringer Reichweite, die einen bestimmten Bereich theoretisch beleuchten. Das Gebiet der sozialwissenschaftlichen Netzwerkforschung ist bestimmt durch Heterogenität und Dynamik, analog zu ihrem Gegenstand (vgl. ebd.). Zudem gibt es sehr viele inter- und transdisziplinäre Ansätze. Damit ist es möglich, eine Vielzahl an anwendungsorientierten Fragestellungen im Kontext der Netzwerkforschung zu beleuchten und zu erforschen. Diese reichen im anwendungsbezogenen Bereich

> *„von der traditionellen Perspektive der formalen Netzwerkanalyse zur Untersuchung von Austausch-, Beeinflussungs- und Machtprozessen zwischen natürlichen Personen bis hin zu einem (…) Verständnis als sozialpolitischem und ökonomischen Steuerungsansatz institutioneller Netzwerke. Denn Netzwerke wurden in der wirtschaftlichen wie politischen Praxis bereits erfolgreich als eine neuartige Form der Handlungskoordination eingesetzt, da Netzwerke Problemlösungen zustande bringen, die anderen organisatorischen Arrangements und Strukturen überlegen sind"* (a. a. O.: 17).

Eine Theorie sozialer Netzwerke soll eine „konsistente theoretische Konzeption von sozialen Netzwerken und von deren Verhältnis zu anderen Aspekten des Sozialen" (Fuhse 2018: 175) liefern. Sie soll Antworten auf die Fragen geben, was soziale Netzwerke sind und wie sie im Verhältnis zu anderen sozialen Strukturen und Prozessen stehen (ebd.).

„Soziales Netzwerk" kann definiert werden als „Muster von Sozialbeziehungen zwischen einer Menge von Akteuren. Sozialbeziehungen bezeichnen hier beobachtbare Regelmäßigkeiten der Interaktionen zwischen Akteuren und entsprechenden Verhaltenserwartungen" (Fuhse 2018: 14). Hierbei sind die Akteure Individuen, sie können jedoch auch Organisationen, Unternehmen, Verbände, Parteien oder Staaten sein. In der empirisch orientierten Netzwerkanalyse werden v. a. die Beziehungsstrukturen zwischen den beteiligten Akteuren analysiert (vgl. a. a. O.: 12). Die Akteure in einem Netzwerk werden als „Knoten" („nodes") bezeichnet, bei den Beziehungen zwischen ihnen handelt es sich um „Kanten" („ties") (Stegbauer 2010: 6). Die Beziehungsstruktur zwischen den Akteuren in einem Netzwerk kann sowohl netzwerktheoretisch als auch netzwerkanalytisch abgebildet werden. Während die Netzwerkanalyse das konkrete, reale Beziehungsgeflecht in seiner Struktur zum Gegenstand hat, bezieht die Netzwerktheorie weitere Faktoren mit ein und versteht „… Netzwerke als Kern der Alltagskultur, die im mikrosozialen Kontext der alltäglichen Situationen als Verhaltens- und Interpretationsmuster produziert werden" (Schubert 2018: 9).

Es gibt kaum einen wissenschaftlichen Fachbereich, bei dem die Netzwerkperspektive keine besondere Rolle spielt, so dass auch in diesem Zusammenhang vom „Netzwerkparadigma" (a. a. O.: 16) gesprochen werden kann.

Nach Weyer (2014) stellen soziale Netzwerke den Überbegriff dar *(Abbildung 4.1)*. In der Abfolge kann grundsätzlich zwischen den Elementen Methode und Koordinationsform unterschieden werden. Im Folgenden sollen einige Bereiche dieses Ablaufdiagramms beleuchtet werden.

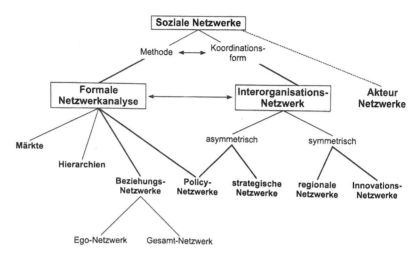

Abbildung 4.1 Landkarte der sozialwissenschaftlichen Netzwerkforschung (Quelle: Weyer 2014: 50)

Bildlich betrachtet stellt ein Netzwerk ein „Fischernetz" (ebd.) dar: „Menschen werden als Knoten in einem Fischernetz gesehen, von denen Verbindungsfäden zu anderen Menschen laufen, die wiederum einen Knoten bilden" (ebd.). Die Autoren beschreiben zudem die Einteilung der Netzwerktheorie in einen quantitativen und qualitativen Bereich: Die quantitative Netzwerkdefinition stammt aus der klassischen Netzwerkanalyse: Netzwerke sind hier eine abgrenzbare Menge von Knoten (Akteure) und den zwischen ihnen verlaufenden Relationen (Beziehungen) (vgl. Pappi in Schönig & Motzke 2016: 18). Vernetzung bedeutet in diesem Kontext, dass „die Verbundenheit zwischen den Akteuren und der Prozess der Beziehungspflege im Mittelpunkt stehen" (ebd.). Es können im Anschluss Interaktionsmerkmale identifiziert und beschrieben werden. Diese sind der Inhalt, die Dauer, die Intensität, die Häufigkeit, die Gegenseitigkeit von Beziehungen sowie einige Strukturmerkmale des Netzwerks, wie die Erreichbarkeit der Akteure untereinander, die Beziehungsdichte sowie die strukturelle und räumliche Reichweite (vgl. ebd.). Eine eher qualitativ orientierte Netzwerkdefinition als Geflecht an realen sozialen Beziehungen geht auf den Anthropologen Radcliff-Brown (2010) zurück: „I use the term social structure to denote this network of actually existing relations" (Radcliff-Brown in Bullinger & Nowak 1998: 65). Die Basis

der Netzwerk-Analysen wird durch die Ethnologie gebildet. Im sozialwissenschaftlichen Kontext gibt es zahlreiche Disziplinen, die dieses Instrument nutzen,
um „ihren Gegenstand mit Hilfe dieses Konzepts zu beschreiben und zu untersuchen" (ebd.). Diese sind z. B. die Wirtschaftswissenschaften, die Soziologie,
die Psychologie, die Sozialanthropologie, die Soziale Arbeit und Sozialpädagogik sowie die Politologie. Barnes (1952) untersuchte soziale Netzwerke auf einer
abgeschiedenen norwegischen Insel und entdeckte das informelle Klassensys-
tem als Sozialstruktur der Gemeinde als Ergänzung zum offiziellen, formalen
territorialen und ökonomischen System der Gemeindestruktur (vgl. ebd.):

> „*I shall neverless look at social class from merely the one point of view: as a net-
> work of relations between pairs of persons according each other approximately equal
> status...The image I have is a set of points sone of which are joined by lines. The
> points oft the image are people, or sometimes groups, and the lines indicate which
> people interact with each others. We can of course think of the whole of social life as
> generating a network of this kind*" (Barnes in Bullinger & Nowak 1998: 66).

4.6.1.2 Netzwerk und Kooperation

Im Folgenden sollen die wesentlichen Unterschiede zwischen den Konzepten der
Kooperation und des Netzwerks dargestellt werden. Schubert postuliert, dass der
Begriff der Kooperation häufig als „Black-box" (Schubert 2018: 67) verwendet
wird: „Was genau gemeint ist, bleibt unbekannt" (ebd.). Eine Beschreibung von
Kooperation (lat. co-operare = zusammenarbeiten) besagt, dass sie ein Prinzip
der

> „*interaktiven Organisation der Erstellung von Leistungen in Arbeitsteilung ist. Sie
> erfolgt über die Kooperation der zugrunde liegenden Aktivitäten und setzt das
> Vorhandensein der erforderlichen Ressourcen voraus. Im Kern geht es um den wech-
> selseitigen Austausch zwischen den beteiligten Akteuren, der auf Dauer angelegt zu
> Standardisierung und Formalisierung führt*" (Schubert in Schönig & Motzke 2016:
> 20).

Netzwerke können somit aus Kooperationen resultieren. Kooperationen sind
weniger komplex als Netzwerke, sie können auch lediglich von zwei Partnern
gebildet werden. So wie beim Netzwerk gibt es eine gemeinsame Zielsetzung
und ein konkretes Projekt bzw. Thema, das bearbeitet werden soll. Eine Gemeinsamkeit besteht ebenfalls darin, dass beide Partner autonom und selbständig
sind. Zudem repräsentiert die Kooperation eine Haltung und Einstellung, die zu
einem Verhaltensprinzip des menschlichen Individuums wird. Hier steht sie als

„homo cooperativus" dem „homo oeconomicus" (ebd.) gegenüber, dessen Haltung von der Konkurrenzeinstellung geprägt ist (vgl. a. a. O.: 21). Folgende Voraussetzungen müssen für eine erfolgreiche Kooperation erfüllt sein:

- Bewusstsein: Kooperation setzt eine bewusste, eigenverantwortliche Entscheidung der Akteure voraus.
- Interdependenz: Sie bildet das beide Kooperationspartner Verbindende.
- Gemeinsamkeit: Gemeinsames Handeln, gemeinsame Ziele und eine Zusammenarbeit auf Augenhöhe.
- Vorteilhaftigkeit: Damit die Kooperation längerfristig stabil sein kann, müssen die gemeinsamen Handlungen von gegenseitigem Nutzen sein (vgl. ebd.).

Im Kooperationskontext handeln somit die Partner eigennutzorientiert bei gleichzeitigem Bewusstsein darüber, dass sie sich in einer Kooperationssituation befinden: „Eine erfolgreiche Kooperation festigt sich selbst, indem sie ihre eigenen Voraussetzungen stärkt. Umgekehrt kann eine Kooperation in einen Teufelskreis geraten, bei dem mangelnde Vorteilhaftigkeit die Gemeinsamkeit und das Bewusstsein beschädigen und die Kooperation untergraben" (a. a. O.: 22).

Spieltheoretische und Rational-Choice Ansätze (z. B. das Gefangenendilemma-Spiel von Holler & Illing 2009) fußen auf der hier dargestellten Annahme, dass „mehrere Vernünftige Entscheider ihre eigenen Interessen" (a. a. O.: 23) verfolgen, „so dass sich aus der gesamten Struktur des Spiels eine strategische Interaktion insbesondere in Form der Kooperation ergeben kann" (ebd.). Sennett versteht unter Kooperation konträr zu der oben genannten Orientierung des Eigennutzes, z. B. in spieltheoretischen Ansätzen, die „handwerkliche Kunst, einander zu verstehen und aufeinander zu reagieren, um gemeinsames Handeln zu ermöglichen" (Sennett in Schubert 2018: 67).

- Die betrieblich-professionelle Kooperation: Zur Erstellung von Produkten oder Dienstleistungen müssen unterschiedliche Kompetenzen „anschlussfähig" (ebd.) sein (Typ: Werkstatt, Betrieb: komplexe Rituale interdependent verflochtener Akteure).
- Politische Abstimmung: Unterschiedliche Interessen müssen in einer Aushandlung in eine gemeinsame Position integriert werden (Typ: Koalition: Rituale wechselseitigen Respekts, Verhältnis von Gegenseitigkeit bewirkt häufig eine Kompromissfindung „auf der Hinterbühne" [Sennett in Schubert 2018: 68]).
- Das Zusammenwirken in der Alltagswelt: das alltägliche, gemeinsame Leben im sozialen Nahraum (Typ: Gemeinwesen: Informelle Kontakte, die zu Netzwerken figurieren).

Sennett beschreibt die Bedingungen von Kooperation im „Sozialen Dreieck"
(Sennett in Schubert 2018: 68) (Abbildung 4.2):

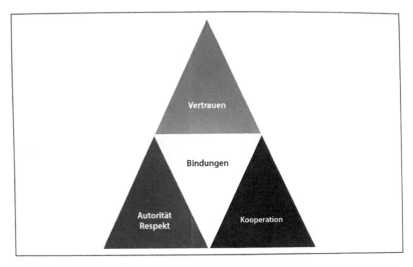

Abbildung 4.2   Das soziale Dreieck von Sennett (2012). (Quelle: Schubert 2018: 68)

Das Zusammenspiel von Vertrauen, Autorität, Respekt und Bindungen wirken
als „Bindungsgefüge" für gelingende Kooperation:

> *„Wenn die Akteure untereinander Respekt bezeugen, gegenseitig ihre Autoritäten
> (z. B. disziplinäre Kompetenz) anerkennen und Vertrauen zueinander haben, dann
> wird eine – sich gegenseitig unterstützende – Kooperation auf der Grundlage
> vertrauensvoller Bindungen möglich"* (ebd.).

Wenn Hierarchie die Kooperation in den Netzwerken ersetzt, dann bedeutet dies
die Aufgabe des Netzwerkens, also bildet die Kooperation eine elementare Grundvoraussetzung für Vernetzung und Netzwerkarbeit (vgl. Heidling in Weyer 2014:
154). Wenn der Machtaspekt und die Beziehungsdefinition der Akteure durch
Dominanz sowie Über- und Unterordnungsverhältnisse vorherrschen, dann wird
der Netzwerkansatz, der auf eine heterarchische (altgriech. heteros = der Andere)
Beziehungskonstellation setzt, ad absurdum geführt.

4.6.1.3   Netzwerkformen zwischen Organisationen bzw. Institutionen

Im folgenden Abschnitt sollen einige Netzwerke zwischen Organisationen bzw. Institutionen beschrieben werden.

4.6.1.3.1 Policy-Netzwerke und Governance

Policy-Netzwerken im Kontext von Governance fällt in der vorliegenden Arbeit eine besondere Rolle zu, da die Quartiers- und Kooperationsnetzwerke im Kontext der Quartiersentwicklung und Quartiersöffnung der stationären Altenhilfe meist diesem Netzwerktyp zuzuordnen sind.

Governance kann als Oberbegriff für unterschiedliche, gesellschaftliche Steuerungsmechanismen betrachtet werden: *„Die drei wichtigsten sind Märkte, Hierarchien und Netzwerke"* (Knill & Schäfer in Weyer 2014:194), wobei die Hierarchie meist dem Staat und Märkte dem Wirtschaftssektor zugeordnet werden. Das Konzept Governance als komplexer Begriff der Sozialwissenschaften kann unterschiedlich definiert werden. Es gibt nach Knill und Schäfer (vgl. ebd.) keine einheitliche Definition. Benz et al. (2007: 10) postulieren, dass es zwei Wurzel für die Entstehung der Governance-Perspektive in den Sozialwissenschaften gibt: einerseits der wirtschaftswissenschaftliche Blick und andererseits der Blick der Politikwissenschaften im Kontext der Policy-Forschung. Charakteristisch ist zudem, dass ein Alltagsbegriff aus dem Englischen (Governance = Führung) Eingang in den wissenschaftlichen Bereich gefunden hat, und „dadurch das Alltagswissen über die betreffenden Sozialphänomene hinter sich lässt und genau im nächsten Schritt sozialwissenschaftlich aufzuklären vermag" (ebd.). Ausgehend von der veränderten politischen Praxis, nach der „der Staat seine Ziele nicht mehr gegen die gesellschaftlichen Adressaten ihrer Entscheidungen einfach durchsetzen" (a. a. O.: 15) kann, besteht die Notwendigkeit,

> *„‚andere Formen der Interdependenzbewältigung' (ebd.) in den Blick zu nehmen. Diese Formen gelten nicht als spezifisch für einen bestimmten Sektor bzw. ein bestimmtes gesellschaftliches Teilsystem, vielmehr tragen sie in jeweils unterschiedlicher Kombination zur Verwirklichung kollektiven Handelns im öffentlichen, im privaten wie im Dritten Sektor (Wohlfahrtsproduktion, Anm. d. Verfass.), in Politik, Wirtschaft, Kultur, Wissenschaft oder sozialen Gemeinschaften, bei"* (ebd.).

Governance korrespondiert nach Schubert (2008) mit der Netzwerkkooperation, weil dezentrale Verantwortungsstrukturen die hierarchischen Strukturen ablösen bzw. diese in den Hintergrund drängen und „die Kooperation staatlicher, privater und gesellschaftlicher Akteure Sektoren, Ressorts und Organisationen übergreift"

(Schubert 2008: 37). Zudem erfolgt „die Steuerung im Prozess der Interaktion von Akteuren" (ebd.) und hierbei ist eine „kontinuierliche Verständigung über gemeinsame Problemdefinitionen und Handlungsziele (ebd.)" nötig. Die Kooperationsstrukturen der Governance sind somit mit dem Netzwerkmodus verbunden. Dieser weist „weder eine starke vertikale Hierarchisierung noch eine starke horizontale Sektorenabgrenzung" (ebd.) auf:

> *„Ein Begriff wie kooperativer Staat transportiert beispielsweise die Vorstellung, dass sich staatliche Handlungsfähigkeit wesentlich über Verhandlungsbeziehungen in der Vernetzung mit relativ autonomen gesellschaftlichen Akteuren herstellen lässt. Nach diesem Governance-Verständnis ist der Staat nicht mehr zentrales Steuerungszentrum, sondern Ko-Akteur in einem informellen und formellen Verhandlungsnetz von staatlichen und gesellschaftlichen Akteuren"* (Schridde in Schubert 2008: 37).

Bei Policy-Netzwerken handelt es sich um eine Verflechtung zwischen staatlichen, öffentlichen und interessensgruppenbezogenen Instanzen im Zusammenhang mit einem thematischen Politikfeld, so z. B. die Arbeitsmarktpolitik in einer bestimmten Region. Die Steuerung des Netzwerks findet auf der Basis der Selbstorganisation statt. Zwischen den Akteuren aus den unterschiedlichen gesellschaftlichen Bereichen gibt es nur schwache Brückenverbindungen. Die Entscheidungsgewalt, die Einflussnahme auf Problemformulierungen und Implementierungen sind über staatliche und private Akteure breit verteilt (vgl. Schubert 2008: 47).

Policy-Netzwerke bearbeiten ein lokales oder überlokales Problem, bei dem der Politik eine herausragende Stellung für die Lösung zukommt. So kann z. B. das Problem der Versorgungssicherheit der älteren Bevölkerung im Zuge des demografischen Wandels ein solches Problem auf gesamtgesellschaftlicher Ebene darstellen, dass jedoch unter Einbezug der lokalen Ressourcen gelöst werden muss.

Moderne, funktional differenzierte Gesellschaften besitzen kein Steuerungsinstrument, das „universelle Gültigkeit" hat (Weyer 2014: 58). So lassen sich z. B. ökonomische Probleme nicht mit politischen Mitteln lösen und wissenschaftliche Fragestellungen können „nicht durch Geldzahlungen geklärt werden" (ebd.). Konträr zum autoritären Obrigkeitsstaat gibt es

> *„kein Zentrum von Gesellschaft mehr, über das Entscheidungen autoritativ verbindlich gemacht werden können, wenn vielleicht jedes Teilsystem (Wirtschaft, Politik, Wissenschaft etc.) nur eine beschränkte Reichweite hat, stellt dies eine Herausforderung*

für die politische Theorie dar, nicht nur mit Blick auf die Konzipierung von Staatlichkeit, sondern auch auf das Verständnis von Politikformulierung und Politikgestaltung" (ebd.).

Netzwerke können in diesem Kontext als „intersystemische Kommunikation" (Wilke in Weyer 2014: 58) betrachtet werden, die einen „systemübergreifenden Diskurs" (ebd.) und damit eine Abstimmung der jeweiligen „Teilrationalitäten" (ebd.) im Interesse des Ganzen, der Gesamtgesellschaft, bilden können. Laut Wilke sollte der Staat als Moderator dieser Diskurse fungieren. Paradoxerweise erlangt er damit eine privilegierte „Meta-Funktion" ohne dass geklärt ist, „woher der Staat in den funktional differenzierten Gesellschaften die Fähigkeit dazu übernehmen soll" (ebd.). Policy-Netzwerke können in diesem Kontext staatliche Steuerungsinstrumente sein, „auf die der Staat zurückgreift, weil traditionelle, interventionistische Formen der Politikgestaltung in modernen Gesellschaften nicht mehr greifen" (ebd.) (Abbildung 4.3).

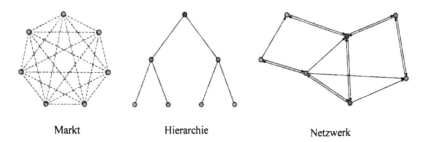

| Markt | Hierarchie | Netzwerk |

Abbildung 4.3 Illustration der drei Steuerungsformen (Quelle: Weyer 2014: 195)

Eine Perspektive auf das Policy-Netzwerk kann als „Misch- oder auch hybride Form eines Kontinuums, dessen einander gegenüberliegende Extreme der Markt und die Hierarchie sind" (a. a. O.: 195) angesehen werden.

Folgende Tabelle zeigt die drei Steuerungsformen unter Berücksichtigung der Dimensionen Anzahl, Autonomie, Anonymisierungsgrad und Formalisierungsgrad der Akteure:

Tabelle 4.1 Gegenüberstellung der Eigenschaften der drei Steuerungssysteme [Quelle: Knill & Schäfer in Weyer, J.W. (Hrsg.) (2014). Soziale Netzwerke. Berlin: DeGruyter Oldenbourg, 195]

Dimension	Markt	Netzwerk	Hierarchie
Anzahl Akteure	Sehr viele	Viele bis wenige	Sehr wenige
Autonomiegrad	Hoch	Hoch	Niedrig
Anonymität	Ja	Nein	Nein
Formalisierungsgrad	Niedrig	Teils/teils	Hoch

Typologien von Koordinationsformen (Tabelle 4.2):

Tabelle 4.2 Typologie von Koordinationsformen [Quelle: Weyer, J.W. (Hrsg.) (2014) Soziale Netzwerke. Berlin: DeGruyter Oldenbourg, 44]

Koordinationstyp	Markt	Netzwerk	Hierarchie/ Organisation
Koordinationsmittel	Preise	Vertrauen	Formale Regeln
Koordinationsform	Spontan, spezifisch	Diskursiv	Geregelt, unspezifisch
Akteursbeziehungen	Unabhängig	Interdependent	Abhängig
Zugang	Offen	Begrenzt, exklusiv	Geregelt
Zeithorizont	Kurzfristig	Mittelfristig	Langfristig
Konfliktregulierung	Recht	Verhandlung	Macht

Bezogen auf *Tabelle 4.1* kann festgestellt werden, dass unter dem Koordinationstyp Markt der Formalisierungsgrad gering ist, die Anonymität der Beziehungen hoch, die Flexibilität ebenfalls hoch, die Autonomie der Akteure ist vorhanden und es können sehr viele Akteure an dieser Steuerungsform beteiligt sein. Auf der Ebene der Hierarchie sind die Beziehungen der wenigen Akteure durch einen hohen Formalisierungsgrad gekennzeichnet. Es besteht keine Anonymität und die Akteure sind nicht autonom. In Netzwerken als Mischformen beider können viele oder auch wenige Akteure interagieren, die jeweils über Autonomie verfügen, nicht anonym sind und über einen hohen oder auch geringen Formalisierungsgrad verfügen. Policy-Netzwerke weisen somit eine höhere Flexibilität als die anderen beiden Steuerungsformen auf und können als hybride Form je nach Situation zwischen Hierarchie und Markt variieren. Policy-Netzwerke sind nach Knill und Schäfer jedoch mehr als eine Zwischenform von Markt und Hierarchie

„nämlich ein eigenständiger Typus, der durch eine Rekombination der beiden anderen Typen und eigenständige Charakteristika gekennzeichnet ist. Policies werden weder von einem Hauptakteur an der Spitze bestimmt und mittels Autoritätsbeziehungen umgesetzt (Hierarchie), noch erfolgen sie ungeplant, spontan, sich aus Handlungen vieler konkurrierender Akteure ergebend (Markt)" (Knill & Schäfer in Weyer 2014: 195 f.).

Eine einflussreiche Stellung ergibt sich im Netzwerk erst durch wiederholte Interaktionen, „was ein Beispiel für ein eigenständiges Charakteristikum ist" (Knill & Schäfer in Weyer 2014: 196). Die Autoren gehen daher davon aus, dass Policy-Netzwerke nicht auf dem Kontinuum zwischen Markt und Hierarchie liegen, sondern zusätzlich Eigenschaften besitzen, die den beiden anderen fremd sind. Damit stellen sie eine „eigene Steuerungsform" (ebd.) neben dem Markt und der Hierarchie dar. In der Folge bezeichnet eine engere Definition Policy-Netzwerke als „ein Verfahren, das genutzt wird, um in modernen Gesellschaften zu Politikergebnissen zu kommen" (ebd.). Das Governance-Konzept „vereinigt Steuern und Koordinieren (oder Regieren und Verwalten) (…) in horizontalen, netzwerkartigen Beziehungen zwischen öffentlichen und privaten Akteuren, wenngleich im Schatten des Staates" (Benz in Weyer 2014: 196). Somit stellen Regierungsinstitutionen in diesem Fall Akteure dar. Eine Differenz besteht jedoch

„in der Art und Weise der Entscheidungsfindung und Steuerung. Anstelle hierarchischer Interventionen in die Gesellschaft bedient sich der Staat neuer Techniken, der des Tauschhandels, des Setzens positiver Anreize, des Anregens, Moderierens, Koordinierens, Kooperierens und Verhandelns" (a. a. O.: 197).

Vorteile der Policy-Netzwerke aus der Governance-Perspektive:
Von Bedeutung ist, dass das Machtgleichgewicht zwischen privaten und staatlichen Akteuren meist reduziert ist, da die Wahrscheinlichkeit hierarchischer Abhängigkeiten durch den Verhandlungsmodus verringert wird (vgl. a. a. O.: 198). Externe, private Akteure können zudem Eigeninitiative und Kreativität mitbringen, um ein angestrebtes, politisches Ziel zu erreichen. Auch sind staatliche Institutionen häufig auf die Unterstützung von außen bei der Implementierung, Kontrolle und Evaluation ihrer Maßnahmen angewiesen (vgl. ebd.). Policy-Netzwerke verbinden den Vorteil der Marktsteuerung, die Autonomie der Akteure, mit der Konzentration auf ein gemeinsames Ziel oder Projekt mit der Möglichkeit der Selbstkontrolle durch die Netzwerkakteure. Von entscheidender Bedeutung ist auch, dass durch die Einbindung von Akteuren vor Ort Gemeinwohlorientierung durch Partizipation ermöglicht wird. Durch das Finden von

Kompromissen können sich zudem alle Beteiligten mit dem Ergebnis identifizieren und sehen sich anschließend bei der Umsetzung in der Verantwortung. Durch die Arbeit in Netzwerken kommt es zu wechselseitigen kognitiven und Verhaltensanpassungen, was sich positiv auf das Lösen der zu bearbeitenden Probleme auswirkt. Persönliche Kontakte im Netzwerk fördern den Austausch über die Systemgrenzen der Akteure hinweg. Die Interaktion im Netzwerk ist gegenüber der Interaktion in Stab-Linienorganisationen, bei denen Statusunterschiede der Rollenträger vorhanden sind, informeller und flexibler, so dass auch kurzfristige Anpassungen an situationsbedingte Änderungen möglich sind (vgl. a. a. O.: 199).

Nachteile der Policy-Netzwerke aus der Governanceperspektive:

Wenn sich die Policy-Netzwerke institutionalisiert haben, kann sich eine Eigendynamik entwickeln, die die Anpassung an neue Problemlagen erschwert:

> *„Obwohl die interne Struktur der Policy-Netzwerke nur selten kodifiziert wird, können sich die Strukturen und Abläufe im Zeitverlauf auch ungeschrieben stark institutionalisieren, was im extremen Fall bis zu einer Erstarrung des Netzwerks führen kann, die seinen tendenziell flexiblen und anpassungsfähigen Charakter konterkariert und Anpassungen an neue Probleme und Akteure unwahrscheinlich werden lässt"* (a. a. O.: 200).

In der Regel können in die Netzwerkstruktur leicht neue Akteure integriert werden. Es können jedoch auch neue Akteure ausgeschlossen werden: „Denn auch die Entscheidungen darüber, wer an Verhandlungsprozessen teilnimmt, werden grundsätzlich von den Netzwerkakteuren selbst bestimmt" (ebd.). Für Außenstehende erscheinen Netzwerke häufig intransparent und es sieht so aus, als ob sie sich der öffentlichen und juristischen Kontrolle zu entziehen. Die Leistungen und Gegenleistungen innerhalb des Netzwerks sind kaum durchschaubar. Es ist schwer, von außen zu beurteilen, wer die Verantwortung für Verhandlungsergebnisse trägt. Die nichthierarchische Koordination der alternativen Steuerungsform Policy-Netzwerk „führt nicht unbedingt zwangsläufig zu einer optimalen Steuerung und besseren, d. h. sachgerechten Problemlösungen. Allerdings bietet sie Vorteile, welche dies wahrscheinlicher werden lassen" (a. a. O.: 201). So ist „zielgerichtete wirksame Handlungskoordination in den zunehmend komplexen Gesellschaften und sich verändernden, modernen Staaten" (ebd.) möglich, obwohl die Akteure voneinander abhängig sind (vgl. ebd.). Policy-Netzwerke bieten zudem die Gefahr, dass „der Staat eine privilegierte Rolle gegenüber den anderen gesellschaftlichen Akteuren einnimmt" (Weyer 2014: 58), so dass „asymmetrische Arrangements" (ebd.) entstehen, in denen die staatlichen Akteure zum

Mittel der „autoritativen Durchsetzung ihrer Position in Form der Regulierung per Gesetz" (ebd.) greifen – statt per Aushandlung durch Konsensfindung und Selbstverpflichtung der Beteiligten. Die Zuschreibung der Meta-Steuerung von Gesellschaft durch den Staat als „Hüter des Gemeinwohls" (a. a. O.: 59) kann auch zu „dysfunktionalen bzw. pathologischen Effekten von Netzwerken" (ebd.) führen: Es können „Dilemma-Situationen mit suboptimalen Ergebnissen" (ebd.) entstehen. Zudem kann das Netzwerk seinen Gewinn zu Lasten Dritter erzeugen und so kann es passieren, dass „Netzwerke eine Dynamik entfalten können, die außer Kontrolle zu geraten droht und sich den Eingriffen regulativer Politik tendenziell entzieht" (ebd.).

4.6.1.3.2 Projektnetzwerke

Unternehmensübergreifende Projekte stellen eine Brückenfunktion als „temporär-kontinuierlichen Verbindung" (Heidling in Weyer 2014: 152) der in den Netzen kooperierenden Organisationen dar. So beschreibt das Brückenkonzept in der Netzwerktheorie „Brücken in Netzwerken als Verbindungswege, über die relevante Informationen, Einflüsse und Kontakte zwischen zwei und mehr Punkten ausgetauscht werden können" (Heidling in Weyer 2014: 152). Die „bridging weak ties, since they do link different groups, to connect individuals who are significantly different from one another" (Granovetter in Weyer 2014: 152). Schwache Verbindungen zu ganz unterschiedlichen Gruppen ermöglichen es den Akteuren, ein weites Umfeld gegenüber einer begrenzten Zahl stabiler Verbindungen zu erreichen: Neue Informationen und innovative Ideen fließen aufgrund schwacher Bindungen in viel größerem Ausmaß als auf Basis starker Bindungen (vgl. Granovetter in Weyer 2014: 152) ein. Der große Vorteil organisations- und unternehmensübergreifender Projekte besteht darin, dass Fähigkeiten und Kenntnisse der unterschiedlichen Akteure gebündelt und für spezifische Ziele genutzt werden können. Dieser Nutzen ist für diejenigen Akteure, die nur schwach verbunden sind und im Netzwerk sehr weit auseinanderliegen, besonders relevant, da sie sich auf diese Weise wichtige Zugänge zu Informationen und Ressourcen verschaffen können: „So fließt kontinuierlich Know-how in das Netzwerk" (Heidling in Weyer 2014: 152). Die Allianzen und die Zusammenarbeit verschiedener Unternehmen im Netzwerk können wechseln und es kommt zu unterschiedlichen Verhältnissen von Konkurrenz und Kooperation. So muss das Verhältnis von Kooperation und Konkurrenz immer wieder neu austariert werden (vgl. Heidling in Weyer 2014: 153). Unternehmensübergreifende Projekte erfüllen auch den Zweck, weit entfernt voneinander liegende Akteure und deren Wissen zusammenzuführen und weiterzuentwickeln („weak ties", s. o.). Im Unterschied zur temporären Zusammenarbeit im Kontext strategischer, interorganisationaler Unternehmensnetzwerke sind auch die Quartiersnetzwerke im Kontext der Quartiersöffnung der stationären Altenhilfe in der Regel auf Dauer angelegt. Eine Gemeinsamkeit der Akteure besteht u. a. darin, dass „ein weit gespannter Zugriff auf Ressourcen" (Heidling in Weyer 2014: 153) möglich ist, so dass „ein kontinuierlicher Zufluss neuer Ideen und Perspektiven" (ebd.) gewährleistet wird. Die Arbeit in Netzwerken bedeutet, dass die Akteure gleichzeitig in ihren Ursprungsorganisationen verankert sind aber auch durch ihre Mitarbeit im Netzwerk Teil einer „parallelen Organisationsform (…), die eine eigene Identität ausbilden kann" (ebd.), werden.

4.6.1.3.3 Regionale Netzwerke

Für regionale Netzwerke sind folgende lokale Faktoren relevant:

> *„In derartigen regionalen Netzwerken spielen persönliche informelle Kontakte eine wichtige Rolle, über die die beteiligten Firmen sich mit Informationen versorgen und die sie nutzen, um Kontrakte zu schließen, aber auch um Unterstützung zu mobilisieren, etwa wenn ein Lieferant ausgefallen ist. Auf diese Weise können Netzwerke entstehen, in denen die beteiligten Unternehmen durch flexible Spezialisierung ganze Wertschöpfungsketten realisieren, die keiner der Beteiligten alleine beherrschen würde"* (Weyer 2014: 56).

So fungieren regionale Netzwerke wie eine Art Infrastruktur für eine Region: Man begegnet sich häufig nicht nur auf der beruflichen, sondern auch auf privater Ebene, z. B. im gleichen Sportverein oder beim ehrenamtlichen Engagement. So steigen die Chancen „direkter Interaktionen und intensiver, vertrauensvoller Beziehungen" (ebd.). Regionale Netzwerke können als „dauerhafte, vertrauensgestützte, auf Gegenseitigkeit beruhende Beziehungen zwischen regionalen Unternehmen, Forschungseinrichtungen und wirtschaftspolitischen Akteuren" (ebd.) verstanden werden. Die Besonderheiten liegen gerade in der Möglichkeit niedrigschwelliger Kontakte. Diese bieten die Begegnung jenseits etablierter Denk- und Verhaltensmuster. Regionale, oftmals zufällige Kontakte erhöhen die Chancen für überraschende, nicht gezielt gesuchte Informationen (vgl. ebd.). Regionale Kommunikations- und Koordinationsnetzwerke können die Wahrnehmung neuer Herausforderungen, die Hinterfragung bisheriger Routinen und die Entdeckung neuer Handlungs- und Entscheidungsmöglichkeiten begünstigen, es können jedoch auch Verriegelungs- und Beharrungskräfte entstehen, die Innovationen verhindern und zu sozialen Schließungsphänomenen führen (vgl. a. a. O.: 163). Dies „verweist auf das Dilemma von Öffnung und Schließung, mit dem Netzwerke – ebenso wie andere Koordinationsformen wirtschaftlichen Handelns – konfrontiert sind" (Heidling in Weyer 2016: 164). Ein zentraler Vorteil besteht jedoch darin, dass die Weitergabe von implizitem, kontextgebundenen

Wissens, das an Erfahrungen und Interaktionen anknüpft, im lokalen Bezug der Akteure sehr gut möglich ist und somit auch wechselseitige Lernprozesse unterstützt werden. So kann für den in der vorliegenden Arbeit untersuchten Standort B gelten, dass vielfältige Kommunikations- und Koordinationsnetze und persönliche Kontakte vor dem Kontext des regionalen Bezugspunkts der Stadt vorhanden sind und die Akteure sich häufig sowohl im beruflichen, als auch im ehrenamtlichen und privaten Bereich begegnen.

4.6.1.3.4 Strategische Netzwerke

Das zentrale Merkmal strategischer Netzwerke ist die Exklusivität, durch die die beteiligten Unternehmen miteinander verbunden sind. Das Netzwerk ist nicht regional begrenzt, sondern kann sich sogar weltweit ausspannen, so z. B. bei einem Netzwerk eines Automobilherstellers und seiner Zulieferer (vgl. Weyer 2014: 56) im Kontext der Erwerbswirtschaft. Wichtig ist hier jedoch auch das Element der persönlichen Kommunikation, das eine Gemeinsamkeit mit den regionalen Netzwerken darstellt. Dieser persönliche Kontakt stellt das „unentbehrliche Fundament von Interorganisationsnetzwerken, weil Vertrauen sich nur über persönliche Kontakte und das Informelle, das in ihnen mitschwingt, aufbauen und langfristig stabilisieren kann" (ebd.) dar. Seit Beginn der 1990er Jahre suchte man in den Unternehmen nach neuen Organisationsformen, die den Anspruch der Flexibilität und Effizienz miteinander verbinden. Dies führte zu entscheidenden Veränderungen innerhalb der Organisationen: Statt den hierarchisch gegliederten Aufbau- und Ablauforganisationen findet man Organisationen, die „flexibel, schlank und intern häufig flach gegliedert" (Heiling in Weyer 2014: 31) sind. Die produzierenden Unternehmen, aber auch die Dienstleistungsunternehmen werden zukünftig unter dem Verständnis agieren, dass „jobs are increasingly constituted as projects, firms as networks, and instustries as capabilities" (Powel in Weyer 2014: 132). Die „soziale Innovation" (ebd.) von Netzwerken in diesem Kontext und dieser „spezifischen Interaktionslogik" (ebd.) besteht darin, dass „Elemente marktwirtschaftlicher und hierarchischer Ordnungsmuster in einer neuen Kombination zu verkoppeln" (ebd.) sind. Entscheidend für strategische Netzwerke im Kontext der Interorganisationsnetzwerke ist, dass sich die Netzwerkarbeit, die zwischen Hierarchie und Markt angesiedelt ist, an der „Handlungsfähigkeit der stärker abhängigen Akteure" (ebd.) ausrichten muss. Von großer Bedeutung sind hier die „Kooperations- und Interaktionsfähigkeit der schwächeren Netzwerkakteure" (ebd.). Aufgrund der Asymmetrie der Beziehung zwischen Akteuren, die durch eine Abhängigkeit des einen vom anderen gekennzeichnet sind, stellt sich die Frage, wie es gelingen kann, ein gleichgerichtetes, zielorientiertes Handeln aller Beteiligter zu erreichen. Hier rücken die Elemente der Kooperation und

Interaktion in den Mittelpunkt des Interesses: Auf der Mesoebene muss gefragt
werden, wie es den unterlegenen Unternehmen gelingt, neben den gemeinsamen
Zielen auch eigene zu verfolgen (vgl. a. a. O.: 133). Der Faktor der Interaktion
hingegen spricht die Mikroebene in der konkreten Handlungssituation während
der Arbeit in unternehmensübergreifenden Projekten an. Zu beobachten ist hier,
wie genau die Interaktion und Kommunikation der von den jeweiligen beteiligten Unternehmen entsandten Personen aus den unterschiedlichen Unternehmen
innerhalb der gemeinsamen Projektgruppe aussieht (vgl. ebd.). Auf dem Kontinuum zwischen Zentralisierung (Hierarchie) und Dezentralisierung (Markt) liegt
die Organisationsform Netzwerk zwischen diesen beiden Polen. Bezogen auf
die Einrichtungen der stationären Langzeitpflege kann betont werden, dass sie
bisher sehr stark als zentralisiert angesehen werden können. Die Quartiersöffnung zielt gerade auf diesen Aspekt ab, da eine Verortung zwischen den beiden
Polen angestrebt wird. Hier kommt der Netzwerkarbeit als Arbeitsform eine große
Bedeutung zu.

> *„Hierarchien sind eine auf Stabilität und Kontinuität angelegte Organisationsform
> ökonomischer Aktivitäten, in der Verhalten technokratisch, etwa mittels Plänen und
> Programmen, und persönlich mittels Einweisungen und Selbstabstimmung koordiniert
> wird. Märkte sind – idealtypisch – ein institutionelles Arrangement mit freiem Zugang
> und freiem Austritt, in dem Transaktionen kurzfristig über den Preismechanismus
> koordiniert werden"* (Sydow in Weyer 2014: 134).

Die netzwerkförmige Zusammenarbeit kann einerseits als eigenständige Organisationsform neben Markt und Hierarchie betrachtet werden. Andererseits gehen
einige Autoren davon aus, dass zwar neue Elemente vorhanden sind, diese
jedoch weiterhin den Polen Markt bzw. Hierarchie zugeordnet werden können
(Mildenberger 1998; Krebs 1998; Balling 1997; Sydow 1997 in Weyer 2014:135).

> *„A social network can be defined as a set of nodes or actors (persons or organisations)
> linked by social relationship or ties of a specified actor"* (Castella et al. in Weyer 2014:
> 136).

Diese Definition berücksichtigt gleichzeitig die relative Autonomie der Teilnehmer und die Verbundenheit der Akteure. Es entsteht eine Netzwerkstruktur mit
einem polyzentrischen System und den damit verbundenen Entscheidungs- und
Handlungszentren (vgl. ebd.). Sydow (1992 in Weyer 2014: 136) geht davon aus,
dass Unternehmensnetzwerke das Ergebnis einer Unternehmensgrenzen über-
greifenden Differenzierung sind, deren Aktivitäten durch komplex-reziproke, eher
kooperativ angelegte Beziehungen zwischen den Akteuren geprägt sind. Die

Unternehmen sind hierbei sowohl rechtlich eigenständig als auch wirtschaftlich voneinander abhängig. Die Effektivität der Netzwerkstruktur liegt hierbei im Faktum, dass der Erfolg der Netzwerkaktivitäten sowohl dem einzelnen Akteur, als auch dem Gesamtnetzwerk zuzurechnen ist: „Durch Doppelattribuierungen gewinnen Netzwerke eine deutliche Verbesserung ihrer Umweltbeziehungen, die ihnen erlaubt, in Umwelten zu agieren, die ihnen nicht zugänglich wären, wenn sie entweder bloße Vertragsbeziehung oder Kollektiv wären" (Teubner in Weyer 2014: 136). Die Beziehungen zwischen den Akteuren können hierbei gleichrangig oder hierarchisch geprägt sein (vgl. Mayntz in Weyer 2014: 136) Zudem können sie sowohl konfliktbehaftet oder kooperativ angelegt sein (vgl. Powell in Weyer 2014: 136). Die Rolle des Netzwerkmanagements besteht nach Sydow und Möllering (in Weyer 2014: 137) darin, „die Spannungsverhältnisse zwischen Autonomie und Bindung sowie Flexibilität und Stabilität zwischen den kooperierenden Unternehmen in einem dynamischen Gleichgewicht zu halten" (ebd.).

Bezogen auf die Sozialwirtschaft kann folgende Einordnung für die strategischen Netzwerke getroffen werden:

Es handelt sich hier um eine strategische Partnerschaft zwischen zwei oder mehreren Organisationen, um Kompetenzen zu bündeln, Schwächen zu kompensieren, um so Wettbewerbsvorteile zu generieren. In der Sozialwirtschaft werden Koalitionen unterschiedlicher Träger und unterschiedlicher Wettbewerber gebildet, um in hierarchischer oder horizontal-selbstorganisierter Weise mit geringem Formalisierungsgrad Vorteile zu generieren. Als Beispiel kann die Liga der Wohlfahrtsverbände mit den unterschiedlichen Arbeitsgruppen genannt werden (vgl. Schubert 2008: 47 f.). Gemeinsam ist allen hier genannten Netzwerken, dass die Steuerung dieser Netzwerke „qualifizierte Führungspersonen und Koordinierungskräfte" (ebd.) übernehmen sollten, da die Netzwerke nicht wie im primären Netzwerkbereich den dort gültigen „Solidaritätsregeln" (ebd.) folgen, sondern vor professionellem Hintergrund moderiert und koordiniert werden müssen.

4.6.1.4 Systematik von Netzwerken und Netzwerksteuerung

Es gibt unterschiedliche Formen von Netzwerken und der Netzwerkorganisation:

- Es kann differenziert werden nach der grundlegenden Steuerung von Netzwerken. So können zwei Arten identifiziert werden: Die operative Ausrichtung an Primärprozessen (Dienstleistungskette/Produktionskette) kann als erste Orientierung angeführt werden, die strategische Differenzierung an Sekundärprozessen (Interessen/Handlungskoalitionen) stellt die zweite Option dar.

- Netzwerke können unterschieden werden durch „zwei idealtypische Grundmuster der Organisation von Netzwerkkooperation" (Schubert 2008: 37). Die vertikalen Netzwerke besitzen eine zentrale Koordinationsinstanz, laterale Netzwerke hingegen weisen eine polyzentral-heterarchische Netzwerkstruktur auf (vgl. ebd.).
- Die Art der Bindung in Netzwerken kann differenziert werden in „kommensalistische und symbiotische Bindungsformen" (Schreyögg in Schubert 2008: 37).
- Von zentraler Bedeutung ist die Unterscheidung in primäre, sekundäre und tertiäre Netzwerke (Schubert 2008: 37 f.; Schönig & Motzke 2016: 37).

4.6.1.4.1 Primäre, sekundäre und tertiäre Netzwerke

Strauss (1990) führte die Einteilung in künstliche und natürliche Netzwerke sowie die Differenzierung in primäre, sekundäre und tertiäre Netzwerke ein (vgl. Strauss in Schönig & Motzke 2016: 36 ff.) (Tabelle 4.3). Die natürlichen Netzwerke umfassen die informellen, nicht organisierten Beziehungen des primären Umfelds: Familienmitglieder, Freunde, vertraute Kolleginnen und Kollegen. Hier sind die Vermittlung von Gefühlen, der Aufbau von Vertrauen und die Mobilisierung von Hilfe und Unterstützung zentral. Kennzeichnend sind starke Bindungen und eine hohe Stabilität über die Zeit hinweg (vgl. Schubert in Schönig & Motzke 2016: 36). Die sekundären Netzwerke zählen ebenfalls zu den natürlichen Netzwerken und sind durch einen geringen Strukturierungsgrad charakterisiert. Hier gibt es eine schwächere Bindung und eine höhere Flexibilität. Die Basis wird von der Zugehörigkeit zu „kleinen Netzwerken" (ebd.) gebildet, wie z. B. zu Nachbarschaften oder Vereinen. Entscheidend ist, dass es sich nicht um Netzwerke professioneller Akteure aus den verschiedenen gesellschaftlichen Sektoren, wie z. B. des Markts, des Staats oder dem gemeinnützigen Dritten Sektor handelt. Die sekundären Netzwerke ermöglichen durch die schwachen Bindungen, die auf Vertrauen basieren, einen Zugang zu sozialen Ressourcen im sozialen Umfeld: „Die sekundären Netzwerke repräsentieren daher das zivilgesellschaftliche Sozialkapital im Sozialraum" (Jansen in Schönig & Motzke 2016: 37). Die „künstlichen Netzwerke" umfassen Personenkreise, die „erst aufgrund einer bestimmten Intervention zustande kommen" (ebd.). So handelt es sich z. B. um künstliche Netzwerke, wenn Personen über eine Beratungsstelle Kontakt zu Gleichgesinnten, wie z. B. einer Selbsthilfegruppe, finden. Ebenso handelt es sich um tertiäre Netzwerke, wenn Akteure aus dem Bereich der Sozialwirtschaft sich zusammenschließen, um ihre Angebote für die ältere Bevölkerung im Quartier zu koordinieren und unter Einbezug der Zivilgesellschaft weiterzuentwickeln. Es werden v. a. „institutionelle und professionelle

Tabelle 4.3 Netzwerktypen am Beispiel ihrer Bedeutung als Ressourcen (nach Strauss 1990) (Quelle: Schönig und Motzke 2016: 37)

Persönliche Ressourcen	Soziale Ressourcen/Netzwerke			Institutionelle Ressourcen	
	Intermediäre Instanzen (= ‚community institutions'/gemeindebezogene Einrichtung)				
	I Primäre Netzwerke	II Sekundäre Netzwerke		III Tertiäre Netzwerke im Sinne professioneller Hilfe	
	nicht organisiert	geringgradig organisiert	höhergradig organisiert	des gemeinnützigen „Dritten Sektors"	des marktwirtschaftlichen Sektors
		„Kleine Netze"	nichtprofessionelle professionelle Einrichtungen (aus Sicht des Gesundheitswesens)		
relativ stabile Persönlichkeitsmerkmale, z. B. • Selbstwertgefühl • Ich-Stärke • Einschätzung der Beeinflussbarkeit persönlicher Lebenschancen	• Familie, Verwandte • Freunde und Bekannte in Nachbarschaft, Schule und Betrieb	• Selbsthilfegruppen • Nachbarschaftsgruppen • Laienhilfegruppen • Telefonketten • Freizeitgruppen • Betriebsgruppen • etc.	• Vereine und Organisationen mit soz.-päd. Angeboten • Vereinigungen der Erwachsenenbildung • Vereinigungen für Kultur und Freizeit • sonst. lokale Bürgervereinigungen und Einrichtungen	z. B. Sozialstationen, organisierte oder kirchliche Beratungsstellen, Einrichtungen der Wohlfahrtsverbände, der Gewerkschaften, der Umweltschutzverbände	z. B. niedergelassene Ärzte und andere Heilberufe, Apotheken, Drogerien

Ressourcen zur Bildung von Koalitionen und zur Koordination von Aktivitäten gebündelt" (Schubert in Schönig & Motzke 2016: 38). Diese tertiären Netzwerke stellen Verbindungen zwischen „öffentlichen, sozialwirtschaftlichen und zivilgesellschaftlichen Akteuren im gemeinnützigen Dritten Sektor (z. B. Einrichtungen

der Wohlfahrtsverbände) oder Kooperationen des marktwirtschaftlichen Sektors
(z. B. Produktionsnetzwerke von Automobilunternehmen" (ebd.) dar. Zudem kann
die Unterscheidung zwischen „informellen und formellen Netzwerken" (ebd.)
identisch zu den o. g. „natürlichen und künstlichen Netzwerken" verwendet werden (vgl. Bullinger & Nowak 1998: 70 ff.). Sie unterscheiden zudem in primäre
bzw. mikrosoziale, sekundäre bzw. makrosoziale und tertiäre bzw. mesosoziale
Netzwerke (vgl. a. a. O.: 85 ff.). Primäre bzw. mikrosoziale Netzwerke sind
Face-to-face-Beziehungen, in die man hineingeboren wird bzw. die man sich
selbst ausgewählt hat (Familie, Freunde etc.). Sekundäre bzw. makrosoziale Netzwerke stellen Institutionen dar, in die man hineinsozialisiert wird (Bildungssektor,
Arbeitsstelle etc.). Das tertiäre bzw. mesosoziale Netzwerk befindet sich zwischen
diesen Ebenen. Hier findet man z. B. „Selbsthilfegruppen, intermediäre professionelle Dienstleistungen, Nichtregierungsorganisationen" (a. a. O.: 86). Bauer
(2005) stellt drei Dimensionen für die tertiären, institutionellen Netzwerke vor:
Die räumliche Dimension beschreibt die Vernetzung im regionalen bzw. über-
regionalen, landes- bzw. bundesweiten oder auch länderübergreifenden Kontext.
Die zweite Dimension umfasst Themen- bzw. Handlungsfelder, wie z. B. die
Jugend- oder Altenhilfe. In der dritten Typisierungsdimension wird die Struktur
der Akteursbeziehungen aufgezeigt. Diese ist z. T. sehr komplex. So bilden sich
z. B. Netzwerke zwischen Ämtern, Einrichtungen, Vereinen, Verbänden, Initiativen, verschiedenen professionellen Helfersysteme, wie z. B. aus dem Pflege-,
Gesundheits- oder sozialen Bereich sowie deren Klienten und Familien. In dieser
dritten Dimension kann wiederum unterschieden werden in mittelbare und unmittelbare Vernetzung. Die mittelbare Vernetzung umfasst eine Koordinierungs- oder
Stabsstelle, die unmittelbare Vernetzung verfügt nicht über diese Distanz, sondern
die Akteure vernetzen sich direkt. Hier findet sich eine Parallelität zu der o. g.
vertikalen und polyzentral-heterarchischen Netzwerkstruktur. Zudem kann je nach
Setting in feld- bzw. fallbezogene Vernetzung unterschieden werden. So kann
z. B. die Gemeinwesenarbeit als feldbezogener Ansatz dem Case-Management
als Fallsteuerung gegenübergestellt werden. Als dritte Unterteilung gibt es die
Frage nach dem Formalisierungsgrad von Netzwerken. Dieser reicht auf einem
Kontinuum von wenig formalisiert über stärker formalisiert und institutionell
angebunden, über zeitlich begrenzte Netzwerke bis hin zu dauerhaft institutionalisierten und stark formalisierten Netzwerkformen (vgl. Schönig & Motzke 2016:
39). Schönig und Motzke (2016: 41) geben an, dass zwei Leitkriterien zur Unterscheidung von Netzwerken vorhanden sind, die allen Systematiken zugrunde
liegen: Diese sind die Offenheit/ Geschlossenheit sowie die Nähe/Distanz. Um

eine größere Genauigkeit zu erzielen, können zusätzlich die Kriterien der Teildistanz und der Teiloffenheit hinzugefügt werden. Die folgende *Tabelle 4.4* bildet die Matrix inklusive dieser Dimensionen ab:

Tabelle 4.4 Matrix für die Leitkriterien zur Unterscheidung von Netzwerken. Neun unterschiedliche Netzwerktypen (Quelle: Schönig und Motzke 2016: 44)

Distanzaspekt	Operativer Aspekt		
	Geschlossen (systemisch)	Teiloffen (systemisch vernetzt)	Offen (vernetzt)
Nähe (komplex)	Geschlossene Nähe (z. B. Familie)	Teiloffene Nähe (z. B. Wahlverwandtschaft)	Offene Nähe (z. B. Freundeskreis)
Teildistanz (mehrdimensional)	Geschlossene Teildistanz (z. B. Kollegium)	Teiloffene Teildistanz (z. B. Jugendhilfeausschuss)	Offene Teildistanz (z. B. Stadtteilkonferenz)
Distanz (eindimensional)	Geschlossene Distanz (z. B. Hilfeverbund)	Teiloffene Distanz (z. B. Handlungsfeldnetzwerk)	Offene Distanz (z. B. Projektnetzwerk)

4.6.1.4.2 Mikro-, Meso- und Makro-Ebenen im Netzwerkkontext

Weyer geht davon aus, dass Netzwerke „stärker in den soziologischen Fachdiskurs" (Weyer 2014: 60) eingebettet werden müssen, da diese „immer wichtigere Form der Koordination sozialer Prozesse Auswirkungen auf unser Verständnis gesellschaftlicher Strukturen und Dynamiken hat. Insofern können die Ergebnisse der Netzwerkforschung eine Herausforderung, aber auch eine Anreicherung der bestehenden soziologischen Theorien sein" (ebd.).

Weyer postuliert, dass die Netzwerkforschung hierbei das Potential besitzt, „zentrale Probleme der soziologischen Theorie (Mikro-, Makro-Handlungs-Struktur) in einer Weise zu reformulieren, die zu ihrer tieferen Durchdringung beitragen kann" (ebd.).

Insbesondere die in der Soziologie geführte „Mikro-Makro-Debatte" (ebd.)
kann als Anknüpfungspunkt für das Netzwerkkonzept dienen (vgl. ebd.). Unter
dem historischen Fokus zeigt sich zunächst der Funktionalismus in den 50er und
60er Jahren des 20. Jahrhunderts. In dieser strukturorientierten Perspektive sind
Akteure v. a. „Rollenträger, die die gesellschaftlichen Normen erfüllen und so
zur Reproduktion von Gesellschaft beitragen" (ebd.). Die 70er und 80er Jahre
waren einerseits von der „marxistischen Theorie" (ebd.) und der „Systemtheorie" (ebd.) geprägt, andererseits entwickelten sich parallel „handlungsorientierte
Ansätze" (a. a. O.: 61), deren prominentester Vertreter der „Rational-Choice-
Ansatz" (ebd.) ist. Dieser postuliert, dass ein Akteur über mehrere rational
begründbare Handlungsoptionen (Choices) verfügt und diejenige auswählt, die
die größte Nutzenmaximierung verspricht (homo oeconomicus). Neben diesen
struktur- und handlungstheoretischen Perspektiven entwickelte sich in den 90er
Jahren des vergangenen Jahrhunderts der „Dritte Weg in der Soziologie" (Coleman, Giddes, Esser, Mayntz, Scharpf u. a., in Weyer 2014: 61). Dieser Ansatz
soll die Einseitigkeiten struktur- und handlungstheoretische Ansätze überwinden.
Dieser Ansatz enthält die Mikro-, Meso- und Makro-Ebene (Abbildung 4.4).
Netzwerke spielen insbesondere auf der Meso-Ebene eine Rolle. Durch sie ist es
möglich, die Übergänge zwischen der Handlungsebene (Mikro-Ebene der einzelnen Akteure) und der Strukturebene (Makro-Ebene als gesellschaftlicher Kontext)
zu beschreiben und dadurch die Einseitigkeiten beider Ansätze zu überwinden.
Dies geschieht durch zwei Teilprozesse:

„Die Entstehung sozialer Gebilde auf der Meso-Ebene (Familie, Netzwerk, Organisa-
tion u. a. m.) und die Reproduktion bzw. Transformation gesellschaftlicher Institutionen
auf der Makro-Ebene wird von diesen Gebilden und nicht von den einzelnen Akteuren
geleistet. Und umgekehrt lässt sich der Übergang von der Makro- zur Mikro-Ebene
auch als zweistufiger Prozess konzipieren, in dem die Gesellschaft ihre Steuerungs-
anforderungen primär an die Gebilde auf der Meso-Ebene adressiert, die diese
wiederum – durchaus in gefilterter bzw. abgemilderter Form – an die einzelnen Akteure
weitergeben" (a. a. O.: 62).

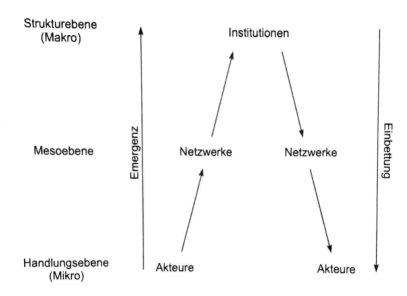

Abbildung 4.4 Netzwerke als Mikro-Makro-Scharnier (Quelle: Weyer 2014: 62)

4.6.1.4.3 Netzwerke als Mikro-Makro-Scharnier

Netzwerke sind in diesem Kontext ein Mechanismus der Sozialintegration und können eine Scharnierfunktion besitzen. Vernetzung bedeutet in modernen Gesellschaften, dass „emergente Strukturen" (a. a. O.: 62) generiert werden, denn durch die Kooperation heterogener Akteure in den Netzwerken können „neue Wirklichkeiten", die „eigenständige Qualitäten" besitzen und nicht auf die Eigenschaften des Netzwerks reduziert werden können. Innovativ ist hierbei, dass die z. B. auf lokaler Ebene auf diese Weise entstehenden neuartigen Strukturen Auswirkungen über das Netzwerk hinaus auf die gesellschaftliche Ebene haben, so dass gesellschaftsverändernde Strukturen entstehen können, entstehen. Dies entspricht einem „bottom-up" (ebd.) Prozess. Zugleich wird den Akteuren Handlungsorientierung („top-down", ebd.) gegeben, da die veränderten gesellschaftlichen Strukturen auf sie zurückwirken (vgl. ebd.). Die Strukturen des Netzwerks selbst auf der Meso-Ebene entstehen durch die Handlungen der interagierenden Akteure auf der Mikro-Ebene. Diese wiederum sind „durch eine situationale und strategische Komponente geprägt" (a. a. O.: 63). Soziale Akteure sind in der Wahl ihrer Handlungsoptionen zwar situativ geprägt, trotzdem gibt es Wahlmöglichkeiten bezogen auf mögliche Alternativen, die auf der Basis subjektiver Präferenzen getroffen werden können.

4.6.1.4.4 Kommunikation und Interaktion im Netzwerkkontext

Welche Faktoren beeinflussen die Interaktion und Kommunikation im Netzwerk und wie kann diese beschrieben werden? Welches sind stabilisierende Faktoren?

Sollen die Beziehungen der unterschiedlichen Partner auf den verschiedenen Ebenen interorganisationaler und interinstitutioneller Netzwerke zu einer Verbesserung der Kooperation innerhalb des Netzwerks führen, so sollte man sich der unterschiedlichen Kommunikationswege interorganisationaler Netzwerke bewusstwerden.

4.6.1.4.5 Vertikale und horizontale Beziehungsebenen

Netzwerke zwischen Institutionen oder Organisationen sind durch „Interaktionen von individuellen Personen, die ihre jeweilige Institution vertreten" (van Santen & Seckinger in Otto & Bauer 2005: 212) gekennzeichnet. Die zentrale Bedeutung der Vertretungspersonen wird durch *Abbildung 4.5* unterstrichen:

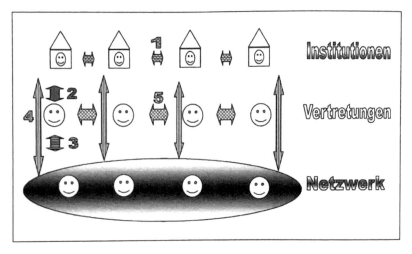

Abbildung 4.5 Beziehungsebenen (Quelle: Santen & Seckinger in Otto & Bauer 2005: 212)

Es zeigt sich, dass die Voraussetzungen für gelingende Kooperation und Koordination innerhalb eines Netzwerks auf die gelingende Kommunikation in vertikaler und horizontaler Beziehungsebene zurückzuführen ist. Auf der individuellen, persönlichen Ebene der beteiligten Akteure können hier Faktoren wie die persönliche Einstellung und das Engagement sowie Kompetenzen, Qualifikationen und Interessen attribuiert werden. Zusätzlich sind jedoch auch Faktoren auf der institutionellen Ebene der einzelnen beteiligten Organisationen und Institutionen relevant sowie Faktoren, die die Koordinationszusammenhänge selbst betreffen: So ist es z. B. von großer Bedeutung, „dass Aushandlungsprozesse über Ziele und Verfahren zu Beginn der Kooperation, der Zugang zu und der Umgang mit Informationen sowie die kooperationsspezifische Qualifikation der Beteiligten" (ebd.) stattfinden. Folgende Herausforderungen bestehen, wenn es um gelingende Kommunikation auf den verschiedenen Beziehungsebenen innerhalb eines interinstitutionellen bzw. interorganisationalen Netzwerks geht:

- Multiple Adhärenz: Die einzelne Vertretungsperson ist „zwei Dienstherren" (a. a. O.: 213) verpflichtet, nämlich „der Herkunftsorganisation sowie dem Kooperationsnetzwerk" (ebd.). Durch diese „Doppelebene" steigert sich die Komplexität der Steuerung, da es bei jeder Entscheidung notwendig ist, einen Interessensausgleich zwischen dem, was die entsendende Organisation und dem, was das Netzwerk fordert, herbeizuführen. Unter Umständen kann so die Herausforderung entstehen, zwei divergierenden Interessen zu entsprechen. Zudem wird das Problem „umso größer, je erfolgreicher eine Kooperation ist, weil dann der Kooperationszusammenhang an Autonomie und Reputation gegenüber den Institutionen, die dort versammelt sind, gewinnt" (ebd.).
- Doppelte Zielkongruenz: Die Perspektiven der Personen, die als Individuen Vertreter der Herkunftsorganisationen sind, und die der entsendenden Organisationen können sich widersprechen. Beide verfügen über einen spezifischen Handlungskontext, „wobei der Handlungskontext des Individuums (…) in den Handlungskontext der Organisation, der es angehört" (ebd.) eingebettet ist. Soll Kooperation in diesem Zusammenhang gelingen, dann erfordert dies „eine Zielkongruenz zwischen der Herkunftsorganisation und deren Vertreter/in" (ebd.). Genauso ist es wichtig, dass eine Zielkongruenz zwischen den entsandten Vertreterinnen und Vertretern sowie dem Netzwerk selbst besteht: Wenn z. B. „Ziele des Netzwerks von einzelnen beteiligten Personen nicht, von denen durch sie vertretenen Institutionen jedoch schon mitgetragen werden, kommt es im Austausch zwischen Herkunftsorganisation und Netzwerk zu spezifischen Verzerrungen" (a. a. O.: 214). Die interinstitutionellen bzw. interorganisationalen Kooperationsebenen verfügen somit über eine „doppelte Störanfälligkeit" (a. a. O.: 214) und es folgt daraus, dass eine Zielkongruenz

für alle drei Ebenen, von den Herkunftseinrichtungen über deren entsandte Vertreterinnen und Vertreter bis zum Netzwerk selbst, bestehen sollte:

> *„Die Kooperationsziele müssen sowohl mit den Zielen der Institutionen kompatibel als auch an die individuellen und fachlichen Ziele der konkreten Personen anschlussfähig sein – eine Konstellation, die nicht immer als gegeben angenommen werden kann. Alle Ebenen müssen vom Nutzen der Kooperation überzeugt sein, und dieser muss auch auf beiden Ebenen erfahrbar sein, damit die notwendige Motivation zur Kooperation erhalten bleibt"* (ebd.).

Es bedarf auf der Ebene der einzelnen Institutionen und Organisationen ebenfalls eine Haltung, die interinstitutionelle Zusammenarbeit zum Maßstab ihres Handelns macht, so das Kooperation statt Eigeninteressen und Konkurrenz im Fokus stehen und die Angst vor der Bedrohung der eigenen Autonomie und Existenz in den Hintergrund rücken kann.

4.6.1.4.6 Faktoren, die „das Netzwerk im Innersten zusammenhalten"

Welches sind nun die treibenden Kräfte, die ein soziales Netzwerk zum Leben bringen und im „Innersten zusammenhalten" (Brunner in Otto & Bauer 2005: 305)? Es kann konstatiert werden, dass „die Diffusion von Innovationen durch interpersonale Kommunikation in sozialen Netzwerken erheblich unterstützt (bzw. gebremst) werden könne (…). Welches sind nun die treibenden Kräfte, die ein soziales Netzwerk zum Leben bringen (Schenk, Dahm & Deziderion in Otto & Bauer 2005: 305)?" Es können Synergieeffekte (griech. synergein = mitwirken) durch das Zusammenwirken mehrerer Individuen entstehen. So gibt es neben den individuellen Merkmalen und Faktoren der Netzwerkmitglieder auf der intrapersonalen Ebene Effekte auf der interpersonalen Ebene. Es entstehen dynamische Muster, die „Prozessgestalten" (Tschacher in Otto & Bauer 2005: 306) als „eigenständige Größen" (ebd.). Die Elemente der Gruppendynamik und Gruppenpsychologie können nach Brunner (Brunner in Otto & Bauer 2005: 306) auch auf soziale Netzwerke übertragen werden. Der Kern, das Zentrum sozialer Netzwerke wird somit durch „Selbstorganisationsphänomene, die sich in Form von gemeinsam getragenen Verhaltensmustern manifestierten und als solche einen synergetischen Effekt erzeugen" (ebd.) gebildet. So spricht man z. B. von einer „angespannter Atmosphäre" (ebd.) oder positiverweise von einer „mitreißenden Atmosphäre" (vgl. ebd.). Zudem wirkt das gemeinsam geteilte Ziel bzw. der „Sinn und Zweck" (ebd.) eines Netzwerks, als treibende Kraft, der die Mitglieder als Kollektiv zusammenhält und zur Mitarbeit motiviert. Ein weiteres Element stellt das Bewusstsein aller Beteiligter dar, dass es z. B. „gut läuft" (ebd.), dass ein

Zusammenhalt spürbar ist und eine Vertrauensbasis besteht (vgl. a. a. O.: 306 f.). Zudem ist es von Bedeutung, dass die individuellen, persönlichen Belange und Beiträge der Mitglieder bei der Gruppe „ankommen" (ebd.). Hier wird deutlich, welche große Bedeutung der Moderatorin bzw. dem Moderator zukommt. Zur Erzeugung und Aufrechterhaltung einer positiven Gruppendynamik muss eine „verbindliche Struktur" (ebd.) vorhanden sein, die durch die von Granovetter (1973) erwähnten „starken Verbindungen" (strong ties) zustande kommt. Die Basis hierfür wird durch die von „Reziprozität" und „Support" (a. a. O.: 308) gekennzeichnete Kommunikation im Netzwerk gebildet. Es entsteht eine Situation, die sich durch das „quid pro quo-Prinzip" („etwas für etwas") (vgl. ebd.) auszeichnet: „Das Netzwerk lebt vom Geben und Nehmen" (ebd.). Alle Netzwerkmitglieder „bringen etwas ein, so dass, im Idealfall, eine Balance entsteht" (ebd.). Zudem ist das Prinzip der Partizipation relevant: Alle Netzwerkmitglieder sollen, je nach Verantwortlichkeit und Kompetenz, an den Aktivitäten des Netzwerks beteiligt werden (vgl. a. a. O.: 309). Hierzu zählt auch der Prozess der gemeinsamen Entscheidungsfindung. Hinzu kommt, dass der Informationsfluss im Netzwerk ungehindert jedes Mitglied erreichen muss. Es bedarf in diesem Kontext sowohl der „Bring-", als auch der „Hol-Schuld" (ebd.), damit Informationsdefizite einzelner Netzwerkteilnehmer vermieden werden.

4.6.1.4.7 Die Rolle des Vertrauens im Netzwerkkontext

Meist werden die Beziehungen zwischen den Kooperationspartnern als vertrauensvoll und kooperativ beschrieben, wenn es darum geht, erfolgreiche Netzwerkarbeit zu beschreiben:

> *„Soziale Beziehungen haben zum einen ein Zeitproblem und zum anderen ein mit dem Zeitproblem zusammenhängendes Informationsproblem. Abstellend auf diese beiden Probleme lässt sich Vertrauen als ein Mechanismus sehen, der das Zeitproblem überwindet und die Informationssicherheit überbrückt, und zwar dergestalt, dass ein Akteur, nämlich derjenige, der Vertrauen schenkt, eine einseitige Vorleistung erbringt"* (Preisendörfer in Weyer 2014: 137).

Eigenschaften von Vertrauensbeziehungen in Netzwerken:
Das gegenseitige, von Vertrauen geprägte Verhalten kann als „Vertrauensbeziehung" (Zündorf in Weyer 2014: 137) beschrieben werden: Diese zeichnen sich durch folgende Eigenschaften aus:

- Ein einseitiger Vertrauensvorschuss des Vertrauenden
- Eine Erwartungsreziprozität von Vorleistung und Gegenleistung

- Das Fehlen einer festen Vereinbarung von Leistung und Gegenleistung
- Eine zeitliche Distanz zwischen Vertrauensvorschuss und Gegenleistung
- Ein besonderes Risiko auf Seiten des Vertrauenden (vgl. ebd.)

Es wird deutlich, dass vertrauensvolle und kooperative Beziehungen konträr zu den zentralen Funktionsmechanismen des Marktes stehen, die auf dem Wettbewerb zwischen den Akteuren basieren. Auch stehen sie im Gegensatz zu den die Hierarchie charakterisierenden Elementen der Autorität und des Gehorsams. Eine vertrauensvolle Zusammenarbeit reduziert somit den Kosten- und den Zeitaufwand von Geschäftsprozessen, weil die Beteiligten „auf eine Absicherung möglicher Gefährdungen ihrer Transaktionen verzichten können" (Heiling in Weyer 2014: 137).

Bedingungen für vertrauensfördernde, stabile Strukturen in Interorganisationsnetzwerken und Interinstitutionsnetzwerken:

Vertrauensfördernde Faktoren (vgl. Heiling in Weyer 2014: 137):

- Möglichst enger und intensiver Austausch zwischen den Netzwerkteilnehmern (hohe Netzwerkdichte)
- Eine eher geringe Zahl kooperierender Akteure mit möglichst gleichartigen Strukturmerkmalen (Größe, Eigentumsverhältnisse, Unternehmensphilosophie etc.)
- Hohes Maß unterschiedlicher Inhalte, die im Netzwerk ausgetauscht werden (Multiplexität der Netzwerkbeziehungen)
- Tendenziell ausgewogenes Verhältnis zwischen Autonomie und Abhängigkeit

Die Basis für funktionierende Netzwerke wird in diesem Kontext von intensiven Vertrauensverhältnissen zwischen den Akteuren gebildet. Es wird auch betont, dass zwischen den Netzwerkteilnehmern eine relativ große Unabhängigkeit bestehen sollte. Diese Faktoren führen nach Heidling (in Weyer 2016: 138) zu stabilen Netzwerkstrukturen.

4.6.1.5 Sozialwissenschaftliche Netzwerktheorien

Nach Stegbauer (2010) gibt es zwei große Strömungen im Kontext der Netzwerkforschung: Die „sozialkonstruktivistischen Sozialtheorien" (Stegbauer 2010: 13) gehen davon aus, dass „Handlungsmuster, die Präferenzen, ja, die gesamte soziale Identität erst in einem Beziehungszusammenhang entsteht" (ebd.). Demgegenüber steht „das Rational Choice Paradigma" (ebd.), wonach sich der Mensch nach dem

„Zweck-Mittel-Schema" (ebd.) und nach einem „vorgängig festgelegten Eigenvorteilsmuster" (ebd.) in Entscheidungssituationen richtet. Im Folgenden werden einige Vertreter netzwerktheoretischer Konzepte und Modelle vorgestellt.

4.6.1.5.1 Netzwerke aus handlungstheoretischer Perspektive

Vertreter der „Rational-Choice-Theory" (Brock et al. 2009: 1 ff.) werden meist dem handlungstheoretischen Paradigma nach Talcott Parsons (vgl. ebd.) zugeordnet. Als „Referenzpunkt für viele Anhänger von Rational Choice" (ebd.) gilt Coleman mit einem Modell über die Beziehungen zwischen der Mikro- und Makroebene im Netzwerkkontext (vgl. ebd.). Zudem wird Max Weber häufig genannt, wenn es darum geht, soziale Beziehungen und deren Kontinuität zu erklären. Diese entstehen „ausschließlich und lediglich aus der Chance, dass ein seinem Sinngehalt nach in angebbarer Art aufeinander eingestelltes Handeln stattfand, stattfindet oder stattfinden wird" (Weber in Winckelmann & Weber 2002: 13). Die Theorie der rationalen Wahl im Kontext der Rational-Choice-Theorie sagt aus, „dass individuelle Handlungen auf rationalen und vernünftigen Handlungsentscheidungen basieren (…) und dass gesellschaftliche Phänomene durch individuelle Handlungen erklärt werden können und müssen" (Brock et al. 2009: 1). Im Zentrum der Theorie steht das Wechselverhältnis zwischen sozialen Strukturen und individuellen Handlungen. Dem individuellen Handeln gehen subjektive Überlegungen voraus, die sich an objektiven Gegebenheiten orientieren. Meist liegt diesen Überlegungen ein Nutzenkalkül zugrunde: „Ich tue das, was in einer gegebenen Situation meinen Interessen entspricht und mir am meisten Nutzen verspricht" (Esser in Fuhse 2018: 177). So können „gesellschaftliche Phänomene" als „unbeabsichtigte Resultate absichtsvollen Handelns entstehen" (Brock et al 2009: 1). Eine individuelle Entscheidung hat somit Auswirkungen auf die soziale Struktur der Gesellschaft. Sie kann diese verändern oder aufrechterhalten (vgl. Fuhse 2018: 177). Die individuelle Position des jeweiligen Akteurs im Netzwerk ermöglicht bestimmte Handlungen (Opportunitäten) oder verhindert bestimmte Handlungen (Restriktionen). Im wirtschaftswissenschaftlichen Kontext wird vom „Homo oeconomicus" (ebd.) als Akteur gesprochen, der Entscheidungen aus rein rationalem Kalkül trifft.

4.6.1.5.2 Soziales Kapital

Der ursprünglich von Pierre Bourdieu entwickelte Begriff des sozialen Kapitals wurde von ihm zur Charakterisierung des Werts von Beziehungen für das Individuum (vgl. Bourdieu, 1987: 183) verwendet. Bourdieu definiert Sozialkapital wie folgt:

„Das Sozialkapital ist die Gesamtheit der aktuellen und potentiellen Ressourcen, die mit dem Besitz eines dauerhaften Netzes von mehr oder weniger institutionalisierten Beziehungen gegenseitigen Kennens und Anerkennens verbunden sind, oder, anders ausgedrückt, es handelt sich dabei um Ressourcen, die auf der Zugehörigkeit zu einer Gruppe beruhen" (Bourdieu 1983: 190 ff., kursiv im Original).

Die Gruppenzugehörigkeit erhöht oder mindert somit auch das soziale Kapital des einzelnen Gruppenmitglieds. Es handelt sich beim sozialen Kapital nach Bourdieu immer um symbolisches Kapital. Dies steht im Gegensatz zu den beiden anderen Arten, dem ökonomischen und kulturellen Kapital, deren Manifestationen, z. B. Besitztümer, Kunstgegenstände oder akademische Titel, sichtbar werden können. Das soziale Kapital kann in die beiden anderen Kapitalarten konvertiert werden. In der modernen Gesellschaft ist der „Zugang zu Ressourcen und Handlungsmöglichkeiten nicht allein von persönlichen Beziehungen abhängig, auch wenn es bei ähnlichen Ausgangsbedingungen durchaus einen Unterschied machen kann, ob man gute Kontakte hat oder nicht" (Holzer 2006: 16). Putnam stellte fest, dass für soziales Kapital drei zentrale Elemente notwendig sind:

- Soziales Vertrauen, das die Kooperation der Individuen zur Herstellung gesellschaftlicher Koordination erleichtert.
- Die Norm generalisierter Reziprozität, die zur Lösung von Dilemmata beiträgt.
- Netzwerke zivilgesellschaftlichen Engagements, die generalisierte Reziprozitätsnormen pflegen und soziales Vertrauen aufbauen.

Putnam konnte in seiner Studie „Making Democracy Work: Civic Traditions in Modern Italy" (Putnam 1994) zeigen, dass kleine lokale Gemeinschaften in Norditalien dafür sorgten, „dass die norditalienischen Provinzregierungen effizienter arbeiteten als die im Süden Italiens. Putnam konnte zeigen, dass die Ursache hierfür im höheren sozialen Kapital zu sehen ist.

Der Begriff des „sozialen Kapitals" (vgl. Burt 1992; Bourdieu 1983; Coleman 1988 in Weyer 2014: 73) kann als „vorteilhafter Effekt der Netzwerkstruktur" (a. a. O.: 73) betrachtet werden, der „darin besteht, individuellen oder korporativen Akteuren breitere Handlungsmöglichkeiten oder Zugang zu Ressourcen zu eröffnen" (ebd.). Der Prozess der Produktion von sozialem Kapital ist meist den Akteuren nicht bewusst, sondern es wird eher „beiläufig" (ebd.) zusammen mit anderen Handlungen produziert, „auf denen der bewusste Fokus der Beteiligten ruht" (ebd.). Soziales Kapital gehört zudem einer Person nicht vollständig, wie dies z. B. beim ökonomischen Kapital der Fall sein kann, sondern „es ist abhängig von den direkten und indirekten Beziehungen, die ein Akteur in einem Netzwerk unterhält" (ebd.). Andere Akteure beeinflussen somit das soziale Kapital eines Akteurs mit. Soziales Kapital ist nicht einfach von einem Akteur auf einen anderen übertragbar, es bestehen keine Eigentumsrechte, sondern das soziale Kapital ändert sich immer dann, wenn sich das Netzwerk und die Position des betreffenden Akteurs in diesem ändern. Strategisches Vorgehen eines Akteurs kann jedoch zur Erhöhung seines sozialen Kapitals führen. Soziales Kapital kann einerseits „als privates Gut mit privatem Nutzen als auch auf der Ebene von Gruppen oder Gesamtnetzwerken als Kollektivgut mit Nutzen für die Gruppen- oder Netzwerkmitglieder untersucht werden" (a. a. O.: 73 f.). Folgende Werte bzw. Leistungen lassen sich durch die Vermittlung von sozialem Kapital unterscheiden:

- Familien- und Gruppensolidaritäten (Soziale Schließungsprozesse gegenüber anderen und der dichten Vernetzung innerhalb der Familie bzw. Gruppe)
- Selbstorganisation von Gruppen (Stratifizierung in Netzwerken)
- Vertrauen in die Geltung allgemeiner sozialer Normen
- Informationszugang und Informationsvorteile
- Profitchancen für Akteure, die als Makler bzw. Brücke über strukturelle Löcher fungieren (verbinden als einzige unverbundene Akteure miteinander und verfügen über eine hohe strukturelle Autonomie)
- Sozialer Einfluss (vgl. a. a. O.: 74)

Die Positionen der einzelnen Akteure innerhalb derselben Sozialstruktur können sich unterscheiden: „Die gleiche Sozialstruktur kann dem einen hohe Profite ermöglichen, die der andere zu bezahlen hat" (a. a. O.: 74).

Das Sozialkapital kann in Verbindung mit der sozialwissenschaftlichen Netzwerkanalyse zu der Untersuchung führen, „von welchen Struktureigenschaften sozialer Netzwerke die Zurverfügungstellung sozialer Ressourcen tatsächlich abhängt" (a. a. O.: 15). Durch die Betrachtung von „Netzwerken als soziales Kapital wird der instrumentelle Aspekt sozialer Beziehungen eröffnet" (ebd.). Netzwerke können als soziales Kapital betrachtet werden, wenn „sie Akteuren als Infrastruktur für die Mobilisierung von Ressourcen zur Verfügung stehen, aber auch um Interessen durchzusetzen oder einen anderen Handlungsgewinn zu erzielen" (a. a. O.: 16). Die Netzwerkbeziehungen können unter Einbezug der soziologischen Konzepte des sozialen Tausches und der sozialen Unterstützung analysiert werden. Die Netzwerke bilden hier die Infrastruktur für die „Gewährung unterschiedlicher Formen von Unterstützung" (ebd.). Die sozialwissenschaftliche Netzwerkanalyse fragt danach, wie „die Struktureigenschaften des

Netzwerks sich auf die Formen und den Umfang gewährter Unterstützung auswirken und ob sich bestimmte Formen des Tausches, wie generalisierter statt
eingeschränkter Tausch, einstellen" (ebd.).

4.6.1.5.3 Strong ties, weak ties und strukturelle Löcher

Granovetter (1973) postuliert, dass die Stärke schwacher Beziehungen auf zwei
Charakteristika beruht: Es bestehen seltene Kontakte und es ist eine emotionale
Distanz vorhanden. Seltene Ressourcen, wie z. B. Informationen über offene
Arbeitsstellen, können v. a. schwache Beziehungen bieten, während die „starken
Beziehungen eher zum Beispiel emotionale, praktische und materielle Unterstützungsformen liefern" (Diaz-Bone 2006: 16). Strong ties sind in der Regel
anzahlmäßig begrenzt, da sie viel Zeit und Aufmerksamkeit erfordern. Zudem
tendieren die Strong-tie-Beziehungen zur „kognitiven Schließung" (Weyer 2014:
75): „Freunde meiner Freunde werde ich über kurz oder lang selbst kennenlernen und in meinen eigenen Freundeskreis aufnehmen" (ebd.). Weak ties
hingegen liefern viele neue Informationen. Sie können große Distanzen in Netzwerken überwinden. Sie sind zudem „für alle Modernisierungs-, Innovations-
und Diffusionsprozesse von großer Bedeutung, denn sie vermitteln verschiedenartige und oft auch neue Informationen und Normen. Sie sind die Basis für
Individualisierungsprozesse und strukturelle Autonomie" (a. a. O.: 75 f.).

Burt (1992, 2005) stellt jedoch fest, dass das zur Verfügung stellen von seltenen Ressourcen nicht aufgrund von schwachen Beziehungen zustande kommt,
sondern durch die Eigenschaft, strukturelle Löcher überwinden zu können:
„Brücken, nicht schwache Beziehungen gilt es also zu bilden, so die Burtsche
Maxime" (Diaz-Bone 2006: 17). Brücken können sowohl durch starke, als auch
durch schwache Beziehungen gebildet werden. Burt (1982; 1998; 2004; 2005).
postuliert, dass insbesondere die Position eines bestimmten Akteurs in einem
sozialen Netzwerk von besonderer Relevanz ist, wenn es darum geht, „strukturelle
Löcher" (Weyer 2014: 77) zwischen nicht verbundenen Clustern eines Netzwerks
zu überwinden und als „Brücke über strukturelle Löcher" (ebd.) zu fungieren.
Durch die Position als Makler (engl. broker) können sich z. B. Gewinne bezogen auf den Informationsfluss ergeben. Der Akteur mit Brückenfunktion erfährt
Informationen häufig früher als andere und wird oft von Akteuren, die weit
entfernt liegen, angesprochen. Es besteht eine Position der „strukturellen Autonomie" (ebd.), wenn man ihn mit den anderen Netzwerkakteuren vergleicht.
Bezogen auf soziales Kapital sind Weak-tie-Netzwerke durch „eher schwache
Solidaritätsgrundlagen" (ebd.) gekennzeichnet, denn „die Profite, die sich aus der
Überbrückung der Löcher zwischen den Clustern ergeben, fallen zunächst nur

beim Maklerakteur an" (a. a. O.: 76) und sie sind durch eine schwach ausgeprägte intentionale Koordination von Handlungen sowie durch hohe Unsicherheit gekennzeichnet (a. a. O.: 77). Strong-tie-Netzwerke hingegen sind gekennzeichnet durch „soziale Schließung" (ebd.). Eine eher kleine Gruppe von Akteuren grenzt sich nach außen ab und übt Solidarität im internen Kreis. In diesem können auch ethisch spezifische Normen durchgesetzt und ggf. sanktioniert werden, da eine sehr hohe Kommunikations- und Beobachtungsdichte zwischen den Akteuren besteht (vgl. ebd.) (Abbildung 4.6).

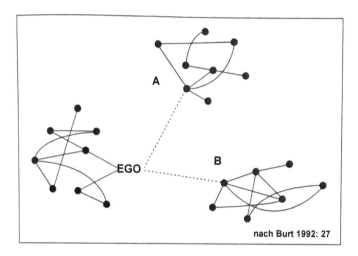

Abbildung 4.6 Strukturelle Löcher und „weak ties" (Quelle: Weyer 2014: 75)

4.6.1.5.4 Strukturale Handlungstheorie und -analyse

Die „strukturale Analyse" (Burt 1982) (Burt in Diaz-Bone 2006: 14) der Handlungstheorie von Burt weist fünf Theoreme auf:

- Es ist davon auszugehen, dass Ähnlichkeiten im Verhalten von Mitgliedern einer Gruppe nicht auf deren individuelle, subjektive Merkmale als kategoriale, personale Attribute (Knoten) zurückzuführen sind, sondern auf koordinierende Beziehungen (Kanten) zwischen den Akteuren (vgl. a. a. O.: 13).
- Normen entstehen aus der Position (location) von Individuen in „strukturierten sozialen Beziehungen" (ebd.). Dies bedeutet, dass soziales Handeln nicht

durch die Orientierung an Normen erklärt werden kann, weil diese Normen selbst ein Effekt der strukturellen Netzwerkeinbindung sind.

- Dyadische Beziehungen müssen im Kontext des sie umgebenden Milieus des Netzwerks betrachtet werden.
- Die Welt „setzt sich aus Netzwerken und nicht aus Gruppen zusammen" (ebd.). Netzwerke können nicht nur dyadische, sondern auch umfassende Beziehungssysteme abbilden. Die Netzwerkanalyse will ein komplexes Beziehungsgeflecht aufzeigen, das als Grundlage und Modell für die hoch funktional differenzierte Gesellschaft gelten kann.
- Strukturale Methoden können „individualistische Methoden" (a. a. O.: 14) ergänzen.

Die strukturale Handlungstheorie sagt aus, dass das individuelle Handeln

> *„hinsichtlich seiner Möglichkeiten und seiner Orientierungen durch die Netzwerkstruktur bedingt wird und dass im Gegenzug die soziale Netzwerkstruktur durch die vielfachen Handlungsvollzüge reproduziert wird"* (ebd.).

Burt fragt somit nach dem Zusammenhang zwischen Netzwerk und Handlung (Abbildung 4.7).

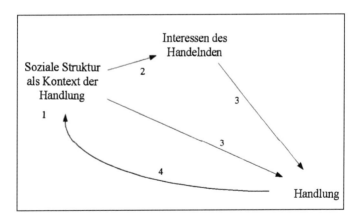

Abbildung 4.7 Komponenten der strukturalen Handlungstheorie Burts (Quelle: Diaz-Bone 2006: 15)

4.6.1.5.5 Relationale Netzwerktheorie

Netzwerktheorie zwischen Strukturalismus und Individualismus: Relationale Netzwerktheorie Die „sozialkonstruktivistische Strukturtheorie" (Stegbauer 2010: 13) geht davon aus, dass weder die Orientierung an Strukturen, noch die am Individuum geeignet sind, die zentralen Fragen der sozialen Ordnungsbildung zu beantworten: „In contrast, my theory aims not just to sidestep the structure and agency problem, but to build on grounds of concepts that eliminate that problem" (White in Weber et al. 2019: 282). White nimmt eine analytische „Außensicht" (Anderegg in Weber et al. 2019: 282) auf das Soziale ein. Die Theorie von White manifestiert sich demnach eher als „Gebrauchsgegenstand als eine Weltsicht" (Schmitt und Fuhse in Weber et al. 2019: 282). White verwendet verschiedene „Bausteine, welche in einer dynamischen Wechselwirkung stehen" (a. a. O: 283). So spielen in diesem Kontext die Elemente Control, Identity und Disciplines (vgl. ebd.) eine Rolle. Soziale Ordnung entsteht durch die Bearbeitung von Unsicherheit. Zur Herstellung der sozialen Ordnung gibt es ein „Wechselspiel von Identity und Control" (ebd.). Unsicherheit, Identity und Control bilden ein Dreieck:

> *„Da jede Vorstellung von einem Sein immer die anderen und gleichzeitig die Situation miteinbezieht, kann Identity weder eine stabile noch die Angelegenheit einer einzelnen Person sein. White versteht Identität als einen konstruierten und zugleich reflexiven Akt, der sich zwischen den Personen in konkreten Situationen herstellt (...) Identität ist ein intentionaler Prozess, der weder gesteuert noch hergestellt werden kann, er vollzieht sich in der Beziehung. Control ist ebenfalls ein intentionaler Prozess mit zwei Bedeutungen: Einerseits steht hier das Bemühen, mit der Unsicherheit umzugehen, andererseits hat Control auch die Funktion, die Identität zu stabilisieren: Control is both anticipation of and response to eruptions in environing process. Seeking control is not some option of choice, it comes out of the way indenties get triggered and keep going" (White in Weber et al. 2019: ebd.).*

Control und Identity bedingen sich gegenseitig und führen zu einem fluiden Zustand (vgl. ebd.). Stabilisieren sich Beziehungen, spricht White von Disciplines, welche soziale Sicherheit geben und erst durch Irritationen wieder neu hergestellt werden müssen" (ebd.). Disciplines entstehen jedoch nur, „wenn sie für die beteiligten Akteure mit Sinn verwoben sind" (ebd.).

4.6.1.5.6 Netzwerkgesetz und „homo dictyos"

Unter netzwerktheoretischer Logik betrachtet geht das Sozialverhalten und Handeln des Menschen nicht auf die klassischerweise beschriebenen Merkmale wie sozialer Status und Schichtzugehörigkeit der Eltern, Geschlecht, Intelligenz oder

Migrationshintergrund (als attributionale Eigenschaften der Knoten im Kontext der Netzwerktheorie) zurück, sondern entscheidend ist die „… tatsächliche Position in sozialen Netzwerken und damit interdependente Zugänge zu sozialen Ressourcen" (Clemens in Schubert 2018: 34). Die Netzwerkstruktur lässt dem Individuum jedoch viel Freiraum, so dass das Beziehungsgefüge zwar als beeinflussende Instanz eine große Rolle spielt, die Fähigkeit, selektiv eigene Entscheidungen zu treffen, jedoch nicht tangiert. Diese Annahmen widersprechen jedoch der weit verbreiteten gesellschaftlichen Vorstellung des „homo oeconomicus, der rational, egoistisch und autonom handelt" (Christakis/Fowler in Schubert 2018: 34). Christakis und Fowler entwickelten das Konstrukt des „homo dictyos", dessen Verhalten in Abhängigkeit von dem Beziehungsgefüge, in das er integriert ist, erklärt werden kann:

> „… alle Entscheidungen werden in Abhängigkeit vom Beziehungsgefüge getroffen, d. h. die soziale Einbettung beeinflusst das Verhalten. Soziale Beziehungen können dabei als ‚Leiterketten' verstanden werden, über die sich positive wie negative Handlungsmuster und Haltungen verbreiten" (ebd.).

Somit spielen zwei Faktoren eine Rolle: Erstens die Personen, aus denen das Netzwerk besteht und zweitens die Übertragung, die auch als „Ansteckungseffekt" (ebd.) bezeichnet werden kann:

> „Alles, was jemand tut, beeinflusst seine direkten Kontakte, die Kontakte seiner Kontakte und die Kontakte der Kontakte seiner Kontakte. Und was auf diesen Pfaden passiert, beeinflusst ihn im Gegenzug. Dies korrespondiert mit dem Schwarmprinzip, bei dem durch die koordinierende Interaktion selbständiger, einzelner Nachbarn ein komplexes Beziehungssystem ohne zentrales Kommando selbstorganisiert und dynamisch seine Stabilität sichert" (vgl. Horn und Gisi in Schubert 2018: 36).

Christakis und Fowler entwickelten auf der Basis dieser Überlegungen das „Netzwerkgesetz" das auf drei Schritten beruht:

- „Wir prägen unser Netzwerk."
- „Das Netzwerk prägt uns, unsere Freunde prägen uns."
- Die Freunde der Freunde unserer Freunde prägen uns" (ebd.).

Damit wird ausgesagt, dass das Verhalten über die Netzwerkpfade selbst dann wirkt, wenn die betreffenden Personen nicht miteinander verbunden sind und sich persönlich möglicherweise gar nicht kennen (vgl. ebd.). Die Forscher ziehen daraus den Schluss, dass „Netzwerke alles verstärken, was in sie eingespeist wird" (ebd.). Dieser Effekt konnte empirisch gemessen werden und verringerte sich erst nach der dritten Instanz (vgl. ebd.).

4.6.1.6 Sozialwissenschaftliche Netzwerkanalyse

Unter Netzwerk wird nach Jansen und Diaz-Bone (2014) „ein abgegrenztes Set von Akteuren (Personen, Organisationen und andere) und den zwischen ihnen bestehenden Beziehungen (Relationen)" (Jansen & Diaz-Bone in Weyer 2014: 72) verstanden. Die Netzwerke

> *„können grafisch oder formal dargestellt werden. Grafisch können Akteure als Knoten und Beziehungen als gerichtete oder ungerichtete Linien in einem Soziogramm dargestellt werden. Formal können Netzwerke in Matrixform dargestellt werden, wobei in den Zellen der Matrix jeweils die Information enthalten ist, ob zwischen je zwei Akteuren eine Beziehung vorliegt oder nicht. Damit kann jedes System von Beziehungen als Netzwerk betrachtet und analysiert werden"* (Jansen & Diaz-Bone in Weyer 2014: 72).

Jansen und Diaz-Bone gehen davon aus, dass auch hierarchische Strukturen (Organisationen) auf diese Weise betrachtet werden können (vgl. ebd.). In diesem Kontext werden keine Aussagen über hierarchische Über- oder Unterordnungsverhältnisse als Rangordnungen, über Machtverhältnisse und Autonomiegrade getroffen. Diese können vielmehr mit spezifischen Strukturmerkmalen erfasst werden. Von zentraler Bedeutung sind nicht die Akteure und deren Eigenschaften, sondern die Beziehungen der Akteure: „Nicht der Akteur als solcher, sondern seine Einbettung in eine reale Struktur ist interessant" (Jansen & Diaz-Bone in Weyer 2014: 72). Eine Struktur wird somit durch ein Muster von Beziehungen der einzelnen Akteure untereinander gebildet und nicht „wie die konventionellen Variablensoziologie annimmt, durch die Aggregation individueller Merkmale" (ebd.), wie z. B. „dem Einkommen und dessen Verteilung in einer Population" (ebd.). Bedeutungsvoll ist hier der Begriff des sozialen Kapitals, und zwar auf der Mikro- (Individuum), Meso- (Gruppen oder Organisationen) und Makro-Ebene (Gesamtgesellschaften).

Die sozialwissenschaftliche Netzwerkanalyse wurde seit der Mitte der 1970er Jahre entwickelt und hat zum Ziel, die Netzwerkstrukturen und -dynamiken empirisch zu analysieren. So hat Harrison C. White 1976 mit seinen Mitarbeiterinnen und Mitarbeitern zuerst komplexe soziale Strukturen analysiert. Ende der 1970er Jahre wurde das International Network for Social Network Analysis (INSNA) gegründet. Der Gegenstand der sozialwissenschaftlichen Netzwerkanalyse ist die formale Analyse der sozialen Beziehungsstruktur „als erklärender Sachverhalt für soziales Handeln und für soziale Phänomene" (Diaz-Bone 2006: 2). Vorläufer

finden sich in der Sozialpsychologie, der Sozialanthropologie und der Gemeinde-
und Industriesoziologie (vgl. ebd.).

Die Netzwerkanalyse kann als ein die sozialwissenschaftlichen Bereiche
übergreifendes Paradigma betrachtet werden,

> *„das sich durch seinen hohen Grad an Formalisierung auszeichnet und das den Bereich
> der Sozialwissenschaften entschieden erweitert hat: Soziales Wahrnehmen, Urtei-
> len, Handeln und soziale Prozesse werden nun als durch soziale Netzwerke bedingt
> aufgefasst"* (a. a. O.: 3 f.).

Soziale Netzwerke stellen z. B. Ressourcen (z. B. das Sozialkapital) zur
Verfügung, sie

> *„organisieren Kollektive und machen sie handlungsfähig bzw. schränken ihre Hand-
> lungsfähigkeit ein. Netzwerke stellen Infrastrukturen für Austausch- und Kommu-
> nikationsprozesse zwischen Individuen, Gruppen und Organisationen her. Durch
> Netzwerkbeziehungen werden Handlungsorientierungen (Normen) erworben und
> sanktioniert"* (a. a. O.: 4).

Die sozialwissenschaftliche Netzwerkanalyse stellt eine empirisch orientierte
Form des soziologischen Strukturalismus dar (vgl. ebd.). Sie verfügt nicht nur
über einen methodischen Ansatz als Handwerkszeug, sondern es werden die
formalen und theoretischen Elemente zusammengeführt (vgl. ebd.).

Herz gibt an, dass das „Soziale am Sozialraum" durch die sozialen Netzwerke beschrieben werden kann (Herz 2012: 1). Sollen interpersonale Relationen
untersucht werden, so ist die sozialwissenschaftliche Netzwerkanalyse die richtige
Methode (vgl. ebd.), da der Fokus „auf der Struktur von sozialen Beziehungen
und weniger auf den individuellen Attributen (z. B. Geschlecht, Alter, Beruf
etc.) oder a priori festgelegten Kategorien wie z. B. Lokalitäten, Solidaritäten
oder Gruppenzugehörigkeiten" (a. a. O.: 2) liegt. Ebenso sind kategoriale (das
Gesamtnetzwerk betreffend, *Anm. d. Verfass.*) Eigenschaften erst sekundär von
Bedeutung. Netzwerkanalysen sollen eine systematische Erhebung und Analyse
von Beziehungsdaten garantieren.

Nach Freeman (2004) können folgende Charakteristika die sozialwissenschaftliche Netzwerkanalyse beschreiben: Der primäre Fokus liegt auf den Beziehungen
zwischen Akteuren und weniger auf deren Attribute. Die Beziehungsdaten werden systematisch erhoben und analysiert. Es werden graphische Darstellungen
zur Offenlegung und Abbildung von Strukturmustern der Beziehungen genutzt.
Ebenso werden rechnerbetonte Modellierungen zur Beschreibung und Erklärung
von Strukturmustern verwendet (vgl. Freeman in Herz 2012: 2). Neben der meist

favorisierten quantitativen Netzwerkanalyse gibt es zunehmend mehr qualitative oder kombinierte Analyseansätze. Zwei Hauptlinien können unterschieden
werden: Die Gesamtnetzwerkanalyse untersucht die Beziehungen aus der Perspektive aller Akteure. Ego-zentrierte Netzwerke untersuchen die Beziehungen
eines fokalen Akteurs (Ego) zu anderen Akteuren (Alter und Alteri).

4.6.1.6.1 Formale Netzwerkanalyse und Visualisierungsmethoden
4.6.1.6.1.1 Ego-zentrierte Netzwerkanalyse
Die ego-zentrierte Netzwerkanalyse untersucht die Netzwerkstruktur um eine
Person herum (Ego-Alter-Relationen). Ego-zentrierte Netzwerke können jedoch
nicht nur im Kontext sozialer Netzwerke als personenbezogenes Umfeld erstellt
und analysiert werden, sondern auch im Setting eines regionalen Zusammen-
hangs, wie z. B. dem Quartier oder dem Sozialraum. Die übliche Bezeichnung
des „Namensgenerators" (a. a. O.: 6), der nach den Namen und der Beziehung
zu den betreffenden Personen fragt, bildet meist das Netzwerk von Verwandtschaft, Freundeskreis, Arbeitskolleginnen und -kollegen bzw. der Nachbarschaft
ab. Dieses System von sozialen Beziehungen wird in ein Diagramm eingetragen,
das aus konzentrischen Kreisen besteht, in deren Zentrum sich „Ego" befindet.
Die klassische Frage in diesem Kontext lautet: „From time to time, most people discuss important personal matters with other people. Looking back the past
six months … who are the people with whom you discuss an important personal matter?" (Burt in Schubert & Veil 2014: 2). Hier handelt es sich um die
„first-order-zone" (ebd.) Über die sogenannten „Namensinterpretatoren" (ebd.)
werden sowohl Eigenschaften der Beziehungen zwischen den befragten Egos
und den Referenzpersonen (Ego-Alter-Relationen) spezifiziert oder Eigenschaften der Alteri (Alter-Attribute) erfragt. Abschließend werden Angaben über die
Beziehungen zwischen den Referenzpersonen (Alteri) in einer Alter-Alter-Matrix
bestimmt, um Aussagen über die Struktur der Netzwerke treffen zu können"
(Herz 2012: 3). Neben den Beziehungen eines Akteurs zu anderen Akteuren
(Alteri) werden auch die Beziehungen zur direkten Netzwerkumgebung sowie die
Alter-Alter-Beziehungen untersucht. Zum Einsatz kommen „paper and pencil"–
Erhebungsmethoden (vgl. Sommer et al. 2010) oder digitale Netzwerkprogramme
(Gamper, Fenecia & Schönhuth 2013).

Es werden drei verschiedene Aspekte der formalen Analyse unterschieden, die sich entweder auf die Knoten, die Kanten oder auf die Netzwerkstruktur beziehen. Die Eigenschaften der Knoten (Akteure, Organisationen, aber auch von Ereignissen) können als kategoriale und attributionale Eigenschaften bezeichnet werden. Eigenschaften der Kanten (Beziehungen) als relationale Eigenschaften sind z. B. Stärke, Symmetrie bzw. Asymmetrie, Uni- bzw. Multiplexität, Transitivität u. a. m. Eigenschaften der Netzwerkstruktur selbst sind z. B. Dichte, Differenzierung in Teilnetze und die Heterogenität oder Homogenität der Knoten (z. B. Verwandtschaft, Freunde, Arbeitskolleginnen und -kollegen). Die Dichte eines Netzwerks beschreibt den „Grad der Verbundenheit eines Netzwerks, d. h. für persönliche Netzwerke, wie stark die Alteri untereinander in Kontakt stehen, und wird aus dem Verhältnis der vorhandenen Beziehungen zur Zahl der möglichen Beziehungen des Netzwerks gebildet" Zusätzlich ist zu fragen, „wie umfassend die Netzwerke sind, die analysiert werden" (a. a. O.: 5). Dyaden-Netzwerke sind die kleinste Einheit, die aus zwei Knoten besteht. Bei der Analyse der Triadenbeziehungen kann die Balanciertheit der Dreier-Beziehungen untersucht werden. Die räumliche Distanz kann ebenfalls beurteilt werden: Wohnen die Alteri in ein und derselben Stadt oder bestehen Beziehungen über räumlich weit entfernte Distanzen und Länder hinweg? Die Dichte eines Netzwerks beschreibt den „Grad der Verbundenheit eines Netzwerks, d. h. für persönliche Netzwerke, wie stark die Alteri untereinander in Kontakt stehen, und wird aus dem Verhältnis der vorhandenen Beziehungen zur Zahl der möglichen Beziehungen des Netzwerks gebildet" (Marsden in Herz 2021: 4).

Burt (1984) entwickelte den „Burt-Generator" (ebd.), der für die allgemeinen Bevölkerungsumfragen in den USA (General Social Survey) eingesetzt wird.

Neben der Befragung von einzelnen Personen ist es möglich, Institutionen und Organisationen als Ego und Alteri einzusetzen und deren Beziehungen im Kontext der interinstitutionellen bzw. interorganisationalen Netzwerkanalyse zu untersuchen.

4.6.1.6.1.2 Sozialraumgenerator

Der „Sozialraumgenerator" als Ableitung aus der egozentrierten Netzwerkanalyse (Schubert & Veil 2014: 1ff) hingegen fragt nach den Beziehungen zu Einrichtungen, Organisationen und Institutionen. So kann ein Netzwerk rekonstruiert werden, dass nicht nur die engeren Beziehungen des emotionalen Nahbereichs abbildet, sondern auch die „weak ties" z. B. als „häufig frequentierte Gelegenheiten zum Gespräch im Stadtteil", wie z. B. im Kontext älterer Quartiersbewohnerinnen und -bewohnern, „dem Hausarzt, dem Hausmeister des vermietenden

Wohnungsunternehmens, den Friseursalons oder zur langfristig bekannten Verkäuferin in der Bäckerei um die Ecke" (a. a. O.: 3). Es können so zentrale Kommunikationsgelegenheiten älterer Menschen identifiziert werden, die „potentiell als Träger der Informationsinfrastruktur genutzt werden können" (a. a. O.: 4). Der Sozialraumgenerator wurde von Schubert eingesetzt, um „strukturelle Löcher" zu überwinden und Informationen über für die älteren Quartiersbewohnerinnen und -bewohner potentiell relevante Einrichtungen und Institutionen der Altenhilfe an diesen „Brückenstellen" zur Verfügung zu stellen (vgl. ebd.). Weitere Netzwerkanalysen untersuchen z. B. „Netzwerkpfade" (Diaz-Bone 2006: 7) im Sinne von „Small World Studies" (Milgram 1967, Watts 1999, 2003 in Diaz-Bone 2006: 7) (Abbildung 4.8 und 4.9).

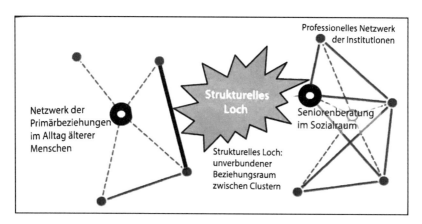

Abbildung 4.8 Das diagnostizierte strukturelle Loch zwischen älteren Menschen und Diensten der kommunalen Seniorenberatung (Quelle: Schubert 2018: 39)

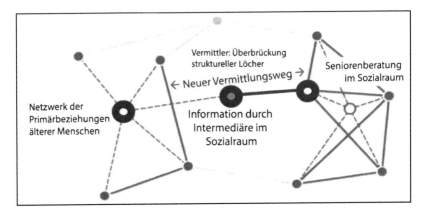

Abbildung 4.9 Überbrückungsidee einer Vermittlung zwischen älteren Menschen und der Seniorenberatung durch intermediäre Instanzen im Sozialraum (Quelle: Schubert 2018: 39)

Clemens (2016) formulierte die Kritik an ego-zentrierten Netzwerkkarten wie folgt:

> *„In egozentrierten Netzwerkkarten zeichnen die Befragten aus ihrer Sicht die Menschen ein, mit denen sie in Verbindung stehen (…). Wenn Netzwerkforschung tatsächlich konsequent die Beziehungen und die Interaktionen in ihren Fokus stellen will, dann helfen solche Befragungen allein nicht weiter und verschiedene Methoden müssen zusammengebracht werden. Einer der Gründerväter der modernen Netzwerkforschung, Jacob L. Moreno (1934/1953) hat deshalb die Reziprozität von Beziehungen ermittelt, wodurch „nachvollzogen werden kann, ob A nicht nur in B einen Freund sieht, sondern B auch in A"* (Clemens 2016: 51).

4.6.1.6.1.3 Soziometrie

Sollen umfassende Netzwerke untersucht werden, so bildet die soziometrische Analyse von Moreno (1934) (Moreno in Diaz-Bone 2006: 8) einen klassischen Ansatzpunkt. Moreno untersuchte die Kinder einer vierten Grundschulklasse und entdeckte, dass diese in zwei Gruppen gegliedert ist sowie in eine davon losgelöste Dyade. Es gibt zwei Personen, eine in jeder Gruppe, die als einzige auch miteinander in Kontakt stehen. Diese „Brückenkinder" (ebd.) kontrollieren den Zugang zu der jeweiligen Gruppe und verfügen dadurch über „Prestige" (ebd.). Es besteht eine „Machtposition" (ebd.) (Abbildung 4.10).

Abbildung 4.10
Freundschaftsstruktur unter
Viertklässlern (Quelle:
Diaz-Bone 2006: 8)

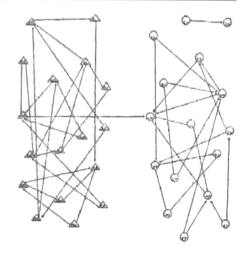

4.6.1.6.1.4 Visualisierungsoptionen

Netzwerke können in unterschiedlicher Weise dargestellt werden. Die visuelle Darstellung wird als „Graph" (a. a. O.: 9) bezeichnet. Es kann auch eine Darstellung als Matrix gewählt werden. Netzwerkanalysen können zudem differenziert werden in z. B. Cliquenanalyse, Blockmodellanalyse (vgl. ebd.) und Kohäsionsanalyse (a. a. O.: 11). Die Cliquenanalyse unterteilt ein großes Netzwerk in kleine Untereinheiten, die „Blockmodellanalyse" (Boorman & White in Diaz-Bone 2006: 10), auch als „Harvard-Breakthrough" (Heidler in Stegbauer & Häußling 2010: 407) bezeichnet, gruppiert Netzwerkakteure aufgrund ihrer strukturellen Ähnlichkeit zu Blöcken, die zueinander ins Verhältnis (z. B. hierarchische Differenzierung) gesetzt werden können. Eine Visualisierung durch eine Graphendarstellung oder die Darstellung anhand einer Matrix veranschaulicht das Ergebnis. Bei der Kohäsionsanalyse wird untersucht, „wie intensiv Akteure in unterschiedlichen Regionen bzw. zwischen unterschiedlichen Regionen des Netzwerks vernetzt sind" (a. a. O.: 11). Hier werden die Methoden der Diffusionsanalyse, die analysiert, wie sich z. B. Innovationen ausbreiten und die Cliquenanalyse miteinander verbunden. Die Diffusionsanalyse stellt Differenzen in der „Pfadlänge" (ebd.) dar. Dies bedeutet, dass sich Informationen in Netzwerken unterschiedlich schnell ausbreiten. So kann die Verbundenheit der Akteure dargestellt werden. Die unterschiedliche bzw. die durchschnittliche Pfadlänge können als erstes Maß für Kohäsion betrachtet werden. Die Differenzierung der Netzwerke gliedert sich

„in sich dicht vernetzte Regionen, die aber untereinander geringer vernetzt sind, ist die entsprechende Erweiterung der Cliquenanalyse auf der Ebene großer Netzwerke. Wie die Pfadlänge (Verbundenheit), so kann auch die Cliquenbildung (als Ausmaß der Verbundenheit) die Ausbreitung von Krankheiten, Informationen oder die Diffusion von Innovation beeinflussen" (ebd.).

Im Bereich der softwaregestützten Analyse gibt es auf dem Markt sehr viele Programme, die computergestützte Analysen unterschiedlichster Genese durchführen, so z. B. VennMaker und UCINET (vgl. Weyer 2014: 106 f.). Im sozialen Bereich findet man sehr viele Instrumente und Methoden, die weniger im wissenschaftlichen, als vielmehr im berufspraktischen Bereich im Rahmen der Gemeinwesenarbeit eingesetzt werden. Bei der Visualisierung können farbliche Kennzeichnungen der Alteri (Knoten) Unterscheidungen treffen bezogen auf die Beziehungskontexte, wie z. B. familiäre, freundschaftliche oder Arbeitsbeziehungen. Die Beziehungsintensität kann durch die unterschiedlich starke Kennzeichnung der „Kanten" als Verbindungslinie zwischen Ego und Alter ausgedrückt werden. So können z. B. gestrichelte Linien eher schwache Beziehungsintensität und fett markierte Linien eher starke Intensität symbolisieren. Ebenso können z. B. unterschiedliche Unterstützungsformen gekennzeichnet werden, z. B. für emotionale und instrumentelle Unterstützung.

4.6.1.6.2 Qualitative Netzwerkanalyse

Netzkarten, auch „socialmaps, als Landkarten sozialer Strukturen" (Herz 2012: 2) finden in unterschiedlichen Kontexten Anwendung. So können sie z. B. die explorative Vorstufe zu vertiefenden quantitativen Analyseverfahren bilden. Auch im Rahmen ethnographisch orientierter Forschungsvorhaben können sie neben unterschiedlichen Beobachtungsverfahren eingesetzt werden. Sie können als Ergänzung zu qualitativen Interviews eingesetzt werden, um „subjektiven Sinn in einer sozialen Figuration transparent zu machen" (Schubert 2018: 105). Die Darstellungsform des Diagramms ist „ego-zentriert" (ebd.). Im Zentrum steht die zu befragende Person oder Vertreter der zu beforschenden Institution bzw. Organisation. Die im Interview gewonnenen Informationen können „ohne großen Aufwand" (ebd.) eingetragen und visualisiert werden. Die Bezugsakteure werden hierbei auf „konzentrischen Kreise platziert" (ebd.). Die Entfernung zum Zentrum symbolisiert hierbei die Nähe bzw. Distanz der Akteure. Die Kartendarstellung kann in unterschiedliche Sektoren eingeteilt werden, die, je nach Thema und Fragestellung, den lebensweltlichen bzw. professionsbedingten Kontext symbolisieren. Durch die Visualisierung wird die Analyse von „Potentialen, Ressourcen, aber auch Schwächen" (a. a. O.: 106) möglich. Zudem lassen sich weitere Parameter, wie Nähe und Distanz, Größe und Umfang und die Zusammensetzung bestimmen.

Sommer, Lingg, Reutlinger und Stehler (2010) gehen davon aus, dass gerade die Kombination „verbalisierter und visualisierter Methoden eine starke Fokussierung auf den Einzelfall" (Sommer et al. 2010: 2) ermöglicht. Das qualitative offene Verfahren

> „erlaubt es, konkrete Praktiken der Interaktionen und Handlungsvollzüge in sozialen Netzwerken (…) zu rekonstruieren und gleichzeitig individuelle Relevanzsetzungen, Deutungsmuster und handlungsleitende Orientierungen auf der Akteursebene zu erfassen" (Hollstein & Strauß in Sommer et al. 2010: 3).

Socialmaps können nach Erhebungsart unterschieden werden. So gibt es Erhebungen mit Papier und Bleistift oder mit Papier, Stiften und Bauklötzen bzw. Spielfiguren. Ebenso können digitale Netzwerkkarten eingesetzt werden (vgl. ebd.).

In der vorliegenden Studie soll es jedoch nicht um ein Netzwerk gehen, das als informelles Netzwerk Sozialbeziehungen zwischen Individuen in den Fokus nimmt, sondern um formelle „Organisationsnetzwerke und institutionelle Netzwerke" (Schubert 2018: 9), die als Steuerungsinstrumente im kommunalen Kontext eingesetzt werden, um ein bestimmtes Ziel zu erreichen, welches mit herkömmlichen Methoden nicht erreicht werden kann. Ziel kann hier z. B. die Entwicklung eines „Hilfenetzes" sein, das sowohl für die älteren Bewohnerinnen und Bewohner des Quartiers als auch für die Bewohnerinnen und Bewohner von Einrichtungen der stationären Altenhilfe im Zuge der demografiebedingten Quartiersentwicklung bestimmt ist.

4.6.1.7 Netzwerkausrichtung in der Kommune und Sozialwirtschaft

4.6.1.7.1 New Public Management und Public Governance

Auf der Ebene der Kommune führen die vernetzten Kommunikationsstrukturen zwischen Politik, öffentlicher Verwaltung, Wirtschaft, professionsbezogenen Dienstleistern und Betroffenen sowie zivilgesellschaftlich engagierten Bürgerinnen und Bürgern dazu, dass „die institutionelle Zergliederung der Funktionssysteme in der Kommune – wie z. B. Soziales, Jugendhilfe, Erziehung und Gesundheitswesen" (Schubert 2018: 8) überwunden werden kann, und „Brücken zwischen diesen fragmentierten Strukturen" (ebd.) gebaut werden können,

„indem das professionelle Handeln über eine vernetzte Vorgehensweise ganzheit-
lich an den Bedürfnissen der Adressatinnen und Adressaten ausgerichtet wird (...)
Organisierte Netzwerke versprechen damit sowohl eine gesteigerte Wirtschaftlichkeit
als auch eine höherwertige Produktqualität. Unter der weiterführenden Governance-
Perspektive bündeln die beteiligten Akteure ihre Ressourcen, verknüpfen ihre Kapa-
zitäten komplementär und können so das Leistungsspektrum erweitern, ohne die
Selbständigkeit zu verlieren. Insgesamt verspricht der Netzwerkansatz den Wechsel
von einem versäulten zu einem flexiblen, kooperativen Handlungssystem" (ebd.).

Schubert stellt den Entwicklungsprozess dar, den die Steuerungsformen der
öffentlichen Verwaltung auf der Ebene der Kommune seit der Mitte des 20.
Jahrhunderts durchliefen, um ihrer Aufgabe, der Daseinsvorsorge für die Bevölkerung, gerecht zu werden. Das klassische, traditionelle Modell der öffentlichen
Verwaltung basiert auf fachlichem Personal, das formal in Hierarchien angeordnet
ist und auf rechtlicher Basis agiert. Schubert betont dabei, dass die öffentliche Verwaltung in Deutschland heterogen aufgestellt ist. So spielen neben der
Bundes- und Landesverwaltung auch Körperschaften, Stiftungen und Anstalten
eine Rolle. Der kommunalen Selbstverwaltung fällt jedoch eine dominante Rolle
zu. Der Fokus der Aktivitäten liegt hierbei auf der administrativen Durchsetzung
von Regeln und Richtlinien (vgl. Schubert 2018: 21).

In den 90er Jahren des letzten Jahrhunderts wurde das „New Public Management" als „Neues Steuerungsmodell" (ebd.) der Kommunalen Gemeinschafts-
stelle für Verwaltungsmanagement in Köln, eingeführt. Die Betonung lag nun auf
der „ökonomischen Überformung der Richtlinien der Öffentlichen Verwaltung"
(ebd.). Betriebswirtschaftliche Modelle, Techniken und Instrumente wurden aus
dem Managementbereich der Privatwirtschaft auf das kommunale und sozialwirt-
schaftliche Handeln übertragen. Ziel war es hierbei, Effizienz und Effektivität zu
erhöhen. Die Einrichtungen und Dienstleister in öffentlicher Trägerschaft mussten dieses Modell in ihre Abläufe integrieren. Dieses Verhalten wurde ebenso von
den freien Trägern erwartet (vgl. ebd.). Zu diesem Zweck wurde das Controlling
von der öffentlichen Verwaltung in die Einrichtungen selbst verlagert. Theoretisch
kann dieses Modell laut Schubert in die „Tradition der neoklassischen Ökonomie
und der Rational Choice-Theorie" (a. a. O.: 22) eingeordnet werden. Die Folge
davon war ein marktförmiges Agieren derjenigen Akteure, die im Quartier mit
der Sicherung der Daseinsvorsorge beauftragt sind: „Ihre Leistungen werden nach
der Qualität und den finanziellen Vorgaben definiert. Zugleich wurde die Zuwendung öffentlicher Mittel in ein marktförmiges Wettbewerbsmodell eingebettet und
kennwertbezogen kontraktiert" (ebd.). Keine Beachtung fanden hierbei die vielen
zivilgesellschaftlichen Akteure, die auf der Basis von Freiwilligkeit und privatem
Engagement im kommunalen Raum tätig waren (vgl. ebd.).

Seit ca. 2005 tritt eine neue Strategie zunehmend in den Fokus der Aufmerksamkeit: „Public Governance" (ebd.) stellt eine Steuerungsform dar, bei der der Aufbau eines Netzwerks von zentraler Bedeutung ist. Kooperationsstrukturen der Akteure stehen im Mittelpunkt und lösen die vertikalen, hierarchisch geprägten Steuerungsprozesse ab. Zudem werden horizontale Sektorengrenzen überschritten, da in die Kooperation im Netzwerk alle Akteure im Sinne einer dezentralen Verantwortungsgemeinschaft integriert sind. Zentral ist hierbei eine kontinuierliche Verständigung aller Akteure „über gemeinsame Ziel- und Handlungsstrategien" (a. a. O.: 23). Die Steuerung findet über den Prozess der Interaktion der Gruppenmitglieder statt. Die Rolle des Staates verändert sich in diesem Kontext ebenfalls:

> *„Nach dem Governance-Verständnis des ‚kooperativen Staates' ist der Staat nicht mehr zentrales Steuerungszentrum, sondern Ko-Akteur, primus inter pares, in einem informellen und formellen Verhandlungsnetz von staatlichen und gesellschaftlichen Akteuren. Die staatliche Handlungsfähigkeit wird über Verhandlungsbeziehungen in der Vernetzung mit relativ autonomen gesellschaftlichen Akteuren hergestellt (…). Die Governancelogik setzt auf den Ausbau von lokalen Arenen der Partizipation, in denen der dialogische Austausch der öffentlichen und privaten Akteure über die reine Wahldemokratie hinaus gefördert wird. Governance soll Legitimität im Rahmen der Mobilisierung von zivilgesellschaftlichen Ressourcen, Energien und Ideen in der Kommune erzielen"* (ebd.).

In dieses Netzwerk sind neben den Vertretern der Kommune die Akteure aus dem öffentlichen und privaten Dienstleistungssektor und der Sozialwirtschaft integriert und bilden gemeinsam mit den

> *„unabhängigen, aber interdependenten Interessens- und Anspruchsgruppen aus unterschiedlichen organisationalen Feldern mit jeweils eigener Handlungsrationalität, die so genannten Stakeholder, eine Verantwortungsgemeinschaft mit dem Ziel der „sozialen Dienstleistungsproduktion in Selbstverwaltung"* (a. a. O.: 23 f.).

Die theoretische Verortung dieses Steuerungsmodells im Kontext der Kommune liegt in der Organisationssoziologie und der Netzwerktheorie begründet, die die Managementtheorien des Neuen Steuerungsmodells ablösen (a. a. O.: 24).

Auch in der Sozialwirtschaft konnten aufgrund der Modelle „Public Management" und „Public Governance" wichtige Impulse gesetzt werden. Vernetzung wird somit als Erfolgsfaktor hinsichtlich von Effizienz und Effektivität gesehen und gleichzeitig findet unter Qualitätsaspekten die Erbringung von Dienstleistungen in „interdependente Handlungsketten" (a. a. O.: 11) statt:

*„Die praktische Umsetzung setzt auf verschiedenen Ebenen an: Sie reicht von der Akti-
vierung der Bewohnerschaft zur Kooperation im Gemeinwesen über die Koordination
lokaler Dienste und Akteure in dezentraler Fach- und Ressourcenverantwortung bis
hin zum integrierten Handlungsansatz der fachlich-professionellen Akteure nach dem
Konzept der Sozialraumorientierung"* (a. a. O.: 11).

Mit diesen Konzepten wird auf die „… funktionale Differenzierung der öffentlichen Hand und der institutionellen Zergliederung der Funktionssysteme" (ebd.)
reagiert. Diese führte seit Mitte des 20.Jahrhunderts dazu, dass die „Gesamtaufgabe der sozialen Daseinsvorsorge in funktionale Teilbereiche zerlegt" (ebd.)
wurde, die sich nicht auf das Ganze, sondern lediglich auf ihre internen
Kommunikationsabläufe bezogen (vgl. ebd.). Es herrschten gegenseitige Abschot-
tungsprozesse vor und die Dienstleistungseinrichtungen blieben durch Funktions-
und Hierarchiebarrieren vertikal und horizontal getrennt (vgl. a. a. O.: 12).
Als Folge existierten „operative Inseln" (ebd.) Es wurden keine gemeinsamen
Schnittstellen wahrgenommen, was zum Aufbau von Doppelstrukturen führte
und belastend für die Ressourceneffizienz war. Durch den Aufbau von Netzwerkstrukturen zur Steuerung sollen hingegen „Brücken" (ebd.) zwischen diesen
fragmentierten Strukturen gebildet werden. So bieten organisierte Netzwerke
im Bereich der Daseinsvorsorge in den Sozialräumen der Bewohnerinnen und
Bewohner die Möglichkeit, dass alle Akteure, sowohl zivilgesellschaftlich als
auch professionell Engagierte, sich „nach dem Prinzip der Kundenorientierung an
den Bedürfnissen der Adressaten als Ganzes – und nicht zerlegt in Teilbereiche"
(a. a. O.: 13) orientieren.

4.6.1.7.2 Institutionelle Netzwerke im Sozialraum im Kontext der Quartiersöffnung

Neue gesellschaftliche Herausforderungen benötigen neue Lösungswege. Über-
kommene Organisationsstrukturen werden ihnen häufig nicht gerecht. Es dauert
aber meist sehr lange, bis sich Organisationsstrukturen ändern. Hier bietet die
Vernetzung sehr gute Möglichkeiten, auf veränderte Anforderungen mit größerer
Flexibilität reagieren zu können. Da im Zusammenhang mit der Quartiersöffnung der stationären Einrichtungen die Netzwerkform „institutionelles, regionales
Netzwerk" im „gesellschaftlichen Sozial- und Gesundheitssektor" von Bedeutung ist, soll diese in die nähere Betrachtung eingehen. Hier zeigt sich nach
Bauer (Bauer in Otto & Bauer 2005: 16) jedoch, dass „der Diskurs über Vernetzung jede Eindeutigkeit vermissen" lässt und „Versuche, institutionelle Netzwerke
und Vernetzung definitorisch einzugrenzen" sich als „ausgesprochen heterogen
und widersprüchlich" (vgl. ebd.) erweisen. Ursächlich hierfür sind für Bauer die

unterschiedlichen gesellschaftlichen Perspektiven, aus denen heraus der Begriff beleuchtet wird:

> *„Im Lichte einer eher technokratischen Sichtweise geht es bei institutionellen Netzwerken schlicht um die effektive Koordination von Informationen, Dienstleistungen und Personen. In einer emanzipatorischen Lesart verbindet sich mit der Vernetzung dagegen die Forderung nach einem ‚ganzheitlichen‘, lebensweltorientierten Klientenbezug; Vernetzung wird gewissermaßen zum Gegenentwurf eines funktionalen, technisch-mechanistischen Verständnisses von Gesellschaft. In einer stärker politisch ausformulierten Pragmatik wird Vernetzung zum zentralen Mittel einer politischen Interessensartikulation und -partizipation ‚von unten‘, während Vernetzung in einer fachlichen Perspektive insbesondere die Aussicht auf Professionalisierung durch fachlichen Austausch und gemeinsame Innovationen beinhaltet"* (Bauer in Bauer & Otto 2005: 15).

Neben gesellschaftlichen, politischen und juristischen Bedingungen, die die Zunahme sozialraumorientierter Ansätze und Entwicklungen begünstigen, findet man im Bereich der Altenhilfe eine starke Ausdifferenzierung der Angebote, aber auch der Nachfrager, so dass institutionelle Vernetzungen helfen können, die Angebote aufeinander abzustimmen und gegenüber den älteren Menschen im Quartier transparent zu machen. Institutionelle Netzwerke können flexibel auf sich verändernde Bedingungen reagieren und begünstigen die Entwicklung von Innovationen. Zudem steigert die Arbeit in institutionellen Netzwerken die Effizienz. Lokale Vernetzung bietet zusätzlich die Chance, zivilgesellschaftliche und professionelle Akteure „unter einen Hut" (ebd.) vor Ort zu bringen. Gerade für die Einrichtungen der stationären Langzeitpflege bietet die Mitgliedschaft in einem lokalen Netzwerk die Chance, von den Synergien zu profitieren und mit den anderen Akteuren zu kooperieren, so dass gemeinsam verlässliche Strukturen im Quartier aufgebaut werden können, die den Öffnungsprozess der Einrichtungen der stationären Altenhilfe begleiten und unterstützen können. Öffnung ohne die konstruktive Zusammenarbeit und Kooperation mit relevanten Akteuren in dem Raum, zu dem hin sich die Einrichtung öffnen will, dem Quartier, ist nicht möglich, da ansonsten davon auszugehen ist, dass den Bedürfnissen der Bewohnerinnen und Bewohner, z. B. nach Sicherheit, nicht angemessen entsprochen werden kann. Die regionale Vernetzung im Quartier betont die Bindung an das Lokale, an Nachbarschaften, an biografische und soziale Faktoren. So werden Regionen als Orte gesehen, in denen es besonders gut möglich ist, soziale und institutionelle Bindungen zwischen unterschiedlichen Akteuren aufzubauen.

Die Herausforderung besteht darin, an die lebensweltorientierten, primären Netzwerke der Adressatinnen und Adressaten anschlussfähig zu werden:

„Aus der Perspektive der Adressatinnen und Adressaten spielen die persönlichen Netz-
werke, die alltäglich zwischen den Menschen an lebensweltlichen Orten geknüpft
werden, eine stärkere Rolle. Denn in diesen Beziehungskreisen wird die individuelle
Wohlfahrt im Rahmen privater Sorge sichergestellt. Die organisierten Netzwerke der
Sozialwirtschaft müssen an diesen informellen Leistungsbereich der lebensweltlichen
Netzwerke im Sozialraum allerdings anschlussfähig sein, wenn ein Bedarf festge-
stellt wird, der mit der informellen Sorge des Personenhaushalts nicht gedeckt wird"
(Schubert 2018: 8).

Gerade bei älteren Menschen finden sich im primären Netzwerk immer häufiger
nur noch wenige „ties" (Kanten, Beziehungen) und „Knoten" (Akteure, meist Personen). Diese Problematik fordert die Gesellschaft dazu auf, Substitution durch
die Installation von institutionellen, regionalen Netzwerken aus dem sekundären
und tertiären Netzwerkbereich (vgl. Schubert 2005: 80) als „strong ties" (ebd.) zu
leisten. Dadurch kann ein Netzwerk über alle drei Netzwerktypen entstehen, was
die Möglichkeit für die älteren Menschen erhöht, neue Verbindungen zunächst als
„weak ties" (schwache Beziehungen, ebd.), die durch Kontinuität des Kontakts
zu „strong ties" (starke Bindungen, ebd.) werden können, einzugehen. Dies kann
dem Begriff Inklusion anschauliche Plausibilität verleihen.

4.6.1.7.3 Strukturmerkmale, die die Zusammenarbeit im Quartiersnetzwerk fördern

Die Arbeit in Netzwerken erfordert eine eigene Kultur der Zusammenarbeit,
die „nicht von vorneherein gegeben ist und für die nicht nur neue Strukturen aufgebaut, sondern auch Verhaltensweisen erlernt bzw. trainiert werden
müssen" (SONG – Soziales neu gestalten 2008: 13). Netzwerke zwischen unterschiedlichen Organisationen brauchen sowohl eine organisatorische als auch eine
sozialpsychologische Basis. Bei den Partnern handelt es sich meist um autonome
Organisationen, Institutionen oder Personen, die jeweils aus einer individuellen Motivation heraus einen bestimmten Beitrag zum Netzwerk leisten. Soll das
Netzwerk gut funktionieren, so müssen die folgenden Strukturmerkmale beachtet
werden.

* Heterogene Zusammensetzung:
  Es sollte eine Heterogenität unter den Akteuren bestehen, so dass möglichst
  unterschiedliche Professionen aus unterschiedlichen gesellschaftlichen Berei-
  chen sowie Personen aus dem Bereich der Zivilgesellschaft vertreten sind.
  Eine entscheidende Rolle spielen auch die sogenannten „Brückenpersonen"
  (Schubert in Otto & Bauer 2005: 88); diese weisen zahlreiche Kontakte

und Verbindungen auf und können somit auch entfernt liegende Cluster des Netzwerks verbinden (vgl. ebd.).

- Polyzentrische Beziehungsstruktur:
  Die Beziehungsstruktur zwischen den Akteuren ist durch „lose Koppelung" (SONG – Soziales neu gestalten 2008: 13) charakterisiert: „Sie ermöglicht Abstimmungen und Absprachen, ohne die Autonomie der Beteiligten in Frage zu stellen. Daraus resultiert eine fließende, dezentrale und anpassungsfähige Organisationsstruktur der Verhandlung und der spontanen Allianzbildung. Das Erfahrungs- und Informationspotential vergrößert sich. Netzwerke weisen eine polyzentrische Struktur auf bei der mehrere, sich überlappende interne Beziehungsgeflechte bestehen. Erst durch die Vernetzung vieler Akteure „findet eine Öffnung für neue Impulse, Ideen und Anregungen statt" (Schubert in Otto & Bauer 2005: 84).

- Innere Ordnung:
  Institutionelle Netzwerke sind durch das Spannungsverhältnis zweier unterschiedlicher Organisationslogiken gekennzeichnet: Informelle Gruppen, die aus dem Netzwerktyp „primäre Netzwerke" bzw. als z. B. Vereine aus dem „sekundären Netzwerkbereich" (Schubert in Bauer & Otto 2005: 80) entstammen, orientieren sich v. a. nach dem emotionalen Leitkriterium der Sympathie. Formelle Gruppen, die zu dem Netzwerktyp „Tertiäre Netzwerke" (ebd.) zu rechnen sind, orientieren sich hingegen v. a. nach dem Kriterium der Zweckrationalität. Die Arbeit in der Netzwerkstruktur integriert beide Elemente und kann im Einzelfall von einem Pol zum anderen changieren (Bauer in Otto & Bauer 2005: 36).

- Ambivalente Rollen der Beteiligten:
  Die Mitglieder eines Netzwerks weisen ambivalente Rollen innerhalb ihres Handlungsrahmens auf: Einerseits agieren sie als Repräsentanten der Organisation, aus der sie in die Netzwerkarbeit entsendet sind, andererseits muss ihr Handeln mit dem übergeordneten Netzwerkziel kompatibel sein. Hier ist es notwendig, einen Ausgleich zwischen der Loyalität zur eigenen Organisation und zum Netzwerkziel zu finden (Schubert in Otto & Bauer 2005: 78).

- Netzwerkkultur, Zieldefinition und Leitbild:
  Alle Mitglieder sollten eine gemeinsame Basis bezogen auf Grundüberzeugungen und Leitbilder besitzen. Bei der Einigung auf ein gemeinsames Ziel ist es notwendig, dass jeder einzelne Akteur sein Einverständnis aus eigener Motivation heraus gibt. Nur so ist sichergestellt, dass die Einzelinteressen dem Gesamtinteresse des Netzwerks untergeordnet werden (vgl. Schubert in SONG 2008: 15). Charakteristische Kriterien zur Beschreibung der Kultur in

der Struktur Netzwerk sind Verbindlichkeit, Vertrauen, Kooperation, Kommunikation, Austausch, Transparenz und Information. Auf dieser Basis sollten die Netzwerkpartner zu Beginn der Netzwerkbildung Grundsätze und Regeln festlegen, die in ein zu entwickelndes Leitbild integriert werden sollten (vgl. Miller in SONG 2008: 15).

• Ressourcenklärung und -steuerung, Vertrauen und Information:
  Zu Beginn ist es wichtig, dass die Ressourcen, die jedes Mitglied in die Netzwerkarbeit einbringt, thematisiert werden. Hierzu zählen die Wissens- und Informationsbestände, die sozialen Kompetenzen sowie die Sach- und finanziellen Mittel. Daraus resultiert der Ressourcenpool, der den einzelnen Mitgliedern zur Verfügung steht und weit über den individuellen Pool jedes Mitglieds hinausgeht. Bei der Zusammenarbeit ist deshalb bedeutungsvoll, dass durch den Einsatz dieses Pools kein Partner einen unverhältnismäßig großen Konkurrenzvorteil besitzt. Dies erfordert das Vertrauen der Netzwerkmitglieder zueinander, das durch einen gezielten Informationsfluss zwischen ihnen gestärkt werden kann (vgl. Miller in SONG 2008: 16).

• Kooperationsfähigkeit, Machtbalance:
  Diese Eigenschaft ist von fundamentaler Bedeutung, wenn es um die Interaktion im Netzwerk geht. Kennzeichen dieser Eigenschaft sind Verbindlichkeit, Selbstbeschränkung, Selbstverpflichtung, Selbstreflexion, Toleranz, Empathie, Respekt, Geduld, Fairness und Kommunikation. Hierzu gehört auch, sich auf die jeweils anderen Fachsprachen einzulassen und über einen langen Atem bei Aushandlungsprozessen zu verfügen. Die „Macht" in einem Netzwerk, die definiert werden kann als Zugang zu z.B. „Machtquellen wie Geld, Wissen, Informationen, Kontakte, Status" (SONG 2008: 17), ist ungleich verteilt. Deshalb müssen diese Machtquellen offengelegt und ausgeglichen werden. Die Ausbalancierung findet z. B. dann statt, wenn ein finanzkräftiger Partner einen höheren finanziellen Beitrag einbringt. Ziel sollte immer sein, Macht konstruktiv zur Erreichung des Netzwerkziels einzusetzen. Dies kann u. U. auch bedeuten, einem mächtigeren Partner mehr Entscheidungskompetenz einzuräumen und die angestrebte egalitäre Stellung aller Netzwerkakteure dadurch aufzugeben. Meist sollte sich der stärkere Partner jedoch zurücknehmen, damit die schwächeren Partner integriert werden können (vgl. ebd.).

• Organisation:
  Der organisatorische Rahmen stellt die Funktionsfähigkeit des Netzwerks sicher. Wichtig sind deshalb regelmäßige Treffen mit professioneller Leitung und Moderation sowie verbindliche Absprachen. Es ist wichtig, dass die Teilnehmerinnen und Teilnehmer mit Entscheidungskompetenzen für ihr Unternehmen ausgestattet sind. Es sollten jedoch nicht nur die Personen in

Leitungspositionen als Akteure eingesetzt werden, sondern auch solche, die einen inhaltlichen Bezug mitbringen. Diese sind es in der Regel auch, die die Ergebnisse der Netzwerkarbeit in ihren Institutionen umsetzen müssen (vgl. a. a. O.: 18).

- Netzwerkgröße:
Netzwerke arbeiten umso effektiver, je besser der persönliche Kontakt unter den Mitgliedern ist. Eine Gruppengröße von sieben bis zwölf Mitgliedern ist deshalb ideal, da hier eine direkte Kommunikation und eine transparente Entscheidungsfindung gegeben ist. Bei größeren Netzwerken sollten Untergruppen Teilaufgaben zur Bearbeitung übernehmen, um arbeitsteilige Strukturen zu schaffen (vgl. Miller in SONG 2008: 18).
- Netzwerkmanagement:
Dem Netzwerkmanagement kommt eine zentrale Bedeutung zu. Seine Aufgaben sind Koordination, Organisation und Moderation. Benötigt wird für diese Position, die sowohl von einem Mitglied als auch von einer außenstehenden Person bekleidet werden kann, Methodenwissen über die Gestaltung von Strukturen und über die Moderation von Gruppen- und Kommunikationsprozessen. Ebenso obliegt den Netzwerkmanagern die Aufgabe, geregelte Verfahrensabläufe zu etablieren. Netzwerke benötigen für ihre Arbeit meist ein finanzielles Budget, das verwaltet werden muss (vgl. ebd.).
- Evaluation und Selbstreflexion:
Die regelmäßige Evaluation bezieht sich sowohl auf die internen als auch auf die externen Prozesse. Hierfür kann das Netzwerk selbstreflexiv vorgehen oder externe Stellen beauftragen (vgl. a. a. O.: 19).

Empirischer Teil

5

Im Folgenden wird das Studiendesign aus dem Bereich der qualitativen Sozial- und Pflegeforschung vorgestellt sowie die Ergebnisse aus diesem Forschungsprozess präsentiert. Hierfür werden zunächst die Forschungsziele und Forschungsfragen, die Reflexion der ethischen Aspekte, die Darstellung der Datenerhebungs- und Auswertungsmethoden sowie deren Verortung im wissenschaftstheoretischen Kontext der sozialwissenschaftlichen Forschungstraditionen dargestellt. Danach erfolgen die Beschreibung der Einrichtungen an den Standorten A und B sowie eine differenzierte Darstellung der qualitativen Analysemethode der qualitativen Inhaltsanalyse. Es folgt die kurze Präsentation der netzwerkanalytischen qualitativen Methode der Erstellung von Netzkarten. Im Anschluss findet die Diskussion der Gütekriterien im Kontext der qualitativen Forschung statt. Es folgen Ergebnisdarstellungen der Analysen, verbunden mit sich aus den Analysen ergebenden Empfehlungen. Nach einer Zusammenfassung unter Berücksichtigung der standortbezogenen Gemeinsamkeiten und Differenzen findet eine abschließende Reflexion dieses Studienabschnitts statt.

5.1 Forschungsziele

Eine fundierte Beschreibung der Kooperationsbeziehungen zwischen den Einrichtungen der stationären Langzeitpflege und den Kooperationspartnern im Quartier/Sozialraum (Perspektive der Kooperationspartner) unter der Prämisse der Identifizierung und Abbildung von Netzwerkstrukturen.

Schärfung des Öffnungsbegriffs durch Einbezug der Netzwerk- und Quartiersentwicklungsperspektive.

© Der/die Autor(en), exklusiv lizenziert an Springer Fachmedien Wiesbaden GmbH, ein Teil von Springer Nature 2023
B. Ohnesorge, *Netzwerke in der stationären Altenhilfe*,
https://doi.org/10.1007/978-3-658-42466-4_5

Identifizierung von Faktoren, die die nachhaltige Netzwerkbildung im Quartier und die Quartiersentwicklung fördern bzw. behindern sowie Darlegung der Bedeutung derselben für die Akteursgruppen im Sozialraum und Quartier.

5.2   Forschungsfragen

5.2.1   Die Perspektive der Kooperationspartner

Forschungsfrage 1:
Wie sehen die Kooperationspartner aus den unterschiedlichen gesellschaftlichen Bereichen ihre Beziehung zu den Einrichtungen der stationären Altenhilfe an den untersuchten Standorten A und B im Kontext der Quartiersöffnung. Wie sehen sie die Rolle des Ehrenamts?

Forschungsfrage 2:
Was verstehen die Kooperationspartner unter Netzwerk, Vernetzung, Netzwerkarbeit, Sozialraum, Quartier und Quartiersentwicklung und welche Rolle kommt dem Quartiersmanagement zu?

Forschungsfrage 3:
Welche Faktoren tragen zum Gelingen nachhaltiger Netzwerkbildung im Kontext der Quartiersöffnung und der Quartiersentwicklung bei? Welche Faktoren erschweren diese?

Forschungsfrage 4:
Welche prospektive Situation wird von den Kooperationspartnern antizipiert? Welches Ziel wird von den Kooperationspartnern verfolgt?

Forschungsfrage 5:
Welche Gemeinsamkeiten und Unterschiede gibt es zwischen den Kooperationspartnern der beiden Standorte und zwischen den Standorten insgesamt.

Forschungsfrage 6:

Folgende Unterfragen sind relevant:
Netzanalyse: Wie sehen die Netzwerke im Kontext der Quartiersöffnung der Einrichtungen an den Standorten A und B aus der Perspektive der Kooperationspartner aus?

Wie können die Kommunikation innerhalb der Netzwerke und die Netzwerkstruktur intensiviert werden?

Welche Gemeinsamkeiten und Differenzen gibt es zwischen den Netzwerken an den Standorten A und B?

Welche Faktoren führen zu belastbaren, nachhaltigen und beständigen Netzwerkstrukturen im Kontext der Quartiersöffnung?

5.2.2 Reflexion der ethischen Aspekte/Forschungsethik

5.2.2.1 Forschungsethische Grundlagen

Jede Forschung mit und an Menschen bedarf der Reflexion ethischer Aspekte. Die ethischen Grundsätze für die Pflegeforschung basieren auf der Deklaration von Helsinki (Weltärztebund, Deklaration von Helsinki, zuletzt aktualisiert im Oktober 2013), auf den ethischen Richtlinien der American Nursing Association (ANA; 1968, 1975) und der Deutschen Gesellschaft für Pflegewissenschaft (DGP) e. V., die die Richtlinien der ANA 1995 für die Pflegeforschung in Deutschland adaptierte und seitdem immer wieder an die aktuellsten Entwicklungen anpassen. Da Pflegeforschung Forschung mit und auch an Menschen ist, bezieht sich der Forschungsprozess meist auf Handlungen, die u. U. negative Effekte nach sich ziehen können, da sich die Datenerhebung innerhalb eines Beziehungsverhältnisses zwischen den Forscherinnen und Forschern sowie Probandinnen und Probanden vollzieht. Diese Effekte, wie z. B. psychische und/oder physische Verletzungen, würden ohne die Forschungstätigkeit nicht auftreten. Deshalb müssen sie Gegenstand ethischer Reflexion sein. Neben der Beschäftigung mit den Folgen für die Probandinnen und Probanden thematisiert die Forschungsethik die Schutzmaßnahmen, um die negativen Folgen zu vermeiden oder abzumildern (vgl. Schnell & Heinritz 2006:17). Ebenso werden die Forschungsmethoden selbst in die ethische Reflexion einbezogen, um deren Angemessenheit zu überprüfen.

Im Folgenden soll der Ethikkodex der Deutschen Gesellschaft für Pflegewissenschaft (DGP) e. V. vorgestellt werden. Dieser legt verbindlich ethische Standards fest, die bei jeder Forschungsstudie reflektiert werden müssen. Im Zentrum stehen hierbei „… der Schutz der Würde, der Rechte, der Sicherheit und des Wohlergehens der tatsächlichen und potenziellen Teilnehmenden an Forschungsprojekten" (Ethikkodex DGP 2016). Folgende Aspekte aus dem Kodex dienen dieser Intention:

- Die ethischen Standards müssen verpflichtend in der empirischen Pflegeforschung umgesetzt werden.

- Alle Schritte des Forschungsprozesses müssen kritisch ethisch reflektiert werden. Der Forschungsprozess muss transparent und nachvollziehbar, und die Methodik muss angemessen sein.
- Die gesetzlichen Regelungen zur Datensparsamkeit und Datenvermeidung sind einzuhalten.
- Die gesetzlichen Datenschutzbestimmungen müssen beachtet werden. Potenzielle Rollenkonflikte als Forscherinnen bzw. Forscher und Pflegefachpersonen sind im Vorfeld zu reflektieren und zu berücksichtigen.
- Es muss im Blick behalten werden, dass möglicherweise weitere Gesetze, z. B. das Arzneimittelgesetz oder das Medizinproduktegesetz, beachtet werden müssen. Alle personenbezogenen Informationen müssen im Verlauf des Forschungsprojekts vertraulich behandelt werden.
- Die Forscherinnen und Forscher dürfen keine Zuwendungen, Verträge und Forschungsaufträge akzeptieren, die den genannten Prinzipien widersprechen.
- Die Forscherinnen und Forscher lassen ihr Vorhaben vor Beginn der Forschungsstudie durch eine Ethikkommission prüfen.
- Die Teilnahme darf ausschließlich auf der Basis der uneingeschränkten Freiwilligkeit erfolgen. Die Teilnehmerinnen und Teilnehmer müssen sich informiert und autonom (informed consent) entscheiden können. Sie können die einmal gegebene Zusage jederzeit ohne Angabe von Gründen zurückziehen, ohne dass ihnen hierbei Nachteile entstehen. Dies muss auch in der Datenerhebungsphase jederzeit ermöglicht werden.

Die Informationen über das Forschungsprojekt müssen schriftlich, zielgruppenspezifisch, verständlich, kurz, aber auch ausführlich genug zur Verfügung gestellt werden. Sie müssen evtl. mündlich ergänzt werden. Es muss ausreichend Zeit vorhanden sein, sich ohne Druck für oder gegen eine Teilnahme zu entscheiden.

Vulnerable Gruppen sind besonders zu schützen. Vulnerabel sind diejenigen Personen, die in ihrer Selbstbestimmung eingeschränkt sind, z. B. weil sie in besonderen Lebenssituationen oder -umständen leben und/oder durch ihre gesundheitliche Situation, durch ihr Alter und/oder ihre kognitiven Möglichkeiten eingeschränkt sind. Liegt eine Einschränkung vor, so muss nicht nur der gesetzliche Vertreter einwilligen, sondern ebenso die teilnehmende, vulnerable Person fortlaufend zustimmen (ongoing consent).

Die Forscherinnen und Forscher verpflichten sich dazu, das Wohl der teilnehmenden Personen zu fördern, Schaden unbedingt zu vermeiden und den Nutzen zu maximieren.

Es ist eine vorausschauende Einschätzung der Risiken vorzunehmen (ethische Prävention). Eine mögliche Vulnerabilität muss explizit reflektiert und formuliert werden.

5.2.2.2 Ethische Rechtfertigung der Einbeziehung der Teilnehmerinnen und Teilnehmer in die Forschungsstudie

Es soll ein umfassender Erkenntnisgewinn über das zu untersuchende Phänomen der Beziehungen und Netzwerke im Kontext der Quartiersöffnung stationärer Pflegeeinrichtungen in seiner Tiefe erreicht werden. Hierzu müssen die subjektiven Perspektiven unterschiedlicher Kooperationspartner untersucht werden. Um die Tiefendimension angemessen auszuloten und die subjektiven Sichtweisen auf das Phänomen zu erheben, müssen alle Kooperationspartner der zwei Einrichtungen interviewt werden. Dies betrifft Vertreterinnen und Vertreter der Kooperationspartner aus den Bereichen Politik, Kommune, Verwaltung sowie aus den Bereichen Bildung, Religion und Kultur.

5.2.2.2.1 Umfassende Information und freiwillige Teilnahme

Die Beteiligten willigen auf der Basis informierter, freiwilliger Teilnahme in schriftlicher oder mündlicher Form ein. Die mündliche Form ist für die Durchführung von Telefoninterviews relevant, wenn es in Ausnahmefällen nicht möglich ist, das Informationsmaterial vor der Vereinbarung des Telefoninterviewtermins an die Kooperationspartner zu versenden. Die Einwilligung kann zu jedem Zeitpunkt widerrufen werden und auch z. B. den Abbruch einer Forschungssequenz zur Folge haben, ohne dass Nachteile entstehen. Die Informationsunterlagen für einwilligungsfähige Personen beinhalten Aussagen über die Ziele, Methoden und den Nutzen der vorgesehenen Maßnahmen. Die Informationen sind spezifisch an jede Teilnehmergruppe (Kooperationspartner aus den verschiedenen gesellschaftlichen Bereichen) angepasst.

Die Auswahl findet vor dem Hintergrund der Forschungsfrage statt. Die Kooperationspartner müssen vor ihrem jeweils spezifischen Hintergrund, z. B. im Bereich der Bildung, Religion oder Kultur, mit den Einrichtungen kooperieren bzw. über Expertenwissen in Bezug auf kommunale und Quartiersentwicklungsprozesse auf Basis ihrer beruflichen Funktionen verfügen. Dies ist z. B. bei Kooperationspartnern aus den Bereichen der Politik, Kommune und Verwaltung in den Stadtteilen oder den Städten, in denen sich die beiden Einrichtungen befinden, der Fall. Die Kooperationspartner stellen das Bindeglied ins Quartier dar. Nachdem ihre freiwillige, informierte, schriftliche oder mündliche Einwilligung gegeben wurde, findet die Auswahl der Teilnehmerinnen und Teilnehmer unter Beachtung methodischer Gesichtspunkte durch die Forscherin statt.

Für die zu untersuchenden Gruppen besteht kein physisches Risiko, da keine klinische Forschung stattfindet und invasive Methoden keine Anwendung finden. Es wird ihnen kein physischer Schaden zugefügt. Die psychischen Belastungen der Kooperationspartner können als gering eingeschätzt werden oder kommen gar nicht vor. Es ist jedoch möglich, dass sie die Interviewsituationen als unangenehm empfinden. Konträr hierzu besteht jedoch auch die Möglichkeit, sie als Chance und positives Element zu begreifen.

Insgesamt überwiegt jedoch der Nutzen, Einblicke in die Perspektiven der Kooperationspartner innerhalb eines gesellschaftlich bedeutsamen Veränderungsprozesses zu erhalten, die potenziellen Risiken bei weitem, zumal jede einzelne Teilnehmerin und jeder einzelne Teilnehmer in jeder Situation die Möglichkeit hat, seine bzw. ihre Teilnahme, auch bei vorausgegangener Zustimmung, zu verweigern (ongoing content).

5.2.2.2.2 Vorbeugende Maßnahmen

Die Forscherin verfügt über Erfahrungen sowohl bei der Durchführung qualitativer Interviews als auch über inhaltsbezogene Kompetenzen. Zudem ist es den Teilnehmerinnen und Teilnehmern jederzeit möglich, ein Interview abzubrechen oder die Einwilligung situativ in einer Beobachtungssituation zurückzuziehen. Alle bis zu diesem Zeitpunkt erhobenen Daten in der Erhebungssequenz werden daraufhin vernichtet. Nach Ablauf von 14 Tagen nach der Datenerhebung kann der Bitte nach Vernichtung der personenbezogenen Daten jedoch nicht mehr entsprochen werden, da sie zu diesem Zeitpunkt schon in den Auswertungsprozess eingeflossen sind.

5.2.2.2.3 Informierte Zustimmung (informed consent, ongoing consent)

Die Kooperationspartner werden differenziert über die Dauer, das Ziel und den Zweck der Forschung sowie über die zu verwendenden Methoden informiert. Es ist Gelegenheit gegeben, auf alle Fragen einzugehen. Vor der Durchführung der Datenerhebung werden den jeweiligen Zielgruppen angepasste, schriftliche, verständliche und vollständige Informationsmaterialien zur Verfügung gestellt, die es den Teilnehmerinnen und Teilnehmern ermöglichen, ihre schriftliche, informierte und freiwillige Einwilligung zur Teilnahme am Projekt zu geben („informed consent"). Eine Aufklärung über die Möglichkeit, die Einwilligung zur Teilnahme ohne Nachteile für die eigene Person zurückzuziehen, findet ebenfalls statt. Es wird den potenziellen Teilnehmerinnen und Teilnehmern ausreichend Zeit zum Überlegen gegeben. Personen, die an der Studie nicht teilnehmen möchten, haben keinerlei Nachteile zu befürchten. Angehörigen und Betreuungspersonen von nicht einwilligungsfähigen Personen werden ebenfalls ausführliche Informationsmaterialien zur Verfügung gestellt, sodass sie in die Lage versetzt werden, ihre informierte Einwilligung abzugeben oder abzulehnen. Ist die nicht einwilligungsfähige Person fähig, Entscheidungen über die Teilnahme an der Forschung zuzustimmen, muss ihre Zustimmung hierzu ebenfalls eingeholt werden. Das situative Abwägen ermöglicht es, die einmal gegebene Zustimmung immer wieder zu überprüfen, um insbesondere die Teilnehmerinnen und Teilnehmer aus dem vulnerablen Personenkreis zu schützen (ongoing consent). Die Interviewpartner erklärten sich bereit dazu, dass die gewonnenen Daten im Anschluss an das Forschungsprojekt „Organisationskultur und Quartiersöffnung in der stationären Altenhilfe – GALINDA" für weitere Forschungen, wie z. B. Promotionen, am Lehrstuhl für gerontologische Forschung der Philosophisch Theologischen Hochschule Vallendar (PTHV), jetzt Vinzenz Pallotti University (VPU), genutzt werden dürfen. Die vorliegende Arbeit ist unter diesem Aspekt zu betrachten.

5.2.2.2.4 Aspekte des Datenschutzes

Für die Durchführung der Forschungsstudie wie auch für die Aufarbeitung, Analyse und weitere Verwendung der Daten gelten die Standards und Richtlinien der Deutschen Gesellschaft für Pflegewissenschaft (DGP), die z. B. Vorgaben zur Anonymisierung von Daten machen. Alle personenbezogenen Daten werden anonymisiert und vertraulich behandelt. Die Daten werden nicht an Dritte weitergegeben. Alle datenschutzrechtlichen Bestimmungen werden eingehalten.

Die Daten werden für Dritte unzugänglich 10 Jahre lang aufbewahrt.

5.2.2.2.5 Nutzen für die Teilnehmerinnen und Teilnehmer

Nach Beendigung der Untersuchung, in die die Studie der Forscherin integriert ist (Gutes Altern in Rheinland-Pfalz – GALINDA), haben die Beteiligten die Gelegenheit, Einblicke in Netzwerk- und Kooperationsprozesse sowie in den Prozess der Quartiersöffnung zu erhalten. Für die vorliegende Studie liegt das Ethikvotum des ETHIK-Instituts Vallendar vor, sodass die Durchführung unter den geplanten Bedingungen möglich ist (vgl. Brandenburg et al. 2021: 61–69).

5.3 Datenerhebung und Datenauswertung

Beschreibung der Standorte und Einblicke in die sie umgebenden Sozialraum, Darstellung der Ergebnisse bezogen auf die Forschungsfrage

5.3.1   Beschreibung der Standorte

Beschreibung der Standorte und Einblick in den sie umgebenden Sozialraum: Zwei Standorte in Rheinland-Pfalz

5.3.1.1   Standort A

Die Pflegeeinrichtung an Standort A bietet 230 Plätze. Diese verteilen sich auf 146 Einzel- und 42 Doppelzimmer. Die Einrichtung liegt zentral in der Stadt und bietet seit kurzem neben vollstationärer Pflege auch Tagespflege an. Die Einrichtung liegt inmitten der Altstadt einer größeren, ca. 200.000 Einwohner umfassenden Stadt in Rheinland-Pfalz. Sie rangiert unter den Orten mit hohen Zukunftschancen, und es existiert ein breites Angebot an Bildungs-, Kultur- und Sozialeinrichtungen für alle Bevölkerungsgruppen, speziell auch für das hohe Alter. Die medizinische Versorgung der Region wird durch eine Vielzahl von Krankenhäusern und Fachkliniken gesichert. Ebenfalls gibt es ein ausgebautes ambulantes Versorgungssystem. Auch Plätze für die Kurz- oder Langzeitpflege sind ausreichend vorhanden. Die Bertelsmann Stiftung (vgl. Wegweiser Kommune-Bertelsmann Stiftung 2019) zählt die Stadt zum Demografie-Typ 2, d. h. zu einem „Zentrum der Wissensgesellschaft", dem 52 Kommunen zugeordnet werden. Es geht um Großstädte, kleinere Kommunen sowie Universitätsstädte. Diese zeichnen sich durch folgende Merkmale aus: Zentren hochqualifizierter Arbeit, sehr starkes Bevölkerungswachstum durch hohe Wanderungsgewinne, hohe Einkommen und hohe Steuereinnahmen, soziodemographisch hohe Heterogenität. Der Gebäudekomplex des Pflegeheims umfasst mehrere Stockwerke in verschiedenen, jedoch miteinander verbundenen Häusern (Bauer et al. in Brandenburg et al. 2021: 317). Das Gesamtgelände ist nach Aussage der Einrichtungsleitung 8.000 qm groß. Der sehr große Garten umfasst ca. 2.000 qm und verfügt über viele Sitzgelegenheiten und einen großen Teich. Es gibt einen öffentlichen Gartenbereich sowie einen Bereich, der nur der Bewohnerschaft zugänglich ist. In diesem, durch die Gebäude des Pflegeheimkomplexes geschützten Bereich können sich auch Personen mit Demenz aufhalten (vgl. Brandenburg et al. 2021: 166–168).

5.3.1.2   Standort B

Das Pflegeheim an Standort B verfügt über 69 Zimmer, die als Einzel- und Doppelzimmer konzipiert sind und Raum für 115 Bewohner bieten. Es wird Kurzzeitpflege und zusätzlich zukünftig eine integrierte Tagespflege angeboten. Ein Neubau mit 85 Plätzen ist vorgesehen. In diesen soll ein Pfarrsaal für die Kirchengemeinde integriert werden. Der historische Teil des bisherigen Pflegeheims soll in Wohnungen für Familien umgebaut werden. Die untersuchte Einrichtung liegt in einer Kleinstadt mit ca. 8.000 Einwohnern. Kultur- und Bildungseinrichtungen, eine Fachklinik sowie vier stationäre Pflegeeinrichtungen werden vorgehalten. Daneben sichern mehrere ambulante Pflegedienste die häusliche Versorgung ab. Die Bertelsmann-Stiftung zählt Standort B zum Demografietyp 7, d. h. zu den „Wirtschaftszentren mit geringer Wachstumsrate." Es besteht eine insgesamt eher geringe wirtschaftliche Dynamik. Bei diesem Demografietyp sind hohe Soziallasten vorhanden und es besteht eine angespannte Haushaltslage (vgl. Brandenburg et al. 2021: 166–168).

5.3.2   Datenerhebung

Beschreibung der Interviewpartner und der Interviewsituation, der Interviewart, der Interviewakquise und Interviewdurchführung

Die Leitfadenkonstruktion für die Experteninterviews basiert auf der Literaturrecherche. Die Leitfäden für die Interviews der Kooperationspartner stellten hierbei einen Teilbereich der Leitfädenentwicklung des Gesamtprojekts „Galinda – Gutes Altern in Rheinland-Pfalz" (vgl. Brandenburg et al. 2021: 148 ff.) dar, deren spezifischer Fokus auf der Untersuchung der Kooperationsbeziehungen zu den Einrichtungen und auf den Netzwerkstrukturen lag. Zudem wurden die Leitfäden zusätzlich den Interviewpartnern angepasst, je nachdem aus welchem gesellschaftlichen Bereich diese stammten. So wurden unterschiedliche Leitfäden für die Interviewpartner aus folgenden Bereichen eingesetzt: Politik, Kommune und Verwaltung als ein Teilbereich, die Partner aus dem Bereich der Bildung, der Seelsorge und der Kultur wurden im zweiten Teilbereich zusammengefasst.

Die Kooperationspartner wurden mit Hilfe von Experteninterviews befragt. Ausgangspunkt dieser Interviewform ist die Annahme, dass Experten über einen besonderen Wissenspool verfügen; sie gelten daher als Quelle von Spezialwissen über einen zu erforschenden, sozialen Sachverhalt. Mit Hilfe des Experteninterviews wird nach Gläser und Laudel versucht, dieses Wissen zu erschließen (Gläser & Laudel 2009). Das Expertenwissen hat ebenfalls eine Aufklärungsfunktion im Hinblick auf die Fragestellung (Bonger & Menz 2009).

Im Zentrum steht das Wissen des als Experten fungierenden Interviewpartners, der durch seine Berufsrolle über eben diesen, die Interviewenden interessierenden Sachverhalt verfügt. Im vorliegenden Fall handelte es sich um Personen, die mit den Einrichtungen an den Standorten A und B in unterschiedlicher Weise und in unterschiedlichen gesellschaftlichen Kontexten kooperierten. Die Leitfäden wurden aus den Ergebnissen der systematischen, standardisierten Literaturrecherche konstruiert. Eine Validierung fand durch Forschertriangulation statt, indem die Autorin die Leitfäden weiterer Forschenden aus dem Projekt „Galinda" (s. o.) vorlegte und diskutierte. Die Leitfäden wurden den jeweiligen Adressatengruppen angepasst. So gab es spezifische Interviewleitfäden für den Bereich der Religion (Seelsorge, Vertreter religiöser Gemeinschaften und der Institution Kirche), die Kooperationspartner aus Vereinen und dem kulturellen Bereich (z. B. aus den Bereichen Museum, Tanz, Musik und Darstellende Kunst), den Bereich der Bildung (z. B. Kindergärten, Schulen, Volkshochschulen), den Bereich der Verwaltung und Politik auf der Ebene der Kommune und den Bereich des Quartiersmanagements. Die Interviewakquise fand mit Hilfe der Leitungskräfte und Sozialdienste der Einrichtungen an den Standorten A und B statt, von denen die Telefonnummern der Interviewpartner bezogen werden konnten. Die Interviewtermine wurden telefonisch vereinbart und fanden entweder face to face vor Ort oder per Telefon statt. Das informierte Einverständnis wurde eingeholt, indem die ausführlichen Informationen über das Forschungsprojekt und die Einhaltung der ethischen Standards in der Regel per Mail vorab an die zu interviewenden Personen verschickt wurden und die Einwilligung entweder direkt zu Beginn der Interviews (bei persönlichem face to face Interview) oder per Mail bei Telefoninterviews in schriftlicher Form eingeholt wurde. In einigen Fällen, in denen beides nicht möglich war, da von den Teilnehmenden versäumt wurde, die schriftliche Einwilligung im Vorfeld zu geben, wurde die Einwilligung zu Beginn des Interviews mündlich erteilt und von der Interviewerin schriftlich festgehalten. Zudem wurde zu Beginn der Interviews von der Interviewerin nochmals auf die Aufzeichnung mit Hilfe eines Audiogeräts und die datenschutzrechtlichen Regelungen eingegangen. Ein Interviewpartner lehnte die Aufzeichnung mit Hilfe des Audiogeräts ab, so dass eine Mitschrift des Gesprächs erfolgte. Die Interviews wurden als Einzelinterviews durchgeführt. Die Datenerhebung wurde im Zeitraum von Januar 2018 bis Januar 2019 durchgeführt. Es wurden insgesamt 23 Interviews durchgeführt, wobei an Standort A 12 Interviews und an Standort B 11 Interviews geführt wurden. Die Dauer der Interviews variierte von 15 bis 90 Minuten.

5.3.3   Datenauswertung

5.3.3.1 Qualitative Inhaltsanalyse

Die Datenauswertung erfolgte mit Hilfe der qualitativen Inhaltsanalyse nach Mayring (2015), die als etabliertes Verfahren in der Pflege- und Sozialforschung anerkannt ist. Alle Interviews wurden zunächst vollständig transkribiert und mit

Hilfe des Datenauswertungsprogramms MAXQDA (Version 2018) analysiert. Für die Transkription wurden die Regeln von Dresing und Pehl (2013) angewandt. Diese Transkriptionsregeln beinhalten z. B. die wörtliche Transkription, Wort- und Satzabbrüche sowie Interpunktionen werden geglättet. Verständnissignale des Zuhörers und paraverbale Äußerungen, wie z. B. „ähm, mmh" etc. werden nicht transkribiert. Die Daten wurden anonymisiert, Namen und persönliche Daten ggf. pseudonymisiert (vgl. Brandenburg et al. 2021: 150 f.).

Die Interviewtranskripte wurden mehrfach gelesen. Mit Hilfe des Computerprogramms MAXQDA (Version 2018) und durch das Wechselspiel zwischen Theorie und dem konkreten Material wurde dann ein Kategoriensystem entwickelt, das durch Zuordnungs- und Konstruktionsregeln definiert und im Analyseprozess fortwährend überarbeitet und überprüft wurde. Die so aus den Forschungsfragen und der Literaturrecherche extrahierten deduktiven Kategorien wurden durch diesen Prozess um induktive Kategorien ergänzt (vgl. ebd.).

5.3.3.1.1 Metatheoretischer Kontext: Interpretatives Paradigma der qualitativen Sozialforschung

Lamnek beschreibt, dass „qualitative Forschung *interpretativ*" (Kursiv im Original) (Lamnek 2016: 41) ist: „… die soziale Realität wird als gesellschaftlich, ihr Sinn also durch Interpretation und Bedeutungszuweisung, konstruiert und nicht objektiv vorgegeben erfasst" (Lamnek 2016: 41). Sie ist *naturalistisch* (Kursiv im Original), da das Untersuchungsfeld die natürliche Welt, die „… mit naturalistischen Methoden beschrieben werden soll" (ebd.) ist. Sie ist *kommunikativ* (Kursiv im Original), das bedeutet, dass die methodologischen Regeln nicht losgelöst von den „… vorgängigen Regeln des alltäglichen Kommunikationsprozesses festgelegt werden, da die soziologischen Methoden der Sozialforschung Kommunikation implizieren" (ebd.). Sie ist *reflexiv* (Kursiv im Original), weil sie sich „… in mehrfacher Hinsicht kritisch reflektieren" (ebd.) muss und sie ist *qualitativ* (Kursiv im Original), da sie sich „… auf nichtstandardisierte" (ebd.) Methoden bezieht und „… daher dem Untersuchungsgegenstand angemessen und offen gegenübertritt" (ebd.). Der metatheoretische Hintergrund qualitativer Forschung wird durch die Grundannahmen des interpretativen Paradigmas gebildet, das in der Soziologie zuerst von Wilson (1970, 1982) in Abgrenzung zu dem von ihm postulierten „normativen Paradigma" (ebd.) formuliert wurde (vgl. Lamnek 2016: 43). Das normative Paradigma ist hierbei durch „ein normatives Wirklichkeitsverständnis" (ebd.) gekennzeichnet, das davon ausgeht, dass die gesellschaftliche Wirklichkeit „… objektiv sachhaft und äußerlich vorgegeben" (ebd.) ist. Diesem Wirklichkeitsverständnis können die Verhaltens- und Systemtheorie, der Strukturfunktionalismus und der Historische Materialismus zugeordnet werden (vgl.

ebd.). Das interpretative Paradigma hingegen versteht soziale Wirklichkeit und somit den Gegenstandsbereich der Sozialwissenschaften „… als durch Inter-pretationshandlungen konstituierte Realität. Gesellschaftliche Zusammenhänge, die einer soziologischen Analyse unterworfen werden können, sind daher nicht objektiv vorgegebene und deduktiv erklärbare soziale Tatbestände, sondern Resul-tat eines interpretativen Interaktionsprozesses zwischen Gesellschaftsmitgliedern" (ebd.).

Für Berger und Luckmann (2003) resultiert hieraus die „Gesellschaftliche Konstruktion sozialer Wirklichkeit" (ebd.). Als Konsequenz gilt, dass „auch die Theoriebildung über diesen Gegenstandsbereich als interpretativer Prozess ange-legt ist" (Lamnek 2016: 43). Lamnek beschreibt demzufolge „… die Ansätze qualitativer Sozialforschung als die methodologische Ergänzung der grundlagen-theoretischen Position des interpretativen Paradigmas" (ebd.). Die Theorierich-tung des Symbolischen Interaktionismus, der auf Georg Herbert Mead (Mead in Blumer 1969, Mead 1973) zurückgeht, stimmt nach Lamnek „… weitgehend mit dem zentralen Anliegen explorativer bzw. qualitativer Forschung überein" (Lamnek 2016: 46). Symbole sind in diesem Zusammenhang „… Vorgänge oder Gegenstände, die als Sinnbilder auf etwas anderes verweisen" (a. a. O.: 47) und als Kulturprodukte zu verstehen sind. So kann z. B. eine Flagge als Symbol für eine Nation gedeutet werden (vgl. ebd.). Das Erlernen der Bedeutungen dieser historisch und gesellschaftlich gewachsenen Symbole ist ein Prozess, den jedes Gesellschaftsmitglied im Laufe seiner Sozialisation durchlaufen muss:

> *„Die zentrale Hypothese des symbolischen Interaktionismus ist, dass soziale Interak-tionen stark von diesen Grundbedeutungen der verwendeten Symbole abhängig und geprägt sind. Aufgabe der wissenschaftlichen Erforschung sozialen Handelns ist es, Funktion und Bedeutung der verwendeten Symbolsysteme zu untersuchen. Die Sprache stellt dabei ein besonders bedeutsames Symbolsystem dar"* (ebd.).

Das Verhalten von Personen und Gruppen ist wechselseitig aufeinander unter Einbezug der Symbole bezogen, wobei sie ihr Handeln nach den Erwartungen des jeweiligen Partners ausrichten.

Mayring bezieht Elemente aus unterschiedlichen „Bezugsquellen" (Mayring 2015: 26) in die Entwicklung von Grundsätzen der Qualitativen Inhaltsanalyse mit ein. Diese sind die Sprach- und Literaturwissenschaft, die Psychologie, die Kommunikationswissenschaften sowie unterschiedliche Richtungen der qualita-tiven Sozialforschung vor dem Hintergrund des Interpretativen Paradigmas der Qualitativen Sozialforschung (vgl. Lamnek & Krell 2016). Hierbei handelt es sich um die Hermeneutik, den Symbolischen Interaktionismus, die Ethnometho-dologie und die Feldforschung (vgl. Mayring 2015: 32 f.). Die Hermeneutik

als „Kunstlehre des Auslegens, des Interpretierens nicht nur von Texten, sondern von sinnhafter Realität überhaupt" (a. a. O.: 29) spielt für die qualitative
Inhaltsanalyse eine besondere Rolle, (vgl. ebd.). Sie hat eine lange Tradition, die
bis in die griechische Mythologie zurückgeht (Götterbote Hermes). Schleierma-
cher (1768–1834) und Dilthey (1833–1911) sowie in der jüngsten Geschichte
Heidegger (1889–1976) und Gadamer (1900–2002) sind bedeutende Vertreter
in diesem Prozess. Es lassen sich drei Richtungen in der Hermeneutik feststellen: Die philosophisch-historische Hermeneutik als allgemeine Textauslegung, die
theologische Hermeneutik als Auslegung der Heiligen Schrift, die juristische Hermeneutik als Interpretation von Gesetzestexten (vgl. a. a. O.: 30). Coreth (1969;
Coreth in Mayring 2015: 30) unterscheidet vier Dimensionen der Interpretation
auf: die *Horizontstruktur* (kursiv im Original) führt dazu, dass der Gegenstand
auf dem Horizont der dahinterliegenden Sinnstruktur ausgelegt wird. Die *Zir-
kelstruktur* (kursiv im Original) zeigt sich durch die Offenlegung des eigenen
Vorverständnisses, das als Voraussetzung für das Verständnis des Gegenstands
anzusehen ist: „So bewegt sich das Verstehen in einer Dialektik zwischen Vorverständnis und Sachverständnis in einem kreisenden oder richtiger: in einem
spiralförmigen fortschreitenden Geschehen weiter" (Coreth in Mayring 2015: 30).
Heidegger (1963) zeichnete sich durch eine genauere Beschreibung dieses „hermeneutischen Zirkels" (Heidegger in Mayring 2015: 30) aus. Es besteht immer
eine *Dialogstruktur* (kursiv im Original): „Das zu interpretierende Material wird
begriffen als Verständigung zwischen seinem Urheber und dem Interpreten"
(ebd.). Im Verstehensprozess wird dann eine Vermittlungsstruktur zwischen *Sub-
jekt und Objekt* (kursiv im Original) sichtbar. Hierdurch wird versucht, sich den
im Material enthaltenen Gegenständen anzunähern. Für den konkreten Umgang
mit Texten hat Danner (1979) (Danner in Mayring 2015: 30 f.) Verfahrensschritte
entwickelt: Die „*vorbereitende Interpretation*" (kursiv im Original) besteht in der
Prüfung, ob der zu interpretierende Text ein Original ist bzw. ob es sich bei zeit-
genössischen Texten um die neueste Auflage handelt. Der Interpret muss sich
über sein eigenes Vorverständnis und seine Fragestellung, die er an den Text
herantragen will, bewusstwerden. Der allgemeine Sinn des Textes, seine Kernaussage, muss erschlossen werden. Die *Textimmanente Interpretation* (kursiv im
Original) besagt, dass semantische und syntaktische Untersuchungen stattfinden
müssen. Die bewegen sich im Sinne des hermeneutischen Zirkels zwischen eigenen Vorannahmen und dem textimmanenten Sinn sowie zwischen den Teilen und
dem Ganzen hin und her. Der Text sollte im Ganzen sowie im Detail nach den
Regeln der Logik gegliedert werden. Widersprüche sollten primär zu Lasten des
Interpreten und zunächst nicht zu Lasten des Autors betrachtet werden, d. h. es
wird angenommen, dass das Nicht-Verstehen auf Seiten des Interpreten liegt. Bei

der *Koordinierenden Interpretation* (kursiv im Original) findet ein Vergleich des Textes mit weiteren Werken des Autors, auch im chronologischen Verlauf, statt. Es wird versucht, die bewussten und unbewussten Voraussetzungen des Autors aufzudecken. Zudem findet eine Einordnung in den politischen, gesellschaftlichen und religiösen, zeitgeschichtlichen Kontext statt. Es sollte versucht werden, den Text im Hinblick auf potentielle Adressaten zu interpretieren. Dies trifft insbesondere auf pädagogisch relevanterLiteratur für z. B. für Schulen zu. Die Differenz zwischen der Situation des Autors und des Interpreten darf hierbei jedoch nicht verwischt werden. Die verstandenen „Sinn- und Wirkungszusammenhänge" müssen als Hypothesen formuliert werden. Im Verlauf der Auseinandersetzung mit dem Werk können diese erweitert bzw. revidiert werden (a. a. O.: 26–50).

5.3.3.1.2 Methodologische Prinzipien der qualitativen Sozialforschung

Qualitative Sozialforschung zeichnet sich durch folgende „methodologischen Prinzipien" (Gläser/Laudel 2010: 29) aus: (1) *Das Prinzip der Offenheit* (Kursiv im Original) fordert den Verzicht auf vorschnelle Subsumierung „... beobachteter Tatbestände unter bekannte Kategorien" (a. a. O.: 30). (2) *Das Prinzip des theoriegeleiteten Vorgehens* (Kursiv im Original) besagt, dass an vorhandenes, gegenstandsbezogenes theoretisches Wissen anzuknüpfen ist (vgl. a. a. O.: 31). Dieses Prinzip findet in der qualitativen Sozialforschung jedoch nicht nur Zustimmung, da es der vermeintlichen Offenheit zu widersprechen scheint, mit der sich die Forscherinnen und Forscher ihrem Gegenstand nähern sollen (vgl. ebd.). Insbesondere für die Datenerhebungsmethode „Experteninterview" (Gläser & Laudel 2010), die für die vorliegende Studie verwendet wurde, spielt das Anknüpfen an den Stand der Forschung zum Phänomen der „Öffnung stationärer Einrichtungen der Altenhilfe" eine große Rolle, da die einzelnen Fragestellungen für den Interviewleitfaden vor dem aus der Literaturrecherche stammenden Theoriehintergrund erst formuliert und präzisiert werden mussten. (3) *Das Prinzip des regelgeleiteten Handelns* (Kursiv im Original) „... fordert, dass die Wissensproduktion expliziten, intersubjektiv kommunizierbaren Regeln folgen muss" (a. a. O.: 31). Dies bedeutet, dass eine intersubjektive Reproduzierbarkeit und Nachprüfbarkeit durch die „... Angabe von Schritten, mit denen man von der Frage zur Antwort gelangt, und der beim Gehen dieser Schritte befolgten Regeln, d. h. einer möglichst exakten Beschreibung dessen, was getan werden muss" (a. a. O.: 32) vorhanden ist. Dies ist bei der Datenanalysemethode „Qualitative Inhaltsanalyse nach Mayring" durch das strukturierte Vorgehen gegeben.

Flick (2007) führt folgende Faktoren zur Charakteristik qualitativer Sozialforschung an: Gegenstandsangemessenheit der Theorien und Methoden, Analyse unterschiedlicher Perspektiven und die Reflexion von Forscherin und Forscher über die Forschung als Teil der Erkenntnis (vgl. Flick 2007: 13). Dies bedeutet, dass Gegenstände in ihrer „Komplexität und Ganzheit in ihrem alltäglichen Kontext untersucht" (a. a. O.: 14) werden mit Hilfe von Methoden, die „durch eine Offenheit gegenüber ihrem Gegenstand gekennzeichnet" (ebd.) sind. Unterschiedliche Perspektiven auf den Gegenstand werden in verschiedenen Settings erhoben und analysiert. So stehen im Projekt GALINDA die unterschiedlichen Sichtweisen der verschiedenen Personen und Personengruppen als Experten ihres jeweiligen Bereiches auf den Gegenstand „Öffnung von stationären Einrichtungen" im Mittelpunkt. Qualitative Forschung verdeutlicht hierdurch „die Unterschiedlichkeit der Perspektiven auf den Gegenstand und setzt an den subjektiven und sozialen Bedeutungen, die mit ihm verknüpft sind, an" (Flick 2007: 15). Die Kommunikation der Forscherin oder des Forschers mit dem zu untersuchenden Feld wird in der qualitativen Forschung zum Teil der Erkenntnis und nicht, wie in der quantitativen Forschung üblich, ausgeklammert: „Die Subjektivität von Untersuchten und Untersuchern wird zum Bestandteil des Forschungsprozesses" (ebd.). Schnepp und Saha weisen darauf hin, dass nicht die Größe der Stichprobe relevant ist, sondern die „… Dichte der Phänomendarstellung, die Detailtreue und die Intensität der Beschreibung" (Schnepp & Saha in Brandenburg et al. 2013: 73). Die Auswahl der Untersuchungsteilnehmerinnen und -teilnehmer ist abhängig davon, ob über das zu untersuchenden Phänomen bereits viel bekannt ist. Ist dies nicht der Fall, so sollte durch eine heterogene Auswahl der Teilnehmerinnen und Teilnehmer „eine breite Palette an Perspektiven auf das Phänomen" (ebd.) abgebildet werden. Das folgende Zitat von von Kardorff kann als Zusammenfassung des bisher Dargestellten verstanden werden:

„Qualitative Forschung hat ihren Ausgangspunkt im Versuch eines sinnverstehenden Zugangs zu der interaktiv hergestellten sozialen Wirklichkeit. Sie bemüht sich dabei, ein möglichst detailliertes und vollständiges Bild der zu erschließenden Wirklichkeitsausschnitte zu liefern. Dabei vermeidet sie so weit wie möglich, bereits durch rein methodische Vorentscheidungen den Bereich möglicher Erfahrungen einzuschränken" (von Kardorff in Flick et al. 2011: 4).

5.3.3.1.3 Experteninterviews und Qualitative Inhaltsanalyse

Bei der Qualitativen Inhaltsanalyse nach Mayring (2010, 2015) handelt es sich um eine rekonstruktive Datenauswertungsmethode der qualitativen Sozialforschung. Die Basis der Interpretation bilden die transkribierten Texte, in die die Experteninterviews transformiert wurden.

Im Gegensatz zur Analyse mit anderen rekonstruktiven Verfahren der qualitativen Forschung, wie z. B. der dokumentarischen Methode (Bohnsack 2013), die das „Wie", z. B. den dokumentarischen Sinngehalt, in den Mittelpunkt der

Analyse stellen, liegt der Schwerpunkt bei der qualitativen Inhaltsanalyse auf dem „Was", der inhaltsbezogenen Aussagen. Zentral sind die Sichtweisen der Personen, die in ihrer Funktion als „Experten" (vgl. Gläser & Laudel 2010) über Spezialwissen aufgrund ihrer berufsbezogenen Rolle verfügen und dies im Interviewkontext mitteilten. Im Folgenden sollen zuerst einige Grundlagen der qualitativen Inhaltsanalyse und danach das konkrete Auswertungsverfahren dargestellt werden.

5.3.3.1.4 Rekonstruktion sozialer Wirklichkeit durch theoriegeleitete Analyse

Inhaltsanalyse kann beschrieben werden als „versuchte Rekonstruktion eines (umfassenden) [Klammer im Original] sozialen Prozesses als das zentrale Model zur Erfassung (bzw. Konstituierung) [Klammer im Original] sozialwissenschaftlicher Realität" (Lisch & Kriz in Mayring 2015: 12).

Mayring (2015) postuliert, dass Kommunikation als „Übertragung von Symbolen" im Sinne von Watzlawick (Watzlawick in Mayring 2015: 12) der zentrale Gegenstand der Inhaltsanalyse ist. Diese muss sich nicht auf textförmig fixierte, verbale Äußerungen beziehen, sondern kann auch andere Kommunikationsformen implizieren. So kann die Inhaltsanalyse z. B. auch mit „Bildern, Noten und weiterem symbolischen Material" (ebd.) arbeiten. Gegenüber anderen hermeneutischen qualitativen Verfahren grenzt sie sich durch ihr systematisches, regelgeleitetes Vorgehen ab, so dass „auch andere die Analyse verstehen, nachvollziehen und überprüfen können" (a. a. O.: 12 f.). Erst hierdurch kann der sozialwissenschaftliche Methodenstandard der „intersubjektiven Nachprüfbarkeit" (ebd.) erfüllt werden. Zusätzlich zeigt sich, dass die Inhaltsanalyse theoriegeleitet ist:

> „Sie will nicht einfach einen Text referieren, sondern analysiert ihr Material unter einer theoretisch ausgewiesenen Fragestellung; die Ergebnisse werden vom jeweiligen Theoriehintergrund her interpretiert, und auch die einzelnen Analyseschritte sind von theoretischen Überlegungen geleitet. Theoriegeleitetheit bedeutet dabei nicht das Abheben von konkretem Material in Sphären der Unverständlichkeit, sondern heißt Anknüpfen an den Erfahrungen anderer mit dem zu untersuchenden Gegenstand" (a. a. O.: 13).

Auch versteht Mayring die qualitative Inhaltsanalyse als „schlussfolgernde Methode" (ebd.). Dies bedeutet, dass Aussagen über den „Sender" und „Empfänger" (ebd.) gemacht werden können, so z. B. über die Intentionen des Interviewpartners oder über die Wirkungen, die dessen Äußerungen auf den Interviewenden haben (vgl. ebd.).

5.3.3.1.5 Techniken qualitativer Inhaltsanalyse

Folgende Techniken charakterisieren die Methode der Qualitativen Inhaltsanalyse: Die *Einbettung des Materials in den Kommunikationszusammenhang* (kursiv im Original) bewirkt, dass der Text immer innerhalb seines Kontextes interpretiert wird, da der Interpret angeben muss, „…auf welchen Teil im Kommunikationsprozess er seine Schlussfolgerungen aus der Materialanalyse beziehen will" (Mayring 2015: 50). Bei der Datenauswertung stellen die Kategorien *das Zentrum der Analyse* (kursiv im Original) dar und die Kategorienbildung trägt zur Vergleichbarkeit der Ergebnisse bei (vgl. a. a. O.: 51). *Gegenstandbezug statt Technik* (kursiv im Original) bedeutet, dass sich die Angemessenheit der inhaltsanalytischen Grundverfahren der Zusammenfassung, Explikation und Strukturierung am Gegenstand orientieren muss (vgl. a. a. O.: 52). Dies bedeutet, dass die grundlegenden Techniken qualitativer Inhaltsanalyse differenziert eingesetzt werden müssen. So handelt es sich bei der vorliegenden Forschungsarbeit um das Grundverfahren der inhaltlichen Strukturierung. Bei dieser gibt es wiederum vier Unterkategorien, die für die Bearbeitung des Materials sehr relevant sind: die formale, inhaltliche, typisierende oder skalierende Strukturierung. Ziel der inhaltlichen Strukturierung ist es „bestimmte Themen, Inhalte, Aspekte aus dem Material herauszufiltern und zusammenzufassen" (Mayring 2015: 103). Welche Inhalte hier aus dem Material extrahiert werden, wird durch das theoriegeleitete Kategoriensystem, welches evtl. nochmals in Haupt- und Unterkategorien gegliedert wird, bestimmt. Es werden Paraphrasen gebildet und das Material zunächst pro Unterkategorie und danach pro Hauptkategorie zusammengefasst (vgl. ebd.). Diese inhaltliche Strukturierung wurde in der vorliegenden Forschungsarbeit verwendet. Die *Überprüfung der spezifischen Instrumente durch Pilotstudien* (kursiv im Original) bezieht sich sowohl auf die zugrundeliegende Verfahrensweise als auch auf das spezifische Kategoriensystem (ebd.). *Theoriegeleitetheit der Analyse* (kursiv im Original) besagt, dass der Stand der Forschung zum Gegenstand „… systematisch bei allen Verfahrensentscheidungen herangezogen wird" (a. a. O.: 53). Der *Einbezug quantitativer Analyseschritte* (kursiv im Original) ist möglich, indem z. B. die Häufigkeit einer Kategorie ihre Bedeutung unterstreicht (ebd.).

5.3.3.1.5.1 Allgemeines Ablaufmodell der qualitativen Inhaltsanalyse

Im Folgenden wird das schrittweise Vorgehen nach dem allgemeinen, inhaltlichen Ablaufmodell (vgl. Mayring 2015: 61 f.) und dem Ablaufmodell inhaltlicher Strukturierung (a. a. O.: 104) dargestellt (Abbildung 5.1).

Allgemeines inhaltliches Ablaufmodell **(Teil 1)**

1. Festlegung des Materials

2. Analyse der Entstehungssituation

3. Formale Charakteristika des Materials

4. Richtung der Analyse

5. Theoriegeleitete Differenzierung

6. Bestimmung der dazu passenden Analysetechnik

(Zusammenfassung, Explikation, Strukturierung?, oder eine Kombination, Festlegung des konkreten Ablaufmodells, Festlegung und Definition der Kategorien/des Kategoriensystems)

7. Analyse- und Kodiereinheit

8. Strukturierungsdimensionen

9. Zusammensetzung des deduktiven Kategoriensystems

10. Materialdurchlauf und Fundstellenbezeichnung

11. Erneuter Materialdurchlauf/ Bearbeitung und Extraktion Fundstellen

12. Überarbeitung, gegebenenfalls Revision von Kategoriensystem und Kategoriendefinition

13. Zusammenfassung pro Kategorie

14. Zusammenfassung pro Hauptkategorie

15. Ergebnisaufbereitung, Interpretation in Richtung der Fragestellung

Abbildung 5.1   Ablaufmodell Inhaltsanalyse (nach Mayring 2015: 58 f.)

Allgemeines inhaltliches Ablaufmodell **(Teil 1)**

1. Festlegung des Materials: Für die vorliegende Studie bestand das Material aus den transkribierten Interviews.
2. Analyse der Entstehungssituation: Das Material entstand durch Aufzeichnung in der Interviewsituation.
3. Formale Charakteristika des Materials: Im konkreten Fall handelt es sich um Texte.
4. Richtung der Analyse: Es wird festgelegt, was im eigentlichen Interesse der Forschenden liegt. In unserer Studie liegt das Interesse auf dem kognitiven Hintergrund (vgl. Mayring 2015: 59), in den der „… Bedeutungshintergrund, der Wissenshintergrund, die Erwartungen, Interessen und Einstellungen" (ebd.) einfließen. Aber auch der emotionale Hintergrund, der durch den „emotionalen Zustand und den emotionalen Bezug zum Gegenstand" charakterisiert ist sowie der Handlungshintergrund, der „… Intentionen, Pläne, Machtressourcen und bisher auf den Gegenstand bezogenen Handlungen" beinhaltet, sind von Bedeutung.
5. Theoriegeleitete Differenzierung der Forschungsfrage: Es wird der theoretische Hintergrund der Forschenden beleuchtet. Dies bedeutet konkret, dass „die Fragestellung der Analyse vorab geklärt sein muss, theoretisch an die bisherige Forschung über den Gegenstand angebunden und in der Regel in Unterfragestellungen differenziert werden muss" (a. a. O.: 60). Für die vorliegende Studie wurde eine umfangreiche, systematische Literaturrecherche durchgeführt (s. Kapitel 3) sowie gesellschaftliche und fachbezogene Diskurse in die Formulierung der Fragestellung einbezogen (s. Kapitel 2). Die zentrale Forschungsfrage und die Unterfragen wurden in Kapitel 5 dargestellt.
6. Bestimmung der dazu passenden Analysetechnik (Zusammenfassung, Explikation, Strukturierung?) oder einer Kombination, Festlegung des konkreten Ablaufmodells sowie Festlegung und Definition der Kategorien / des Kategoriensystems (vgl. a. a. O.: 62): Hier wird zunächst die Analysetechnik festgelegt. Für unsere Studie ist die Technik der Strukturierung relevant. Ziel ist es hier, „eine bestimmte Struktur aus dem Material herauszufiltern. Diese Struktur wird in Form eines Kategoriensystems an das Material herangetragen. Alle Textbestandteile, die durch die Kategorien angesprochen werden, werden dann aus dem Material systematisch extrahiert" (a. a. O.: 97).
7. Analyse- und Kodiereinheit: Im Projekt GALINDA wird diese Einheit definiert durch „Passagen, die zur Forschungsfrage passen". Diese Feststellung trifft auch für die vorliegende Forschungsstudie zu.

8. Strukturierungsdimension: Hier wird das „thematische Kriterium" (a. a. O.: 100) herangezogen, das Material wird hierbei anhand bestimmter Themenblö- cke inhaltlich gegliedert. Es wurden zunächst die deduktiven Hauptkategorien festgelegt, in denen sich der Leitfaden für die Experteninterviews abbildete. Der Leitfaden wiederum wurde theoriegeleitet erstellt (siehe oben).

9. Zusammensetzung des Deduktiven Kategoriensystems.

Die folgenden Kategorien bilden das Deduktive Kategoriensystem ab, das für die vorliegende Studie verwendet wurde. Es lehnt sich an das System an, welches im Forschungsprojekt „Organisationskultur und Quartiersöffnung in der statio- nären Altenhilfe – Galinda" (Brandenburg et al 2021) unter Verwendung des Computerprogramms MAXQDA entwickelt wurde.

Die einzelnen Kategorien leiten sich aus den theoriebasierten Interviewleit- fäden ab. Die Oberkategorien repräsentieren hierbei das zentrale Thema, die Unterkategorien konkretisieren es und stellen den Bezug zu den verschiedenen, gesellschaftlichen und institutionellen Bereichen her (Tabelle 5.1).

Deduktives Kategoriensystem

Tabelle 5.1 Deduktives Kategoriensystem

Die Perspektiven der Kooperationspartner		
Oberkategorie	**Unterkategorie I**	**Unterkategorie II**
Kooperation	Motivation/Anlass zur Kooperation	
	Umfang/Häufigkeit der Kooperation	
	Inhalt der Kooperation	
	Dauer der Kooperation	
	Initiator der Kooperation	
	Feedback der Bewohnerinnen und Bewohner	
	Feedback der Mitglieder der Kooperation (z. B. Zufriedenheit, Unzufriedenheit, Kritik)	

(Fortsetzung)

Tabelle 5.1 (Fortsetzung)

Die Perspektiven der Kooperationspartner

Oberkategorie	Unterkategorie I	Unterkategorie II
	Konzept für die Kooperation	Konzept von wem entwickelt
		Konzept vorhanden, Konzept nicht vorhanden
	Rolle der Kommune	
	Fördernde Faktoren	
	Hemmende Faktoren	
Quartiersbegriff/ Sozialraumbegriff	Allgemein	
	Topografisch	
	Sozialbeziehungen	
	Rolle des Quartiersmanagements bei der Vernetzung/Öffnung	
	Rolle von Quartiersentwicklungsprojekten	
	Rolle der Politik (Bund, Land, Kommune) bei Quartiersmanagementprojekten und der Quartiersentwicklung	
	Rolle der Kirchen bei Quartiersmanagement- und Quartiersentwicklungsprojekten	
Öffnung	Allgemein/Definition	
	Verständnis von Öffnung	
	Gesellschaftliche Ebene/Politische Ebene (Bund, Land, Kommune)	
	Quartiersebene/Sozialraumebene	
Fördernde Faktoren	Allgemein	
	Gesellschaftliche Ebene/ Politische Ebene (Bund, Land, Kommune)	
	Trägerebene	
	Leitungsebene	

(Fortsetzung)

Tabelle 5.1 (Fortsetzung)

Die Perspektiven der Kooperationspartner		
Oberkategorie	**Unterkategorie I**	**Unterkategorie II**
	Ebene der Mitarbeiterinnen und Mitarbeiter	
	Ebene der Bewohnerinnen und Bewohner	
	Quartiersebene	
	Rechtliche/Finanzielle Ebene	
	Strukturelle Faktoren	
Hemmende Faktoren	Allgemein Aspekte	
	Gesellschaftliche Ebene/ Politische Ebene/ Kommunale Ebene	
	Trägerebene	
	Leitungsebene	
	Ebene der Mitarbeiterinnen und Mitarbeiter	
	Ebene der Bewohnerinnen und Bewohner	
	Quartiersebene	
	Rechtlich/Finanzielle Aspekte	
	Strukturelle Faktoren	
Religion und Politik/ Verwaltung/ Kommune	Netzwerkarbeit	
	Netzwerke ins Quartier/ Sozialraum	
	Voraussetzungen für kontinuierliche Zusammenarbeit/ Bildung von nachhaltigen Netzwerken/ Unterstützungspotentiale/	
	Wandel/Entwicklung der Netzwerke/ Belastbarkeit der Netzwerke	
	Fördernde Faktoren	
	Hemmende Faktoren	

(Fortsetzung)

Tabelle 5.1 (Fortsetzung)

Die Perspektiven der Kooperationspartner

Oberkategorie	Unterkategorie I	Unterkategorie II
Politische Ebene der Unterstützung durch Bund, Land, Kommune	Unterstützungspotentiale durch die Kommune, den Bund und das Land	
	Rolle des Bundes und Landes bei Vernetzungs-, Kooperations- und Öffnungsprozessen	
	Rolle der Kommune bei der Vernetzung und Öffnung	
	Fördernde Bedingungen für die Unterstützung durch die Politik (Bund, Land, Kommune)	
	Hemmende Bedingungen für die Unterstützung durch die Politik (Bund, Land, Kommune)	
Zukunft	Entwicklungsstrategien und Entwicklungspotentiale der Zusammenarbeit	
	Vorstellungen über Zukunft der Zusammenarbeit	

Allgemeines Ablaufmodell qualitativer Inhaltsanalyse **(Teil 2)**

10. Materialdurchlauf und Fundstellenbezeichnung: Sämtliche transkribierten Interviews wurden mit Hilfe des entwickelten Kategoriensystems kodiert. Anschließend wurde eine erneute Bearbeitung durchgeführt und die Fundstellen bezeichnet.
11. Erneuter Materialdurchlauf / Bearbeitung und Extraktion der Fundstellen: Hierdurch konnte das Kategoriensystem stetig weiterentwickelt werden.
12. Überarbeitung, gegebenenfalls Revision von Kategoriensystem und Kategoriendefinition: Jedes transkribierte Interview wurde von zwei Forscherinnen bzw. Forschern analysiert. Schließlich fand die Zusammenführung unter Rücküberprüfung an Theorie und Material statt. Im Laufe des Auswertungsprozesses wurden zusätzliche, aus dem Material gewonnene induktive

Kategorien integriert, so dass schließlich für jede Gruppe von Teilnehmerinnen und Teilnehmern an jedem der drei Standorte ein differenzierter und verzweigter Kategorienbaum entstand.

13. Zusammenfassung pro Kategorie: Hierdurch kann eine Reduzierung des Materials ohne inhaltliche Verluste erreicht werden.

14. Zusammenfassung pro Hauptkategorie. Auch hier ist eine Reduzierung ohne inhaltliche Verluste möglich.

15. Ergebnisaufbereitung, Interpretation in Richtung Fragestellung: Im letzten Schritt wird das Material so aufbereitet, dass es in das Kapitel „Ergebnisse" des Forschungsberichts durch Verschriftlichung integriert werden kann.

Folgendes Beispiel verdeutlicht die Zuordnung von Textstellen zu Kategorien (Punkte 10 und 11): In einem Interview fragte die Interviewerin eine Teilnehmerin, was diese denn unter „Öffnung" (Oberkategorie des Deduktiven Kategoriensystems) verstehe. Diese antwortete: „Die Einrichtung muss insgesamt bereit sein, sich zu öffnen, das hat auch sehr viel damit zu tun, ob letztlich die Leitung hinter dem Quartiersgedanken steht." Diese Fundstelle im transkribierten Interview wird dann der Unterkategorie „Leitungsebene" zugeordnet und mit dem Code „Leitungsebene muss Öffnung unterstützen" versehen.

Es kann festgestellt werden, dass die Qualitative Inhaltsanalyse eine sehr gut strukturierte Auswertungsmethode von Texten darstellt. Da sie sowohl theorie- als auch regelgeleitet ist, ist sie als Instrument zur Auswertung von sprachlichem Material, insbesondere von Interviewtranskripten, sehr gut geeignet. Die strukturierende Inhaltsanalyse (vgl. Mayring 2015: 67 f.), die für die vorliegende Studie eingesetzt wurde, hat zum Ziel, eine bestimmte Struktur aus dem Material herauszufiltern. Die Struktur wird in Form eines deduktiven Kategoriensystems an das Material herangetragen. Diejenigen Textbestandteile, die durch die Kategorien angesprochen werden, werden aus dem Material systematisch extrahiert. Schließlich werden die induktiven Kategorien in einem Abstimmungs- und Diskussionsprozess integriert. Hierbei handelt es sich um zusätzlich im Material gefundene Kategorien, die nicht vorher durch das theorie- und literaturbasierte deduktive Kategoriensystem abgebildet wurden, jedoch für die Interviewpartner von Bedeutung sind.

5.3.4 Gütekriterien Qualitativer Forschung

Die Gütekriterien der Reliabilität, Validität und Objektivität, die sich an die quantitative Forschung anlehnen, sind nicht auf qualitative Forschungsstudien übertragbar. Stattdessen formulierten Guba und Lincoln (1985) die folgenden Kriterien, die zur Beurteilung qualitativer Forschungsarbeiten herangezogen werden können: *Credibility* als Glaubwürdigkeit bezogen auf die Korrektheit der Ergebnisse aus der Perspektive der Teilnehmerinnen und Teilnehmer sowie der Forscherinnen und Forscher, *Dependability* als Folgerichtigkeit und Angemessenheit der durch die Studie gewonnenen Informationen, *Confirmability* als Genauigkeit bei der Wiedergabe der von den Teilnehmerinnen und Teilnehmern wahrgenommenen Wirklichkeit und *Transferability* im Sinne der Übertragbarkeit und Anwendbarkeit der Befunde auf vergleichbare Situationen (vgl. Mayer/ Brandenburg/Panfil in Brandenburg u. a. 2013: 135).

Flick (2007) hat dargelegt, dass die der standardisierten Forschung entlehnten Gütekriterien Reliabilität, Validität und Objektivität den Besonderheiten der qualitativen Forschung nicht gerecht werden. Auch Lüders (2011) hat darauf verwiesen, dass die Suche nach *den* Gütekriterien für die qualitative Forschung nicht hilfreich ist. Hier wird dieser Argumentation gefolgt sowie auch dem Hinweis, den Weg zu „verfahrens- und gegenstandsbezogenen Kriterien zu öffnen" (Lüders 2011, 82). Das ebnet den Weg für eine Orientierung am Vorschlag von Mayring (2002), die wie folgt begründet werden soll: Die Interviews als Experteninterviews wurden mit Hilfe der Qualitativen Inhaltsanalyse nach Mayring ausgewertet. Diese Kriterien sind grundlegend und übergreifend für alle Studiendesigns im Kontext Qualitativer Sozial- und Pflegeforschung. Diese Gütekriterien nach Mayring sind:

- Die *Verfahrensdokumentation (1)* stellt sicher, dass der Forschungsprozess für andere nachvollziehbar ist: „Dies betrifft die Explikation des Vorverständnisses, Zusammenstellung des Analyseinstrumentariums, Durchführung und Auswertung der Datenerhebung" (Mayring 2002: 145). Alle genannten Schritte wurden umfassend dokumentiert und archiviert. So wurden z. B. im Kontext des Forschungsprojekts GALINDA, in dessen Kontext die vorliegende Arbeit verfasst wurde, umfassende Prozessdokumentationen erstellt und im Anlagenband des Projekts veröffentlicht. Dieser enthält u. a. die Leitfäden für die unterschiedlichen Gruppen der Kooperationspartner, Beispiele für Auswertungsschritte und das ethische Clearing.
- Die *Argumentative Interpretationsabsicherung (2)* bewirkt, dass „… Interpretationen nicht gesetzt, sondern argumentativ begründet werden müssen" (ebd.). Dies geschieht durch die theoriegeleitete Deutung des Vorverständnisses, durch eine in sich schlüssige Interpretation ohne Brüche. Sind diese vorhanden, müssen sie erklärt werden. Alternativdeutungen sollen gesucht und überprüft sowie widerlegt werden. Für die vorliegende Arbeit wurden alle

Interviewtranskripte im Sinne der Triangulation von einer zweiten forschenden Person analysiert. Diese Analysen wurden im Datenanalyseprozess für die
vorliegende Arbeit berücksichtigt.

- Die systematische Bearbeitung des Materials gewährleistet, dass *Regelgelei-
  tetheit (3)* gegeben ist: „Die Analyseschritte werden vorher festgelegt, das
  Material wird in sinnvolle Einheiten unterteilt, und die Analyse geht nun systematisch von einer Einheit zur nächsten" (a. a. O.: 146). Die Autorin richtete
  ihr Handeln am „Allgemeinen Ablaufmodell" (Mayring 2015: 62) und am
  „Ablaufmodell strukturierter Inhaltsanalyse" (Mayring 2015: 98, 104) aus und
  stellte sicher, dass die schrittweise Abfolge eingehalten wurde.
- Die *Nähe zum Gegenstand (4)* ist ein Kernelement qualitativ-interpretativer
  Forschung. Ziel ist es, möglichst nah an die Alltagswelt der Beforschten
  anzuknüpfen (vgl. ebd.): „Qualitative Forschung will an konkreten sozialen
  Problemen ansetzen, will Forschung für die Betroffenen machen und dabei
  ein offenes, gleichberechtigtes Verhältnis herstellen" (ebd.). Die Interviews
  fanden z. T. vor Ort, z. T. als Telefoninterviews statt. Durch eine offene
  Haltung und einen wertschätzenden Kommunikationsstil sowie durch einen
  flexiblen Umgang mit dem Interviewleitfaden erhielten die Teilnehmerinnen
  und Teilnehmer während der Interviews Zeit und Raum zur Reflektion und
  Exploration.
- Die *Kommunikative Validierung (5)* besagt, dass die Gültigkeit der Ergebnisse
  und der Interpretationen dadurch überprüft werden kann, dass man sie den
  Beforschten vorlegt. Finden sich diese darin wieder und können sie diese
  bestätigen, ist dies ein Indiz dafür, dass die Rekonstruktion der subjektiven
  Bedeutungsstrukturen gelungen ist (vgl. a. a. O.: 147). Es fanden zwei Treffen
  statt, bei denen die Ergebnisse der vorliegenden Studie vorgestellt und disku-
  tiert wurden. Hierzu waren auch alle Kooperationspartner eingeladen. Zudem
  wurden allen Interviewpartnern die Ergebnisse zugesandt.
- Schließlich kann versucht werden, durch *Triangulation (6)* verschiedene
  Lösungswege für die Beantwortung der Forschungsfrage einzubinden (vgl.
  ebd.). Triangulation fand durch die Triangulation der Forschenden statt (siehe
  Punkt 2).

5.3.5 Netzwerkanalyse

Wie im Kapitel über die Netzwerkforschung beschrieben, stellen Netzkarten als „social maps" (Herz 2012: 2) innerhalb der Netzwerkforschung ein qualitatives Verfahren auf der Basis der ego-zentrierten Netzwerkanalyse dar, das als Ergänzung zu anderen qualitativen Analyseverfahren, wie z. B. der qualitativen Inhaltsanalyse, eingesetzt werden kann, wenn es um die Visualisierung von Beziehungen im Netzwerkkontext geht. Für die vorliegende Arbeit ist relevant, dass die Verwendung auf der Grundlage der ausgewerteten Interviews mit den Kooperationspartnern der Einrichtungen an den Standorten A und B erfolgt. Ziel ist, eine Visualisierung der Vernetzungsstrukturen anzubieten und Empfehlungen auszusprechen, die im Zusammenspiel mit den Ergebnissen der qualitativen Inhaltsanalyse als Fallanalysen dazu beitragen können, die Quartiersöffnung und -entwicklung zu unterstützen.

5.3.5.1 Ergebnisdarstellung der Forschungsfragen 1 bis 6

Im folgenden Teil werden die Forschungsfragen eins bis sechs beantwortet.

Zur besseren Übersicht werden die Forschungsfragen zunächst aufgeführt. Danach werden die Ergebnisse der Fragen eins bis fünf chronologisch für jeden Standort separat dargestellt. Die Beantwortung der Forschungsfrage 5 umfasst parallel beide Standorte, da die Gemeinsamkeiten und Differenzen beschrieben werden. Bei der Beantwortung der Forschungsfrage 6 findet wieder das chronologische Vorgehen Anwendung. Die Basis für die Befunde bilden die Auswertungen mit Hilfe der oben beschriebenen Analysemethoden der Qualitativen Inhaltsanalyse (Forschungsfragen 1 bis 5) sowie der qualitativen Netzwerkanalyse (netzwerktheoretischen Kategorienbildung und Visualisierung durch qualitative Netzkarten), auf die sich die Forschungsfrage 6 bezieht. Am Ende der Fragestellung 4 finden sich kurze Zusammenfassungen der Ergebnisse, die sich auf die Forschungsfragen 1 bis 4 beziehen. Ebenso gibt es am Ende der einzelnen Abschnitte zur Forschungsfrage 6 eine Empfehlung für die Standorte A und B, eine Zusammenfassung sowie eine abschließende Reflexion des gesamten Kapitels.

Befragt wurden insgesamt 23 Interviewpartner, die als Kooperationspartner der Einrichtungen A und B fungierten und aus folgenden gesellschaftlichen Bereichen stammten: Pädagogik (Kindergärten/Kindertagesstätten, Schulen, Hochschulen, Universitäten); Kultur (Musikinstitut, Tanzschule, Museum, Figurentheater); Religion (Seelsorge, Orden, Diözese, konfessioneller Verband); Sport (Sportverein); Wissenschaft (wissenschaftliches Institut); Kommune (Kommunalpolitik; Kommunalverwaltung); Ehrenamt (Verein; Pfarrgemeinde); Quartiersmanagement und

Seelsorge, da an Standort B eine Person mit diesen beiden Funktionen tätig war. Hinsichtlich der Zuordnung zu den Standorten A und B findet sich ein heterogenes Bild, da nicht alle Funktionsbeschreibungen gleichermaßen vorhanden sind. So fehlt an Standort A das Quartiersmanagement, das Ehrenamt, der Vertreter bzw. die Vertreterin der Diözese, der Ordensgemeinschaft und des konfessionellen Verbands. An Standort B fehlen Vertreter bzw. Vertreterinnen der Bereiche Kultur, Wissenschaft und Sport sowie Schulen und Hochschulen aus dem pädagogischen gesellschaftlichen Feld. Die Kooperationspartner wurden pseudonymisiert unter Verwendung der Zuordnung zu Standort A (SA) und Standort B (SB) sowie dem jeweiligen gesellschaftlichen Bereich.

Die Unterpunkte der Forschungsfrage 1 wurden an Standort B selektiv beantwortet, so dass hier einige Unterpunkte, die für Standort A ausgeführt werden, fehlen.

Forschungsfrage 1:
Wie sehen die Kooperationspartner aus den unterschiedlichen gesellschaftlichen Bereichen ihre Beziehung zu den Einrichtungen der stationären Altenhilfe an den untersuchten Standorten A und B im Kontext der Quartiersöffnung. Wie sehen sie die Rolle des Ehrenamts?
Folgende Bereiche sollen hierbei abgebildet werden:

- Dauer und Umfang der Kooperation
- Initiatorin/Initiator der Kooperation
- Motivation zur Kooperation
- Inhalt der Kooperation
- Feedback der Kooperationspartner
- Feedback der Einrichtung, der Bewohnerinnen und Bewohner
- Konzept für die Kooperation
- Rolle des Ehrenamts bei der Vernetzung

Forschungsfrage 2:
Was verstehen die Kooperationspartner unter Netzwerk, Vernetzung, Netzwerkarbeit, Sozialraum, Quartier und Quartiersentwicklung und welche Rolle kommt dem Quartiersmanagement zu?

- Definitionen von Netzwerk, Vernetzung und Netzwerkarbeit?
- Definitionen von Sozialraum und Quartier sowie Quartiersentwicklung im Kontext der Quartiersöffnung

- Die Rolle des Quartiersmanagements
- Ursachen und Verantwortlichkeiten für die Quartiersöffnung und -entwicklung
- Mit der Quartiersentwicklung verbundene Intentionen

Forschungsfrage 3:
Welche Faktoren tragen zum Gelingen nachhaltiger Netzwerkbildung im Kontext der Quartiersöffnung und der Quartiersentwicklung bei? Welche Faktoren erschweren diese?

- Faktoren, die zum Gelingen beitragen
- Faktoren, die die nachhaltige Netzwerkarbeit erschweren

Forschungsfrage 4:
Welche prospektive Situation wird von den Kooperationspartnern antizipiert? Welches Ziel wird von den Kooperationspartnern verfolgt?

Forschungsfrage 5:
Welche Gemeinsamkeiten und Unterschiede gibt es zwischen den Kooperationspartnern der beiden Standorte und zwischen den Standorten insgesamt?

Forschungsfrage 6:
Netzwerke und Netzanalyse

- Darstellung der Netzwerke an den Standorten A und B
- Empfehlung zur Intensivierung der Kommunikation in der Netzwerkstruktur
- Zusammenfassung/ Gemeinsamkeiten und Differenzen
- Welche Faktoren führen zu belastbaren, nachhaltigen und beständigen Netzwerkstrukturen im Kontext der Quartiersöffnung?

5.3.5.1.1 Beschreibung des Settings an den Standorten A und B

Am Standort A im Zentrum einer großen Universitätsstadt gibt es sehr viele Kooperationspartner der Pflegeeinrichtung, von denen lediglich ein Teil interviewt werden konnte. Die Kooperationspartner kommen aus vielen gesellschaftlichen Bereichen, so z. B. aus dem Bildungs- und aus dem Kulturbereich. Am Standort A gibt es zudem ein zweites Netzwerk, das von professionellen Akteuren der Altenhilfe und Gesundheit gebildet wird. Die Einrichtung an Standort A ist ebenfalls Mitglied in diesem Netzwerk. Es findet keine zentrale Steuerung des Netzwerks statt, sondern die einzelnen Akteure übernehmen im Wechsel die Organisation und Moderation. Zentrales Anliegen dieses zweiten Netzwerks ist es, die Seniorinnen und Senioren im Stadtviertel durch Aufklärung über seniorenrelevante Angebote dazu zu befähigen, möglichst lange in ihrem eigenen Zuhause selbstbestimmt leben zu können, selbst dann, wenn die Mobilität immer weiter abnimmt.

Im Gegensatz zu Standort A, an dem v. a. die Einrichtung der stationären Altenhilfe und deren Verbindung zu den Kooperationspartnern im Fokus steht, findet an Standort B, einer Kleinstadt, die Realisierung eines Quartiersentwicklungsprojekts statt, so dass in diesem Zusammenhang vielfältige Prozesse sowie vielschichtige Veränderungen und Entwicklungen existieren. In diesem Zusammenhang wurde eine Projektgruppe implementiert, deren Mitglieder die zentralen Akteure mit Verantwortungs- und Entscheidungskompetenz im Quartierskontext repräsentieren. Von zentraler Bedeutung ist in diesem Kontext, dass die Vertreter der Stadt und der Verbandsgemeinde sowie der Kreisverwaltung dem Projekt sehr aufgeschlossen gegenüberstehen und aktiv in der Projektgruppe mitarbeiten. Daneben sind Vertreterinnen und Vertreter des genossenschaftlichen Wohnprojekts, des Trägers der Einrichtung der stationären Langzeitpflege, der Pfarrei, des Quartiersmanagements und der Seelsorge, einer Vertretung des Bistums, zu dem die Pfarrei vor Ort gehört, die Heimleitung, die Pflegedienstleitung und die Geschäftsleitung eines ambulanten ökumenischen Pflegedienstes involviert. Das zu entwickelnde Quartier weist eine starke Verschränkung mit der Pfarrgemeinde auf, auf deren Grund die neue stationäre Einrichtung, die nach dem Hausgemeinschaftsmodell konzipiert wird, gebaut und in das Pfarrheim integriert werden soll. Neben diesem Neubau soll der historische und denkmalgeschützte Teil des alten Gebäudes saniert und zu Eigentumswohnungen umgewandelt werden. Ein weiteres Gebäude auf dem Areal wird ebenfalls saniert und für die Bedarfe und Bedürfnisse des genossenschaftlichen Wohnens umgebaut. Es ist der Einzug meist älterer, alleinstehende Frauen, die einem kirchlichen Verband angehören, vorgesehen. Es wurde eine Stelle für das Quartiersmanagement eingerichtet, dessen Fokus auf der Entwicklung von Netzwerken zur Integration aller Generationen der Stadtgesellschaft liegt. Es wurden sowohl Vertreter des Quartiersentwicklungsprojekts als auch Kooperationspartner der stationären Pflegeeinrichtung interviewt.

5.3.5.1.2 Standort A

5.3.5.1.2.1 Forschungsfrage 1
Wie sehen die Kooperationspartner aus den unterschiedlichen gesellschaftlichen Bereichen ihre Beziehung zu den Einrichtungen der stationären Altenhilfe

an den untersuchten Standorten A und B im Kontext der Quartiersöffnung. Wie sehen sie die Rolle des Ehrenamts?
Folgende Bereiche sollen hierbei abgebildet werden:

- Dauer und Umfang der Kooperation
- Initiatorin/Initiator der Kooperation
- Motivation zur Kooperation
- Inhalt der Kooperation
- Konzept für die Kooperation
- Rolle des Ehrenamts bei der Vernetzung
- Feedback der Kooperationspartner
- Feedback der Bewohnerinnen und -bewohner

Dauer und Umfang der Kooperation
Zur Dauer der Kooperation machten lediglich vier Interviewte Angaben. Die Kooperationen bestehen zum Zeitpunkt der Interviewdurchführung demnach seit 25 (Kooperationspartner Pädagogik Schule), 13,5 (Kooperationspartner Seelsorge), vier (Kooperationspartner Seelsorge), drei (Kooperationspartner Kultur Musikinstitut) und zwei Jahren (Kooperationspartner Kommunalverwaltung: Quartiersprojekt). Die Frequenz der Kontakte mit der Einrichtung variiert von einem täglichen Kontakt bis zu dem Einsatz einmal jährlich. Ein Kooperationspartner organisiert kontinuierlich zweimal wöchentlich Veranstaltungen, ein anderer wiederum in einem einmonatigen und ein weiterer Kooperationspartner in einem zweimonatigen Rhythmus. Die Kooperationsbeziehungen sind von Kontinuität geprägt und es gibt keine längeren Pausen.

Initiatorin/Initiator der Kooperation

- Die Initiative ging von der Stadtverwaltung aus.

Eine Vertreterin der Stadt aus dem Bereich der Sozialplanung wird als zentrale Figur genannt, wenn es um die Initiative zum Anstoß des Quartiersentwicklungsprojekts im Kontext der ambulanten Betreuung am Standort A geht: *„Das heißt, Frau XXX* (Name anonymisiert) *verfolgt da vonseiten der Stadt eigentlich schon so einen Quartiersansatz und hat das Quartiersnetzwerkprojekt angestoßen und auch diese Netzwerkveranstaltungen wurden vonseiten der Stadt finanziert"* (SA/ EI2 Kooperationspartner Wissenschaft).

- Im Vorfeld gab es viele kleine Kooperationen.

Der Kontakt zu einem weiteren Kooperationspartner kam zustande über *„viele kleine Kooperationen, wo wir uns immer wieder kennengelernt haben. Und dadurch natürlich den Kontakt auch weiterhin pflegen"* (SA/EI12 Kooperationspartner Kultur Tanzschule).

- Es gibt von Seiten des Musikinstituts den Auftrag, ein musikgeragogisches Angebot für die Einrichtung zu entwickeln.

Ein Kooperationspartner teilt mit, dass die Aufgabe im musikgeragogischen Bereich darin liegt, Angebote für Seniorinnen und Senioren zu entwickeln und in kooperierenden Einrichtungen umzusetzen:

> *„Ja. Also ich bin dort als Musikgeragogin tätig. Das Altenheim hat seit 2015 eine Kooperation mit XXX* (Name des Musikinstituts anonymisiert)*, für das ich tätig bin. Also ich bin hier Musikgeragogin, und bin also seit 2015 zunächst einmal wöchentlich im Altenheim, und habe dort (…). Wir sind gestartet mit einem Kurs für Menschen mit demenzieller Veränderung und Menschen ohne demenzielle Veränderung. Also es ist so: Ich bin extra für den Aufbau dieses musikgeragogischen Bereichs an das XXX* (Name Musikinstitut anonymisiert) *geholt worden, und ich habe vorher auch nicht hier gelebt, in XXX* (Name der Stadt anonymisiert)*. Und deshalb bin ich, ja, durch die Kooperation auf das Altenheim aufmerksam geworden, also habe das dadurch kennengelernt, weil das einfach meine Aufgabe hier war, Kooperationen mit verschiedenen Institutionen, in denen alte Menschen leben, herzustellen, leben oder, ja, sich aufhalten."* (SA/EI6 Kooperationspartner Kultur Musikinstitut)

- Der Wunsch, etwas für Senioren zu tun, war handlungsleitend für die Herstellung der Kooperation.

Bei einem anderen Kooperationspartner aus dem Museumsbereich bestand der Wunsch, sich für Seniorinnen und Senioren zu engagieren, so dass die Mitglieder des Kooperationspartners Kontakt zum Sozialdienst der Einrichtung aufnahmen. Es entwickelte sich in der Folgezeit neben Führungen durch das Museum insbesondere zu jahreszeitlich aktuellen Sonderausstellungen ein Projekt, das auf Initiative der Freiwilligen, die im Museum arbeiten, zurückzuführen ist.

- Es wurde der Kontakt zur Einrichtungsleitung gesucht.

Die Mitglieder eines weiteren Kooperationspartners kamen ebenfalls auf die Einrichtung zu. Aus einer Unterhaltung ergab sich die Teilnahme der Einrichtung an einem durch den Sportverein finanzierten Hilfeprogramm: *„Wir sind damals auf den XXX* (Name der Einrichtungsleitung anonymisiert) *zugegangen und haben uns* *einfach mal mit ihm unterhalten und darüber sind wir dann auch darauf gekommen, dass wir da aktiver werden können"* (SA/EI9 Kooperationspartner Sportverein).

Motivation zur Kooperation

• Es besteht das Bedürfnis, Freude zu schenken.

Die Vertretung eines Kooperationspartners gibt an, dass das Bedürfnis, Freude zu schenken, handlungsleitend ist:

> *„Für mich ist es so ein bisschen die Motivation, weil ich so gesehen habe, wie einge-sperrt man dann ist und wie wenig Außenkontakte man hat. Und deswegen finde ich es auch wichtig, dorthin zu gehen und einfach den Leuten Freude zu bereiten. Also die Mitarbeiter können das nicht, die sind ja derart im Stress."* (SA/EI7 Kooperationspartner Pädagogik Kindergarten)

• Räumliche Nähe im gleichen Stadtteil führt zur Zusammenarbeit.

Ein anderer Kooperationspartner geht davon aus, dass die räumliche Nähe zum Pflegeheim im gleichen Viertel eine Rolle spielt, wenn es um die Zusammenarbeit geht. Zusätzlich besteht der Wunsch, *„der Gesellschaft etwas zurückzugeben"* (SA/EI8 Kooperationspartner Kultur Museum). Gleichzeitig versteht sich die Museumspädagogik als *„zuständig für jedes Lebensalter"* (SA/EI8 Kooperationspartner Kultur Museum). Aus diesem Grund sieht man die Kooperation mit dem Pflegeheim sehr positiv, weil hierdurch auch die Personengruppe der Seniorinnen und Senioren angesprochen wird. Dies ist auch für einen weiteren Kooperationspartner von Bedeutung: *„Also es geht natürlich um diesen generationsverbindenden Aspekt"* (SA/EI6 Kooperationspartner Kultur Musikschule).

• Es gehört zur beruflichen Aufgabe, Kontakte zur Einrichtung und deren Bewohnerinnen und Bewohner zu knüpfen.

Eine interviewte Person aus dem Bereich der Kultur sieht das Herstellen von Kontakten zu Pflegeeinrichtungen und das Anbieten von Kursen als ihre originäre Aufgabe an. Die Pflegeeinrichtung am Standort A stellt eine dieser Einrichtungen dar, in der sie seit 2015 Musikkurse für die Bewohnerinnen und Bewohner anbietet.

Der berufliche Kontext ist auch für zwei weitere Interviewpartner ausschlaggebend für ihr Engagement: *„Ich bin aber eine eigene Pfarrei und das ist eine*

Ausnahme. Das gibt es eigentlich sonst nicht, dass ein Pfarrer nur in einem Altenheim tätig ist" (SA/EI4 Kooperationspartner Religion Seelsorge).

- Der aktuelle politische Trend unterstützt Öffnungs- und Vernetzungsprozesse.

Nach Aussage eines Kooperationspartners besteht derzeit ein erkennbarer politischer Trend zur Inklusion, zu dem auch die Öffnung der Pflegeheime zählen kann:

> *„Also wenn man so wie ich viel mit Pädagogik und politischer Bildung (…). Also wenn wir das wünschen und wenn auch die politischen Parteien in einer Mehrheit dafür sind, das zu öffnen, dann bin ich eigentlich relativ sicher, wird das gelingen. Man muss sich klar sein, dass das an der ein oder anderen Stelle wird es da auch mal eine Enttäuschung oder ein Problem geben, wo man sagen würde: Wenn das jetzt anders geregelt wäre, hätten wir dieses Problem nicht. Umgekehrt werden auch ein paar Situationen abgefangen, die man natürlich dann nicht mehr erlebt, aber von denen man, glaube ich, sagen kann: Wenn wir das abgeschlossen hätten, hätten wir andere Probleme. Also ich finde, manchmal hilft ja ein Beispiel. Also dieses Altenwohnheim in XXX* (Name der Stadt anonymisiert), *finde ich, ist ein schönes Beispiel dafür, dass zunächst aus einem geschlossenen Konzept heraus langsam das gelungen ist. Das mag zwar viel mit den Räumen, also mit dem Baulichen zu tun haben. Aber wir haben in der Stadt ja noch paar andere Einrichtungen hier, die sich auch so als so eine Art Seniorenstift oder Wohn- und Pflegeheim verstehen und die durchaus auch offen sind und wo man auch reingehen kann als Nichtbetroffener. Und ich meine, das ist im Moment ein politischer Trend, den ich auch nicht gerne umkehren würde. Die Gesellschaft versucht, die Gruppen nicht zu separieren, also jetzt nicht hier die Alten, hier die psychisch Kranken, da die Schwulen alleine, da was weiß ich wen. Sondern, dass versucht wird, diese in einer Gemeinsamkeit zu erziehen. Oft ist das eine pädagogische Frage."* (SA/EI3 Kooperationspartner Kommunalpolitik)

Inhalt der Kooperation
Die inhaltlichen Themen sind weit gestreut und bilden viele gesellschaftliche Felder ab.

- Ehrenamtliche aus dem Quartier engagieren sich über den Bereich der Seelsorge in der Einrichtung.

Betont wird die Zusammenarbeit der Seelsorge mit der Ehrenamtsagentur im Quartier. Dadurch kommen auch junge Menschen mit der Einrichtung und deren Bewohnerinnen und Bewohnern in Berührung. Sie werden z. B. in der Betreuung oder für die Begleitung zu Gottesdiensten eingesetzt. Die Menschen aus dem

Quartier, die sich ehrenamtlich engagieren möchten, finden die Angebote an der sogenannten „roten Wand", die sich im Foyer der Einrichtung befindet, aufgelistet. Die Einrichtung hält ein „Ehrenamtsbüro" als zentrale Anlaufstelle für Freiwillige vor, das zwei- bis dreimal wöchentlich besetzt ist.

- Die Vertreter der beiden großen christlichen Kirchen machen vielfältige Angebote für die Bewohnerinnen und Bewohner der Einrichtung sowie für die Menschen im Quartier.

Neben der „klassischen" Aufgabe der Seelsorge gibt es viele Gelegenheiten und Anlässe der Kooperation. In der Einrichtung sind zwei Personen eingesetzt, die mit der Seelsorge betraut sind, je ein Vertreter der beiden großen christlichen Kirchen. Ihr gemeinsames Büro befindet sich zentral gelegen im Hauptgebäude der Einrichtung. Sie nehmen eine Sonderstellung ein, da sie zwar in der Einrichtung arbeiten, nicht jedoch von dieser bezahlt werden: *„Also grundsätzlich werden wir von XXX* (Name der Einrichtung anonymisiert) *nicht unterstützt. Die Heimleitung hat sich da nichts einzumischen. Sondern es ist umgekehrt, dass wir unser Geld mitbringen, nenne ich das einmal"* (SA/EI4 Kooperationspartner Religion Seelsorge). Sie stellen somit ein wichtiges Bindeglied an der Schnittstelle zwischen Quartier und Einrichtung dar. Neben den klassischen Aufgaben der Seelsorge im kategorialen Bereich gibt es viele Kooperationen, die den Bewohnerinnen und Bewohnern der Einrichtung zu Gute kommen. So können neben dem Feiern von ökumenischen Gottesdiensten Kooperationsbeziehungen sowohl im Bildungs-, als auch im Kulturbereich initiiert und etabliert werden. Auch die kirchlichen Festtage werden durch Feiern in der Einrichtung in Kooperation mit dem Sozialdienst in Form von Ritualen begangen. So findet zum Beispiel an Maria Himmelfahrt die Kräuterweihe statt:

> *„Da ist den ganzen Tag Fest (…). Und da kommen auch die Angehörigen, auch Leute von der Umgebung. Die wissen dann, da ist wieder Kräuterfest (…). Aber dafür basteln die Mitarbeiter vom Sozialdienst eine Woche lang Kräuterbüsche, mit den Dementen auch. Die können das! Die basteln dann. Dann kriegt jeder Bewohner, der will, so einen Strauß. Also der Sozialdienst hat faktisch die Kirchenfeiertage für sich in Beschlag, positiv gemeint, in Beschlag genommen als Angebot."* (SA/EI4 Kooperationspartner Religion Seelsorge)

- Gottesdienst mit allen Sinnen

Die Gottesdienste in der hauseigenen Kapelle werden den Bedürfnissen der Klientel angepasst. Hierzu werden Fortbildungen besucht und das so erworbene *„Demenz-Fachwissen"* kann eingesetzt werden, um die Liturgie umzugestalten. Es wurde der *„Gottesdienst mit allen Sinnen"* eingeführt:

*„Also die normale logische, also die Denksprache ist unterentwickelt, aber die emo-
tionale Ebene ist da. Und wenn ich immer über den guten Hirten rede, bringe ich dann
ein schönes Schaf mit, das wie echt aussieht und echte Wolle. Und dann streicheln
die das und wollen es am liebsten mitnehmen. Also diese Form. Ich tue auch öfter mit
Geräuschen arbeiten und dann wachen die auch gleich auf am Anfang der Predigt,
mit lauten Trompeten. Das ist aber auch eine hohe Kunst, das auch quasi der Klientel
anzupassen.“* (SA/EI4 Kooperationspartner Religion Seelsorge)

Auch für die Menschen mit Demenz im Quartier wurde ein Gottesdienstformat für
die Hauskapelle entwickelt. Im Rahmen der Kooperation mit einem Wohlfahrtsverband finden an sechs Terminen im Jahr *„Gottesdienste speziell auf Demenzniveau“*
(SA/EI4 Kooperationspartner Religion Seelsorge) statt. Diese Gottesdienste werden *„für alle, nur nicht für Bewohner“* (SA/EI4 Kooperationspartner Religion
Seelsorge) geöffnet, da diese ohnehin jede Woche die Möglichkeit haben, den
Gottesdienst zu besuchen.

- Schülerinnen und Schüler engagierten sich mit einem besonderen Projekt über
  den Seelsorgebereich in der Einrichtung.

Ebenso wie die Einrichtung unterhält der Bereich der Seelsorge Kontakte zu verschiedenen Schulen, die sich z. T. auch mit besonderen Projekten in der Einrichtung
engagieren. So recherchierte eine Schulklasse im Rahmen eines Holocaust-Projekts
den Verbleib der ehemaligen Mitglieder der jüdischen, städtischen Gemeinde. Sie
konnten Spuren bis nach Amerika verfolgen und ihre Dokumente wurden in der
Hauskapelle im Rahmen einer Ausstellung veröffentlicht. Zum Brand der Synagoge
am 9. November 1938 konnte als Zeitzeugin auch eine Bewohnerin jüdischen Glau-
bens befragt werden. Viele Bewohnerinnen und Bewohner erinnern sich zudem an
die Bombardierungen der Stadt im Zweiten Weltkrieg, die zu starken Zerstörungen
führten: *„Das haben alle fast, die über 80 sind, mit Sicherheit erlebt. Die waren
dann im Bunker“* (SA/EI4 Kooperationspartner Religion Seelsorge). Erinnerun-
gen wurden auch bei einer besonderen Abendmalfeier an einem Gründonnerstag
geweckt:

*„Und da haben wir den Gründonnerstag morgens als Passahmal gefeiert, mit Mat-
zenbrot, natürlich mit Saft. Und da haben die so viel gewusst (…). Hier gab es eine
große jüdische Gemeinde. Da mussten die oft am Sabbat den Nachbarn den Ofen
anstecken, weil das verboten ist, Feuer zu machen. Sie erinnerten sich auch daran,
dass sie dies Brot immer von den jüdischen Nachbarn bekamen. Also haben die
erzählt von ihren damaligen Kontakten zu den jüdischen Nachbarn. Das war hier
in XXX* (Name der Stadt anonymisiert) *ein ungestörtes Verhältnis zu Juden.“* (SA/EI4
Kooperationspartner Religion Seelsorge)

- Das Projekt „Sehnsucht Leben" bietet Win-Win-Situationen.

Eine weitere Kooperation des Seelsorgebereichs besteht zu der Universität, so dass verschiedene Projekte mit Studentinnen und Studenten unterschiedlicher Fakultäten durchgeführt werden können. Eines der auf diese Weise entstandenen Projekte soll den Bewohnerinnen und Bewohnern der Einrichtung Gelegenheit geben, über ihre Sehnsüchte und Wünsche zu sprechen und diese Wünsche mit Hilfe der Studentinnen und Studenten zu realisieren. Hierdurch entstehen Win-Win-Situationen, da die Studierenden die Möglichkeit erhalten, Anknüpfungspunkte zu finden und zu reflektieren, *„was habe ich schon erlebt mit alten Menschen, oder wo habe ich auch noch Bedarf, vielleicht da einmal hinzuschauen und wo begegnen mir alte Menschen in meinem, vielleicht späteren Berufsalltag"* (SA/EI5 Kooperationspartner Religion Seelsorge). Die Bewohnerinnen und Bewohner wiederum haben durch die Zusammenarbeit die Chance, Wünsche und Sehnsüchte zu realisieren. So lässt sich erkennen, dass beide Seiten profitieren, da die jungen Menschen bei einem Ausflug mit den Bewohnerinnen und Bewohnern ihr Sozialverhalten entwickeln können.

Zusätzlich begleiten Schülerinnen und Schüler einer nahegelegenen Schule die Bewohnerinnen und Bewohner im Rahmen der Einzelbetreuung zu Festveranstaltungen im Garten und in der Einrichtung, die meist in großem Rahmen stattfinden und in die der Bereich der Seelsorge stark involviert ist.

- Eine Ausstellung zum Thema „Alter ist heilig" soll dazu beitragen, dass Hemmschwellen abgebaut werden.

Für die Veranstaltung „Nacht der offenen Kirchen", die jährlich stattfindet, werden von den Seelsorgerinnen und Seelsorgern Themen ausgewählt, die einerseits *„eine gewisse Scheu vorm Altenheim"* (SA/EI5 Kooperationspartner Religion Seelsorge) nehmen und andererseits der Öffentlichkeit signalisieren sollen, dass die Einrichtung über sehr gute Kompetenzen verfügt:

> *„Wenn man hierherkommt, wird man mit sehr viel Kompetenz begleitet und betreut. Das ist also auch ein ganz wichtiges Bild nach außen. Eine Fotografin fotografierte die Bewohner an ihren Lieblingsplätzen und in ganz großen Porträts, wo man sozusagen auch die Schönheit in alten Gesichtern entdecken konnte und das war ein unglaublich großer Erfolg, alte Menschen so zu präsentieren und dieses Thema „Alter ist heilig" hat ja etwas Provokantes und das sozusagen in die Öffentlichkeit und in die Stadt zu tragen."* (SA/EI5 Kooperationspartner Religion Seelsorge)

Kulturelle Veranstaltungen für die Bewohnerinnen und Bewohner der Einrichtung im Quartier werden ebenfalls vom Bereich der Seelsorge angeboten, so z. B. Kirchenführungen und in der Weihnachtszeit Ausflüge zur Krippe einer nahegelegenen Kirche sowie Reisefilmvorführungen.

- Veranstaltungen und Gottesdienste finden in der hauseigenen Kapelle auch für Menschen aus dem Quartier statt.

Die Hauskapelle der Einrichtung, die ökumenisch geführt wird, wird auch für Gottesdienste kirchlicher Organisationen aus dem Quartier genutzt: *„Für die Telefonseelsorger. Die nutzen unsere Hauskapelle. Auch die City-Seelsorge fragt oft nach, für Sonntagsgottesdienste"* (SA/EI4 Kooperationspartner Religion Seelsorge).
Ebenso finden in der Kapelle Konzerte des Musikinstituts und der Staatsoper statt. Diese Veranstaltungen richten sich nur zum Teil an die Bewohnerinnen und Bewohner, sondern auch an Musikliebende der Stadt und des Umkreises.

- Es gibt viele Angebote des Musikinstituts für die Bewohnerinnen und Bewohner der Einrichtung und des Quartiers.

Ein musikpädagogisches Institut engagiert sich im hohen Maße im Pflegeheim an Standort A. Zweimal wöchentlich gibt es Angebote für unterschiedliche Adressatengruppen: Ein Chor setzt sich sowohl aus den Bewohnerinnen und Bewohnern der Einrichtung als auch aus Externen zusammen: *„Und da sind jetzt inzwischen immerhin drei Damen auch, die, ja, nicht im (…) Altenheim leben, sondern außerhalb, und da auch regelmäßig mit dazukommen"* (SA/EI6 Kooperationspartner Kultur Musikinstitut). Zusätzlich werden bei Bedarf auch die Mitglieder eines Kinderchores integriert: *„Also es geht natürlich um diesen generationenverbindenden Aspekt, aber auch, um das musikalische Ergebnis dann vielleicht noch beeindruckender werden zu lassen"* (SA/EI6 Kooperationspartner Kultur Musikinstitut). In einer weiteren Gruppenstunde findet ein musikpädagogisches Angebot für Bewohnerinnen und Bewohner mit Demenz statt. Dieses war ursprünglich auch für die Bewohnerinnen und Bewohner mit Demenz aus dem Quartier geöffnet. Hierfür fehlte jedoch die Nachfrage:

> *„Ich bin also seit 2015 zunächst einmal wöchentlich im Altenheim. Wir sind gestartet mit einem Kurs für Menschen mit dementieller Veränderung und Menschen ohne demenzielle Veränderung. Der war auch geöffnet fürs Quartier, allerdings wurde das vom Quartier nicht so angenommen, wie wir uns das erhofft hatten. Das war dann doch sehr schwierig, ja, also das wurde einfach von Menschen mit demenzieller Veränderung, die vielleicht noch in häuslichem Kontext gepflegt werden, wurde*

das wenig in Anspruch genommen, weil das, ich glaube organisatorisch irgendwie dann problematisch war für die Angehörigen. " (SA/EI6 Kooperationspartner Kultur Musikinstitut)

- Ein besonderes Konzertformat wurde für Menschen mit Demenz entwickelt:

  „Dann im letzten Jahr haben wir ein Konzert für demenziell veränderte Menschen durchgeführt. Da war das Altenheim auch ein wichtiger Kooperationspartner, weil einfach, ja, die Kompetenzen in Bezug auf alte Menschen mit dementieller Veränderung vorhanden sind. Da haben wir uns ganz stark ausgetauscht, um dann ein adäquates Konzert hier auch durchführen zu können. Da waren dann hundert Menschen mit demenzieller Veränderung und ohne demenzielle Veränderung, und haben einfach einen Konzertnachmittag verbracht. Die Kooperation ist insofern da ganz, ja, weitreichend irgendwie. " (SA/EI6 Kooperationspartner Kultur Musikinstitut)

- Die Studierenden des Musikinstituts schätzen die Chorstunde als Praxiseinsatz in ihrer Ausbildung sehr:

  „Das ist halt auch: Seit letztem Jahr ist es so, dass Studierende in eine Gruppe immer hinzukommen und sozusagen dort ihre Unterrichtspraxis absolvieren, und lernen mit dieser Klientel einfach musikalisch zu arbeiten. Und die bringen sich dann auch in Konzerte ein und unterstützen uns bei Auftritten. " (SA/EI6 Kooperationspartner Kultur Musikinstitut)

Dies stellt ebenfalls eine Win-Win-Situation dar, so dass beide Partner bezogen auf das Angebot partizipieren können.

Zusätzlich gibt es weitere Angebote des Musikinstituts: *„Im Winter machen wir meistens so einen musikalischen Adventskalender. Und dann haben wir auch regelmäßig Konzerte dort durch unsere Schüler und Studenten*" (SA/EI6 Kooperationspartner Kultur Musikinstitut).

- Neben dem Showtanzprogramm gibt es auch Unterricht im Rollatortanz.

Ein Interviewpartner aus dem Bereich der Tanzschule teilt mit, dass neben Ballett- und Tanzvorführungen in der Einrichtung auch eine systematische Schulung von interessierten Mitarbeiterinnen und Mitarbeitern der Einrichtung im Rollatortanz stattfindet. Diese nehmen den Tanz dann in ihr Beschäftigungsprogramm für die Bewohnerinnen und Bewohner auf:

„Weil es auch ein Teil meiner Schulungen ist, beziehungsweise unseres Teams, dass wir eben Menschen im Rollatortanz, sage ich mal, einweihen. Und wir haben zum Beispiel in der Kooperation mit dem Altenheim dort ein Seminar organisiert, wo die

Menschen dann eben dieses System gelernt haben, um es dann eben im Altenheim auch wirklich mit ihren Patienten anzuwenden, oder Heiminsassen anzuwenden. Das heißt, es gibt tatsächlich mittlerweile dort im Heim, das weiß ich, zwei, die den Rollatortanz wirklich aktiv mit den Senioren im Heim gestalten.“ (SA/EI12 Kooperationspartner Kultur Tanzschule)

Darüber hinaus betreuen einige Tänzerinnen und Tänzer einzelne Bewohnerinnen und Bewohner ehrenamtlich im Rahmen des Besuchsdienstes. Im Showprogramm gibt es viele Seniorinnen und Senioren, die gerne tanzen und damit den Seniorinnen und Senioren im Pflegeheim eine Freude machen:

„Und wir kommen natürlich auch, und bringen dann so ein bisschen Showprogramm in der Richtung, um wieder neue Leute zu motivieren, es auch zu tun. Und ich habe sehr viele Senioren, die mit mir auf die Bühne gehen, und dann eben für die Senioren im Altenheim dann ein bisschen Programm bringen.“ (SA/EI12 Kooperationspartner Kultur Tanzschule)

Auch hier lassen sich Win-Win-Situationen erkennen. Die Tänzerinnen und Tänzer freuen sich ebenfalls über eine Führung durch das Haus:

„Ich bin mit dem Altenheim so in Kontakt getreten, dass wir sogar uns mal eine Führung gewünscht haben. Und meine Leute fanden das ganz toll, dass sie das Haus aktiv kennenlernen durften. Also wir sind wirklich rundgeführt worden durch alle Stationen. Bis hin zu dem Kirchenbereich und der Pflegestation und, und, und. Dass die also auch mal sehen: Wie sieht so ein Zimmer aus? Wir haben die Heimbewohner daraufhin eben auch besucht.“ (SA/EI12 Kooperationspartner Kultur Tanzschule)

• Verschiedene Schulen engagieren sich für die Bewohnerinnen und Bewohner der Einrichtung.

In der Einrichtung kann ein Sozialpraktikum absolviert werden:

„Verschiedene Schulen im Quartier engagieren sich in unterschiedlicher Weise für die Einrichtung. Im Rahmen eines dreiwöchigen Sozialpraktikums können die Schülerinnen und Schüler der 11. Klassen eines Gymnasiums Unterstützungs- und Betreuungsaufgaben in den Wohnbereichen wahrnehmen. Diese Arbeiten werden von ihnen meist sehr gewissenhaft ausgeführt, so dass sie auch mit der Betreuung von Schwerstbehinderten und Sterbenden beauftragt werden.“ (SA/EI11 Kooperationspartner Pädagogik Schule)

Einzelbetreuung bei Veranstaltungen in der Einrichtung und bei Ausflügen ins Quartier: „Die Schülerinnen und Schüler einer weiteren Schule beteiligen sich bei Ausflügen ins Quartier im Rahmen des Projekts ‚Alt und Jung', so z. B. bei einem dreimal im Jahr stattfindenden Ausflug in ein nahegelegenes Museum. Hierbei übernehmen sie die Rolle der ‚*Rollstuhlschieber*'" (SA/EI4 Kooperationspartner Religion Seelsorge).

Auch bei Veranstaltungen innerhalb der Einrichtung, wie Feiern im Garten der Einrichtung oder der jährlichen, großen Nikolausfeier kümmern sie sich im Rahmen der Einzelbetreuung um die Bewohnerinnen und Bewohner und leisten Hilfestellung, wie z. B. beim Essen und Trinken.

Mit dem Kindergarten der Nachbarpfarrei wird ein Projekt durchgeführt, so dass es zu regelmäßigen Kontakten kommt. Die Schülerinnen und Schüler einer sich ebenfalls im Stadtteil befindlichen Grundschule können im Rahmen der „Sieben trifft siebzig" genannten Veranstaltung Erfahrungen mit hochbetagten Menschen sammeln: *„Sie erleben dann auch, wie kompliziert das ist, wenn einer nicht allein essen kann"* (SA/EI4 Kooperationspartner Religion Seelsorge).

- Die Kinder des Kindergartens dürfen auf dem Außengelände der Einrichtung spielen.

Die Kinder eines benachbarten Kindergartens können sowohl den offenen als auch den geschlossenen Bereich des Gartens jederzeit nutzen, um dort zu spielen und die Hühner in den dort befindlichen Volieren zu beobachten. Ebenso wird im Garten kurz vor Ostern ein gemeinsames Ostereiersuchen veranstaltet und die Kinder kommen im November mit ihren Laternen zum Stankt Martinssingen in die Einrichtung.

- Aufsuchende interaktive Stunde in der Einrichtung für die Bewohnerinnen und Bewohner

Ein Museum im Quartier unterhält regelmäßige Kontakte zur Einrichtung mit gegenseitigen Besuchen. Bei einer Veranstaltung in der Einrichtung haben die Bewohnerinnen und Bewohner die Möglichkeit, in einer „abwechslungsreichen aktiven und interaktiven Stunde" Details über verschiedene Tiere, wie z. B. *„Eichhörnchen, Hase und Kaninchen"* oder auch *„Krippentiere"* (SA/EI8 Kooperationspartner Kultur Museum) je nach Jahreszeit, zu erfahren. Zusätzlich zur erstellten Powerpoint-Präsentation über die Tiere werden passende Lieder gesungen und Gedichte vorgetragen. Die jungen 18- bis 20-jährigen Menschen, die einen einjährigen freiwilligen Einsatz im Museum absolvieren, planen die Veranstaltungen selbständig: *„Das ist ihr eigenes Projekt. Finde es halt auch wichtig. Die können immer mit mir rückkoppeln, ich berate die, aber das ist ihr eigenes Ding und die*

wachsen da auch rein" (SA/EI8 Kooperationspartner Kultur Museum). Ein weiteres Projekt der Freiwilligen wird im Museum durchgeführt: Vor Ostern werden
interessierte Bewohnerinnen und Bewohner ins Museum eingeladen und können
dort frisch geschlüpfte Küken bestaunen und auch anfassen. Zudem gibt es jährlich
zwei weitere Termine mit unterschiedlichen Schwerpunkten im Museum.

• Von Clowndoktoren über das Einrichten einer Sky-Lounge für die Übertragung der Spiele des Fußballvereins bis hin zu Besuchen und Begleitung zu
  Veranstaltungen

Ein weiterer Kooperationspartner der Einrichtung wandelte mit Unterstützung der
Einrichtungsleitung einen Raum in eine „Sky-Lounge" um: Es wurde ein Fernseher
angeschafft und ein Abonnement finanziert, das es ermöglicht, die Spiele des Fußballvereins anzuschauen. Auch werden einige Bewohnerinnen und Bewohner von
Zeit zu Zeit zu Live-Spielen ins Stadion eingeladen. Dies ist möglich, da sich dort
auch viele Rollstuhlbesucherplätze befinden. Zusätzlich versorgt der Kooperationspartner mehrmals jährlich die Bewohnerinnen und Bewohner mit Fanartikeln, die
von Trikots bis Poster reichen. Hierdurch gelingt es dem Kooperationspartner, *„einfach auch mal für ein paar Minuten da ein bisschen Freude zu schenken"* (SA/EI9
Kooperationspartner Sportverein). Die Vertretung des Kooperationspartners ist der
Meinung, dass die Zusammenarbeit mit der Einrichtung *„in sich wachsen"* (SA/EI9
Kooperationspartner Sportverein) soll, um auch Veränderungen Rechnung tragen
zu können.

Konzept für die Kooperation

• Konzept für die Quartiersnetzwerke als Modellvorhaben

Der Kooperationspartner aus dem Bereich der kommunalen Verwaltung und Politik entwickelte gemeinsam mit Akteuren aus pflegerischen, betreuenden und
beratenden Bereichen ein Konzept für ein nachhaltiges Netzwerk im Quartier.
    Das Konzept für das Projekt *„Netzwerke zur Quartiersbildung in der Stadt XXX
(Name der Stadt anonymisiert)"* wurde über drei Jahre lang entwickelt und wird
zum Zeitpunkt der Interviewführung seit zwei Jahren umgesetzt. Die Netzwerk-
koordination wurde für die ersten beiden Treffen durch eine Mitarbeiterin eines
wissenschaftlichen Forschungsinstituts übernommen. Danach wechselten sich die
beteiligten Akteure ab. Entscheidend für die Kooperation im Netzwerk ist, *„dass wir
gucken, dass wir auch Synergien aus der Zusammenarbeit schöpfen. Also dass wir*

versuchen einfach, Schnittstellen herauszufinden, wo wir dann quasi auch Energien bündeln können" (SA/EI1 Kooperationspartner Kommunalverwaltung).

- Konzept für die Kooperationen mit den Akteuren aus den Bereichen der Pädagogik, und Kultur sowie des Ehrenamts

Es besteht ein Konzept für die Durchführung der schulischen Sozialpraktika in der Einrichtung der stationären Altenhilfe. Es handelt sich hierbei um einen Praktikumseinsatz der Schülerinnen und Schüler der 11. Klassen eines naheliegenden Gymnasiums für zwei bis drei Wochen vor den Weihnachtsferien. Vor Beginn des Praktikums findet ein Sendungsgottesdienst statt. Zusätzlich wird eine einstündliche Vorbereitung über den Umgang mit an Demenz erkrankten Personen durch eine Demenzbegleiterin durchgeführt. Das Projekt wurde vor 25 Jahren durch die Deutsche Bischofskonferenz gegründet und besteht seitdem ununterbrochen. Nach den Sommerferien werden Listen mit dem teilnehmenden Sozialeinrichtungen ausgegeben, in die sich die Schülerinnen und Schüler eintragen können. Während des Einsatzes werden die Schülerinnen und Schüler durch die Mitglieder des Sozialdienstes betreut. Nach dem Praktikum müssen sie einen Bericht anfertigen.

- Es wurde gemeinsam mit der Leitung des Sozialdienstes ein Konzept entwickelt.

Ein Kooperationspartner entwickelte mit der Leitung des Sozialdienstes der Einrichtung ein Konzept für gemeinsame Veranstaltungen. Zusätzlich entwickelten die Freiwilligen, die für ein Jahr im Museum arbeiten, ein eigenständiges Programm, das aus regelmäßigen Veranstaltungen in der Einrichtung zu von ihnen selbst gewählten Themen besteht.

Die Seelsorge entwickelte mit dem Pflegebereich ein Konzept zum Umgang in „Notsituationen" bei der Betreuung durch Studierende und Personen der Jugendhilfe sowie für das Projekt „Sehnsucht Leben".

Um in allen Situationen adäquat reagieren und handeln zu können, wurde ein Konzept entwickelt, dass den Studierenden bei der Betreuung der Pflegeheimbewohnerinnen und -bewohner außerhalb der Einrichtung Sicherheit vermittelt:

„Da haben wir jetzt eine Checkliste entwickelt für die Studenten und die Menschen von der Jugendhilfe, die jungen Leute. Damit die sozusagen ihre Checkliste abhaken können: Was habe ich denn schon abgefragt? Was muss ich beachten, dass die das ein bisschen wirklich schematisch auch machen, die haben also Notfallnummern sozusagen, sowohl vom Wohnbereich als auch von uns. Wir wollen dann immer informiert sein, wenn irgendetwas wäre. Also das könnte rein theoretisch sein, dass schon ein Toilettenbesuch eine Krise auslöst, weil man den Menschen nicht auf die Toilette

bekommt oder weil da etwas schiefgeht oder ich normale Dinge, wie wer erreichbar ist, sagt: Also da gehst du jetzt so und so vor und den könntest du rufen oder die um Hilfe bitten. Wobei die natürlich auch ein bisschen geschult werden vorher. Die kriegen ein Rollstuhltraining zum Beispiel. Ganz etwas Wichtiges oder die kriegen erzählt, was Menschen mit Demenz, welche Bedürfnisse die haben im Allgemeinen und dann gibt es immer erst einmal eine Begegnung, wo man sich kennenlernt, wo man dann auch einfach so einmal spüren kann, was bedeutet das, mit einem alten Menschen sich zu unterhalten, den vielleicht einen Abend wirklich zu begleiten, zu betreuen. Was ist überhaupt mit der Zeit? Ist der Mensch abends noch fit oder muss ich vielleicht sogar eher nach einem Nachmittagstermin suchen? Solche Dinge. Das ist zu überlegen. Das schult ja auch die und das ist aber genauso gemeint. Ist ja letzten Endes ein Sozialtraining." (SA/EI5 Kooperationspartner Religion Seelsorge)

Neben diesen Ehrenamtlichen, die die Bewohnerinnen und Bewohner der Einrichtung bei Ausflügen begleiten, gibt es weitere Projekte der Seelsorge, für die Konzepte entwickelt wurden. Eines davon nennt sich „*Sehnsucht Leben*" (SA/EI5 Kooperationspartner Religion Seelsorge). Studierende der Universität aus unterschiedlichen Fakultäten besuchen hierbei die Bewohnerinnen und Bewohner der Einrichtung, um ihnen zu ermöglichen, individuelle Wünsche mit Hilfe der Studierenden zu realisieren.

Rolle des Ehrenamts bei der Vernetzung

- Die Einrichtung bietet viele verschiedene Möglichkeiten zum Engagement für alle Generationen und die Schwellenangst kann überwunden werden.

Die Einrichtung bietet die Möglichkeit für die Menschen aus dem Quartier und der Stadt, sich auf vielerlei Weise engagieren zu können. So kommen z. B. viele junge Menschen durch die Kontakte der Seelsorge zur Ehrenamtsagentur der Stadt mit der Einrichtung und deren Bewohnerinnen und Bewohnern in Berührung. Sie werden z. B. in der Pflegebetreuung oder für die Begleitung zu Gottesdiensten eingesetzt. Die Menschen aus dem Quartier, die sich ehrenamtlich engagieren möchten, finden die Angebote an der sogenannten „roten Wand", die sich im Foyer der Einrichtung befindet, aufgelistet. Die Einrichtung hält ein „Ehrenamtsbüro" als zentrale Anlaufstelle für Freiwillige vor, das zwei- bis dreimal wöchentlich besetzt ist und den Einsatz von 80 bis100 Ehrenamtlichen koordiniert. Sehr wichtig für die Öffnung sind Angebote, die sich sowohl an die Bewohnerinnen und Bewohner als auch an die Menschen aus dem Quartier richten. So bietet das Musikinstitut der Stadt die Möglichkeit eines gemischten Chores, in dem die Bewohnerinnen und Bewohner der Einrichtung und die Bewohnerinnen und Bewohner des Quartiers gleichermaßen involviert sind. Zudem engagieren sich ca. 40 ehrenamtliche Kräfte im Café und beim Mittagstisch für die Menschen aus dem Quartier. In der Einrichtung werden auch Studierende und Schülerinnen und Schüler eingesetzt, um Praktika abzuleisten. Durch diese persönlichen Kontakte kann die Schwellenangst überwunden werden: *„Gegenüber dem Pflegeheim gibt es so ein bisschen Schwellenangst, aber die dann hierherkommen, sind dann auch interessiert. Die erleben dann auch, wie kompliziert das ist, wenn einer nicht allein essen kann"* (SA/EI4 Kooperationspartner Religion Seelsorge).

Feedback der Kooperationspartner

• Die Kinder sind offen und vorurteilsfrei.

Die interviewte Person des Kooperationspartners aus dem Bereich des Kindergartens ist der Ansicht, dass *„die Kinder da sehr offen sind, damit sehr vorurteilsfrei umgehen. Die gehen auch auf die älteren Menschen zu"* (SA/EI7 Kooperationspartner Pädagogik Kindergarten).

• Die Schülerinnen und Schüler freuen sich, wenn sie für ihren guten Einsatz gelobt werden.

Viele der Schülerinnen und Schüler werden für ihren guten Einsatz von den Bewohnerinnen und Bewohnern sowie den Mitarbeitern des Altenpflegeheims gelobt und sie freuen sich sehr darüber. Häufig können sie auch neben den Betreuungsaufgaben besondere Aufgaben übernehmen, wie z. B. bei der Weihnachtsfeier mit ihren Instrumenten vorspielen. Dies gefällt den meisten Schülerinnen und Schülern sehr gut (vgl. SA/EI11 Kooperationspartner Pädagogik Gymnasium). Hier wird deutlich, dass auf diese Weise Win-Win-Situationen entstehen können.

• Die Arbeit mit dem Chor in der Einrichtung stellt die „schönste Stunde der Woche" dar.

Während der Chorproben gibt es nach Aussage der interviewten Person aus dem kulturellen Musikbereich immer eine ganz besondere, intensive Stimmung und es herrscht eine sehr gute Atmosphäre:

„Und also das ist schon einfach eine besondere Stimmung, und das spüren natürlich auch die Studenten. Und das ist dann eine ganz schöne Begegnung, also weil viele sich zum ersten Mal auch in dem Kontext so intensiv bewegen. Eine Studentin hat gesagt, das ist die schönste Stunde in ihrer Woche, sie kommt richtig gerne und fühlt sich sehr

wohl. Und mir geht das auch selbst ähnlich. " (S2/EI10 Kooperationspartner Bildung/ Kultur/Religion)

Die Kooperation mit der Einrichtung wird vom Interviewpartner ebenfalls als *„ Win-Win-Situation"* (SA/EI6 Kooperationspartner Kultur Musikinstitut) beschrieben, da sowohl das Pflegeheim als auch der Kooperationspartner durch die Möglichkeit, Studentinnen und Studenten mit einzubeziehen, stark profitierten:

> *„Seit letztem Jahr ist es so, dass Studierende in eine Gruppe immer hinzukommen, und sozusagen dort ihre Unterrichtspraxis absolvieren, und lernen mit dieser Klientel einfach musikalisch zu arbeiten. Und die bringen sich dann auch in Konzerte ein und unterstützen uns bei Auftritten."* (SA /EI6 Kooperationspartner Kultur Musikinstitut)

- Von Schock zu Dankbarkeit über die Möglichkeit, neue Erfahrungen zu sammeln

Die Reaktionen der jungen Menschen, die im Museum einen einjährigen Freiwilligendienst absolvieren, verändern sich im Laufe des Jahres:

> *„Also die sind am Anfang schockiert und machen das (Veranstaltung im Pflegeheim mit der Vorstellung von verschiedenen Tieren, Anm. der Autorin) aber dann im Laufe des Jahres. Also das ist für sie eine neue Erfahrung, mit so alten Menschen in einem Altersheim zusammen zu sein, aber gewinnen daran Freude (…). Man merkt dann, da entsteht in diesem Jahr eine Beziehung und wenn sie dann gehen nach dem Jahr, sind die meisten sehr dankbar für diese zehn Termine, die sie da hatten und für die Erfahrungen, die sie gemacht haben. Ja, es ist ein Prozess, auf alle Fälle. Also am Anfang sind die sehr geschockt, wenn sie das erste Mal kommen. Also so konfrontiert zu sein mit Alter und dass die Leute manchmal wegschlafen, das passiert halt, dass die einschlafen. Und diese ganzen Sachen, die sind ihnen neu (…). Aber es gibt auch viele, die sie dann loben und die sich richtig freuen und von daher ich halte ich das für gut."* (SA/EI8 Kooperationspartner Kultur Museum)

- Nach den Veranstaltungen im Pflegeheim und im Museum findet eine Reflexionseinheit statt:

> *„Wir reflektieren dann: Was ist gut gelaufen? Was ist schlecht gelaufen? Was müssen wir verändern. Es ist für die jungen Menschen auch nicht so einfach, mit Hochbetagten zu arbeiten. Das geht halt alles nicht so schnell und die sehen nicht so gut und die sagen manchmal merkwürdige Sachen, wenn sie dement sind. Das besprechen wir dann mit den jungen Erwachsenen." (SA/EI8 Kooperationspartner Kultur Museum)*

- Es gibt junge Menschen, die freiwillig nach Beendigung des Pflichtdienstes weiterarbeiten.

Manche jungen Frauen und Männer, die Sozialstunden im Bereich der Seelsorge der Einrichtung ableisten, üben diese Arbeit auch danach auf freiwilliger Basis weiter aus, da sie so viel Freude daran haben: *„Also das heißt, die haben hier Sozialstunden gemacht und kommen aber dann trotzdem nochmal, weil ihnen das so toll gefällt"* (SA/EI4 Kooperationspartner Religion Seelsorge).

Feedback der Bewohnerinnen und Bewohner

- Das Anfassen der Tiere wirkt sehr positiv auf die Bewohnerinnen und Bewohner.

Ein interviewter Kooperationspartner spricht sehr positiv von den Erfahrungen, die die Bewohnerinnen und Bewohner der Einrichtung durch die Zusammenarbeit machen können:

> „Also gerade das Anfassen von Tieren und die ganzen Sachen, das mögen die halt sehr und ich glaube, das weckt bei vielen auch viele Erinnerungen und ich glaube, das ist eine gute Sache. Deswegen werden wir das auch weitermachen: Aber es gibt auch viele, die sie dann loben und die sich richtig freuen und von daher halte ich das für gut." *(SA/EI8 Kooperationspartner Kultur Museum)*

- Die Bewohnerinnen und Bewohner freuen sich sehr über das Instrumentenvorspielen der Schülerinnen und Schüler.

Die Bewohnerschaft der Einrichtung freut sich nach Aussage eines Interviewpartners sehr, wenn die Schülerinnen und Schüler eines benachbarten Gymnasiums, das einen musikalischen Schwerpunkt besitzt, im Sozialpraktikum die Möglichkeit haben, auf ihren Instrumenten vorzuspielen (vgl. SA/EI11 Kooperationspartner Pädagogik Gymnasium)

- Die älteren Menschen freuen sich, wenn Kinder da sind.

Kinder *„bringen Leben"* (SA/EI7 Kooperationspartner Pädagogik Kindergarten) und Freude in das Pflegeheim: *„Ich glaube, die freuen sich einfach, wenn Kinder da sind. Das ist das, was wir zurückgemeldet bekommen"* (SA/EI7 Kooperationspartner Pädagogik Kindergarten).

- Die besondere Rolle der Seelsorge bewirkt einen großen Bekanntheitsgrad unter der Bewohnerschaft.

Der Interviewpartner aus dem Bereich der Seelsorge stellt fest, dass er unter den Bewohnerinnen und Bewohnern als positive „Autoritätsperson" sehr bekannt ist. Dies stellt für ihn einen angenehmen Aspekt seiner beruflichen Tätigkeit dar:

> *„Ich laufe ja nicht so klerikal rum wie meine Kollegen, wie unser Bischof, aber die erkennen mich sofort. Sogar Neue. Das ist der Pfarrer! Oder ich merke dann, wenn ich vorbeigelaufen bin, sagen die: Wer war denn das? Das war doch der Pfarrer. So, dann ist man auch sofort bekannt, das kommt durch die Rolle, glaube ich. Also die kennen mich eher wie die eigene Tochter. Ja, ja. Also die Rolle ist eigentlich schon was wert."* (SA/EI4 Kooperationspartner Seelsorge)

Nach seiner Erfahrung leben die Menschen mit Demenz *„oft in der Phase als Kind. Die meinen, die wären 14 Jahre. Eine Bewohnerin ruft immer: Oh, da kommt der Opa. Also die wussten, nehmen mich als Autoritätsperson wahr"* (SA/EI4 Kooperationspartner Religion Seelsorge). Die Bewohnerinnen und Bewohner sind häufig auch erstaunt über das spontane Verhalten des Kooperationspartners, das Nähe statt Distanz signalisiert:

> *„Und da habe ich den Vorteil, ich kann vorbeilaufen und wenn ich sehe, da liegt dann ein Glas und unterm Tisch ist alles nass, dann muss ich das aufheben. Da haben die alten Leute oft Hemmung. Herr Pfarrer, nein! Da sage ich: Doch, ich bin dafür da. Das kann ich nicht sehen, wenn da ein Glas unterm Tisch liegt. Und die Pflege nimmt dann das Handy und ruft die Putzfrau. Das ist ein ganz anderer Bezug! Dafür habe ich auch einen Bezug zu den Bewohnern."* (SA/EI4 Kooperationspartner Religion Seelsorge)

- Es tut den alten Menschen gut, wieder das Gefühl zu haben, als Mensch wahrgenommen zu werden.

Die ehrenamtliche Betreuung einzelner Bewohnerinnen und Bewohner durch Mitglieder eines Kooperationspartners ist durch positive Resonanz geprägt:

> *„Und wenn wir zum Beispiel dann kommen, und wir setzen uns dann zu denen auch hin, und gehen dahin und schwätzen mit denen, das ist das höchste Glück für die. Dass sie einfach wieder nicht nur alte Leute um sich herumhaben, sondern eben halt das Gefühl haben, sie werden wieder als Mensch wahrgenommen. Man hört ihnen mal zu, man kümmert sich um sie, man redet mit ihnen, man hat Interesse daran. Das ist ganz wichtig."* (SA/EI12 Kooperationspartner Kultur Tanzschule)

5.3.5.1.2.2 Forschungsfrage 2

Was verstehen die Kooperationspartner unter Netzwerk, Vernetzung, Netzwerkarbeit, Sozialraum, Quartier und Quartiersentwicklung, und welche Rolle kommt dem Quartiersmanagement zu?

- Definitionen von Netzwerk, Vernetzung und Netzwerkarbeit
- Definitionen von Sozialraum und Quartier sowie Quartiersentwicklung im Kontext der Quartiersöffnung
- Die Rolle des Quartiersmanagements
- Ursachen und Verantwortlichkeiten für die Quartiersöffnung und -entwicklung
- Ursachen und Verantwortlichkeiten für die Quartiersöffnung und -entwicklung

Definition von Netzwerk, Vernetzung und Netzwerkarbeit

- Netzwerk als überregionales Konstrukt

Für einen Kooperationspartner bedeutet Netzwerk im Gegensatz zu Quartier Überregionalität: *„Und Netzwerk, ich kann ja auch ein Netzwerk haben mit jemandem, der gar nicht in XXX* (Name des Ortes anonymisiert) *wohnt (…) Netzwerk ist ja nicht auf einen Ort beschränkt. Und Quartier ist für mich was Örtliches. Also Quartier ist für mich Stadtteil"* (SA/EI7 Kooperationspartner Pädagogik Kindergarten).

- Netzwerk als „Spinnennetz" mit einem eindeutig zu identifizierenden Mittelpunkt

Im Netzwerk gibt es ein klar zu identifizierendes Zentrum, das von der Einrichtung am Standort A repräsentiert wird. Von hier aus verteilen sich Linien über die nähere und fernere Umgebung hin zu konkret benennbaren Personen, Organisationen oder Institutionen. Innerhalb der Einrichtung gibt es auf diese Weise auch eigenständige Netzwerke der Seelsorge. Die Seelsorge kann unabhängig agieren, da die Seelsorgerinnen und Seelsorger nicht angestellt sind, sondern die beiden großen christlichen Kirchen als Arbeitgeber fungieren:

„Also Quartier sehe ich eher geographisch. Während das Netzwerk sozusagen einen Mittelpunkt hat. Das wäre jetzt für mich das Haus und dass die Linien von dort aus ausgezogen werden und dass es so ein Spinnennetz wird sozusagen. Das wäre für mich so ein Unterschied, weil im Spinnennetz vielleicht erst einmal auch die Fäden für sich stehen und gut wäre es natürlich, wenn das Netz zwischendurch auch dann vernetzt würde, damit es so ein wirkliches Netz von Geborgenheit, von einem Miteinander, von Menschen auffangen können, wird. Das wäre so meine Idealvorstellung. Und Sie

merken, ich knüpfe ja, also auch in meiner Stelle Netze (…), vom Ethikkomitee, das ist natürlich auch ein guter, wichtiger Gesprächspartner und Berater oder kann es sein. Wir selbst haben ja auch ein Netzwerk zu Kollegen. Also nicht nur, wir haben ja auch Bewohner, die nicht nur aus unserer Gemeinde, sondern aus allen (…) Gemeinden kommen. Auch das Netzwerkbilden, insofern, dass wir sagen, wir haben natürlich Kontakt mit den Kollegen. Wir sprechen uns ab, was ist mit der Sterbebegleitung? Mache ich die, weil ich jetzt räumlich näher dran bin, regelmäßiger im Haus bin oder gibt es eine starke Bindung zu den Kollegen, dass die auch in das Haus kommen oder dann die Beerdigung übernehmen? Weil es Kontakte über die Angehörigen gibt. Also da sind wir immer netzwerkend unterwegs." (SA/EI5 Kooperationspartner Religion Seelsorge)

• Ein Netzwerk zeichnet sich dadurch aus, dass ein „Wir-Gefühl" bezogen auf ein gemeinsames Ziel und einen gemeinsamen Fokus in einem spezifischen geografischen Umfeld vorhanden ist.

Von entscheidender Bedeutung ist für einen Kooperationspartner die gemeinsame Arbeit an einer Aufgabe unter einer gemeinsamen Zielvorstellung:

„Und so versuchen wir einfach, uns miteinander zu vernetzen. Wir haben in diesem Bereich, in dieser Zusammenarbeit, schon einen Seniorenstadtteilplan entwickelt, den wir jetzt nach und nach den Bewohnerinnen und Bewohnern der XXX (Name des Ortes anonymisiert) zugänglich machen. Diejenigen, die ihren Sitz in XXX (Name des Ortes anonymisiert) haben und die dann sagen würden, „Wir". Das ist ein bisschen in XXX (Name des Ortes anonymisiert) noch mal anders als in anderen Stadtteilen (…). Und trotzdem haben die Akteure gesagt: Wir arbeiten aber auch mit, weil wir unseren Sitz da haben und gucken auch noch mal jetzt gezielt: Wo haben wir denn tatsächlich? Wo erreichen wir mit unserem Angebot auch Bewohnerinnen und Bewohner von XXX (Name des Ortes anonymisiert) ? Und was haben die für Bedürfnisse?" (SA/EI2 Kooperationspartner Wissenschaft)

Definitionen von Sozialraum und Quartier sowie Quartiersentwicklung im Kontext der Quartiersöffnung

Der Begriff Quartier wird von den Kooperationspartnern sehr unterschiedlich beschrieben und umfasst enge, topografische Definitionen, die nur einige Straßen um die Einrichtung herum abbilden, aber auch sehr weite Definitionen, die über die Grenzen der Stadt und Kommune weit hinausgehen. Die formulierten Quartiersdefinitionen lassen sich in drei Bereiche einteilen: Der erste v. a. topografische Bezug bezeichnet die Straßenzüge und Gebäudestrukturen, die nach Meinung der Interviewpartnerinnen und -partner kennzeichnend für die Ausdehnung des Quartiers sind. Hier dominiert die Vorstellung, dass die Straßenzüge, die der Einrichtung am nächsten sind, in die Begriffsdefinition einbezogen werden sollen:

> *„Quartier ist sozusagen das Wohngebiet, auf dem das Altenheim steht. Eben weiter gefasst als die Kirchengemeinde, die ja auch sozusagen gewisse Grenzen hat, ist das Quartier, eben all das, was das Altenheim umgibt. Ja, genau, wo es eben angesiedelt ist."* (SA/EI5 Kooperationspartner Religion Seelsorge)

> *„Also Quartier, das ist für mich jetzt der vielleicht fußläufige Umkreis, ja, um das Altenheim. Der fußläufige Kreis um das Altenheim herum. So einmal ganz spontan formuliert."* (SA/EI6 Kooperationspartner Kultur Musikinstitut)

Eine etwas weiter gefasste Umschreibung bezieht das ganze Viertel, in dem sich die Einrichtung befindet, mit ein:

> *„Ja, also wir haben jetzt für diese Stadtteilarbeitskreise tatsächlich den Stadtteil zugrunde gelegt als Maßstab. Der Stadtteil ist eigentlich oftmals zu groß, aber es gibt im Moment nicht die personellen Ressourcen, als dass wir kleinere Quartiere begleiten können."* (SA/EI1 Kooperationspartner Kommunalverwaltung)

> *„Stadtteil. Also Quartier ist für mich so ein bisschen auch Stadtteil. Ich würde da jetzt gar nicht so viele Unterschiede machen. Und wir liegen beide im selben Stadtteil."* (SA/EI7 Kooperationspartner Pädagogik Kindergarten)

Eine weitere Definition nimmt verstärkt den Sozialraum in den Blick und schließt die Beziehungen mit ein, es handelt sich bei dem Begriff Quartier hiermit um den sozialen Raum im geografischen Raum:

> *„Generell, glaube ich, ist es in meinem Verständnis, ohne dass ich mich da jemals vorher mit beschäftigt habe, also mit dem Begriff, ein Ort, an dem Menschen zusammenkommen oder zusammenleben (…). In verschiedenen Lebenssituationen. Also Familien, ältere Menschen, einsame Menschen, beeinträchtigte Menschen. Ein quasi irgendwie begrenzter Raum ohne Grenzen sozusagen."* (SA/EI9 Kooperationspartner Sport)

Die Rolle des Quartiersmanagements

- Quartiersmanagement als zentrale Stelle zur Vernetzung der Akteure im Quartier ist eine freiwillige Leistung der Kommunen und das Land sollte Unterstützung bieten.

Quartiersmanagement ist eine *„freiwillige Leistung für Kommunen. Und dadurch, dass die finanziellen Belastungen überall in anderen Bereichen sehr hoch sind, ist natürlich da auch ein Bereich, wo gespart wird"* (SA/EI1 Kooperationspartner Kommunalverwaltung).

So gilt z. B. der Stadtteilarbeitskreis „Netzwerke zur Quartiersbildung" in dem Stadtviertel, in dem auch das Pflegeheim am Standort A zu finden ist, als einer von drei Modellarbeitskreisen. Bei positivem Verlauf des Modellprojekts sollen weitere Stadtviertel folgen, die dann auch zentral über eine von der Stadt einzurichtende Koordinierungsstelle betreut werden sollen. Dies erleichtert schließlich auch den Kommunikationsfluss von den Arbeitskreisen zur Stadt und zurück. Für die Vertretung der Kommunalverwaltung ist dies *„planungsrelevant, da können wir dann auch im Rahmen der Sozialplanung gucken, wo braucht es denn auch noch weitere städtische Unterstützung?"* (SA/EI1 Kooperationspartner Kommunalverwaltung). Es soll *„langfristig eine Kollegin dafür zuständig sein, diese Stadtteilarbeitskreise mit zu unterstützen. Es wird eine Koordinierungsstelle eingerichtet, die dann viele Arbeitskreise begleitet"* (SA/EI1 Kooperationspartner Kommunalverwaltung). Die Stelleninhaberin oder der Stelleninhaber soll als Ansprechpartner fungieren und den *„Arbeitskreisen quasi zuarbeiten"* (SA/EI1 Kooperationspartner Kommunalverwaltung). Ein Quartiersmanagement *„gibt es so nicht"* (SA/EI1 Kooperationspartner Kommunalverwaltung). Diese zentrale Stelle im Bereich des Sozialdezernats der Stadt soll auch gewährleisten, dass Informationen z. B. darüber weitergegeben werden, wo „ein Bedarf, der nicht gedeckt werden kann" besteht.

Die drei Modellarbeitskreise haben jeweils eine Sprecherin oder einen Sprecher gewählt, die oder der dann auch zu den Treffen einlädt: *„Das sind ganz unterschiedliche Menschen. Mal ist es vom Ehrenamt gesteuert, mal ist es der Ortsvorsteher oder die Ortsvorsteherin, die das in die Hand nimmt. Oder mal ist es jemand vom Wohlfahrtsverband, je nachdem, wer sich da vor Ort bereiterklärt hat"* (SA/EI1 Kooperationspartner Kommunalverwaltung). Zudem findet ein Austausch vor Ort statt, d. h. die am Netzwerk beteiligten Akteure besuchen sich gegenseitig und lernen die jeweilige Organisation oder Institution kennen:

> *„Also wir versuchen das nicht nur über diese gemeinsamen Gesprächskreise, sondern dass wir auch tatsächlich vor Ort sind, die Einrichtungen kennenlernen, dass die sich auch vorstellen können, dass quasi dann auch Pflegedienste, Angehörigenvertreter, Seniorenbeirat, dass die jeweils auch immer diese Institution mit ihrer Funktion kennenlernen und auch mit ihren Räumlichkeiten."* (SA/EI1 Kooperationspartner Kommunalverwaltung)

Es gibt jedoch keine Stellen, die das Management vor Ort in den Quartieren übernehmen und alle Akteure aus den professionellen und zivilgesellschaftlichen Bereichen in professioneller Funktion verbinden. Die Sprecherinnen und Sprecher der Arbeitskreise üben diese Tätigkeit i. d. R. zusätzlich zu ihren beruflichen Aufgaben aus und wechseln sich hierbei ab.

Ursachen und Verantwortlichkeiten für die Quartiersöffnung und -entwicklung

- Das Land sollte Rahmenbedingungen für die Kommunen festlegen, um professionelle Strukturen für die Vernetzung der Akteure zu schaffen.

Das Land sollte Rahmenbedingungen festlegen, so dass professionelle Strukturen in den Quartieren zur Vernetzung der Akteure entstehen können:

> *„Ja genau, also ich würde den Ansatz schon auch mitunter beim Land sehen, da Anstöße zu schaffen für Kommunen, sich auf den Weg zu machen. Und das ist aus meiner Sicht so ganz und gar nicht rein ehrenamtlich etc. zu bewerkstelligen, sondern bedarf eben auch professioneller Strukturen und einer Lenkung, beispielsweise aufseiten der Kommunen."* (SA/EI2 Kooperationspartner Wissenschaft)

Derzeit wird der Arbeitskreis des Quartiers, in dem sich die Einrichtung an Standort A befindet, ehrenamtlich von der Einrichtungsleitung geleitet.

- Die Stadtverwaltung bietet Unterstützung an.

Positiv wird von einigen Interviewpartnern bemerkt, dass sich eine als Ansprechpartner fungierende Person aus dem Sozialdezernat der Stadt sehr engagiert mit der Thematik der Netzwerkbildung und Quartiersöffnung befasst.
    Ein anderer Kooperationspartner sieht die Notwendigkeit, dass das Land Unterstützung bieten muss, wenn Quartiersarbeit eine verpflichtende Aufgabe der Kommunen wird:

> *„Klar. Egal, ob jetzt die Stadt diejenige ist, die das Geld ausgibt oder nicht. Also insofern sehe ich keine andere Möglichkeit, als wenn wir als kommunale Aufgabe begreifen, dann werden wir das nur mit Hilfe des Landes machen können. Wir können schlecht hier sagen, wir wollen in jedem unserer Stadtteile einen Quartiersmanager haben, stellen da 15 Leute ein und warten, was passiert. Also das wird so nicht gehen."* (SA/EI3 Kooperationspartner Kommunalpolitik)

Mit der Quartiersentwicklung verbundene Intentionen

• Es sollen wechselseitige Zugänge von innen nach außen und von außen nach innen geschaffen werden.

Ziel der Quartiersöffnung und der Vernetzung sollte es sein, einen Zugang des Quartiers zur Einrichtung zu schaffen, aber es auch zu ermöglichen, Bewohnerinnen und Bewohner nach draußen gehen können, um z. B. am Leben im Quartier teilzunehmen:

> *„Das heißt, überhaupt der Weg, wie kann ein Zugang des Quartiers in die Einrichtung geschehen, aber auch, wie kann sich die Einrichtung nach außen öffnen und wie können sich letztendlich auch Bewohnerinnen und Bewohner, gerade mit Unterstützungsbedarf, im Quartier einbringen? Genau, ich glaube, dass deswegen auch immer so einen Testwert von verschiedenen Perspektiven aus betrachtet werden muss."* (SA/ EI2 Kooperationspartner Wissenschaft)

Der Einrichtung wird eine aktive Teilnahme bei der Quartiersöffnung bescheinigt:

> *„Ja, diese Rolle, die die Einrichtung da eben auch schon spielt, indem sie sagt: So, wir machen da mit. Wir gucken, dass wir auch Angebote für die Bewohnerinnen und Bewohner von draußen öffnen und umgekehrt. Dass man eben auch sagt, dass Bewohnerinnen, Bewohner aus dem Pflegeheim auch noch mal die Möglichkeit haben, vielleicht auch Angebote außerhalb der Pflegeeinrichtung zu nutzen. Also dass man da einfach diese Durchlässigkeit herstellt und auch Pflegeheimbewohnerinnen, -bewohner nicht so abgeschoben werden."* (SA/EI2 Kooperationspartner Wissenschaft)

• Es sollen Angebote zu Begegnungen geschaffen werden.

Es zeigt sich, dass ein charakteristisches Element der Öffnung die Möglichkeit zu „Begegnungen" ist. Die Einrichtung bietet solche Möglichkeiten:

> *„Dass es Begegnungen grundsätzlich gibt. Dass also Menschen, die da leben, wohnen, arbeiten, es zu Begegnungen kommt und ja, sowohl innerhalb des Hauses, als auch außerhalb des Hauses. Ja und dann zuletzt auch das Quartier selbst, inwieweit ist halt jeder, Nachbarschaft, Bevölkerung, letztendlich bereit, dass sich wirklich begegnet wird vor Ort, dass sich Menschen mit unterschiedlichem Hintergrund ganz einfach dort begegnen und ja, erlebbar machen, was Quartier eigentlich bedeutet."* (SA/EI2 Kooperationspartner Wissenschaft)

Auch die Gottesdienste beider Konfessionen bieten die Möglichkeit zu Begegnungen der Menschen des Quartiers mit den Menschen in der Einrichtung. Die Kapelle wird zudem auch für Ausstellungen genützt und für Gottesdienste kirchlicher Organisationen aus dem Quartier, so z. B. der City-Seelsorge und der Telefonseelsorge. Die Veranstaltung „Café Malta", die für Menschen mit Demenz aus dem Quartier durchgeführt wird, wird ebenfalls in den Räumlichkeiten der Kapelle durchgeführt.

- Stadtteilarbeitskreis zur Entwicklung des Modellprojekts „Netzwerke zur Quartiersbildung"

Ziel der Etablierung des Stadtteilarbeitskreises innerhalb des Projekts „Netzwerke zur Quartiersbildung" ist die Vernetzung aller Akteure des Quartiers zur Sicherstellung der Lebensqualität der dort lebenden Seniorinnen und Senioren. Folgende Motivation für die Gründung wird dargestellt:

„Die Rahmenbedingungen für ein gutes Leben im Alter – was brauchen die Leute vor Ort – haben im Prinzip bestätigt, dass es im Prinzip diese offenen Angebote alle braucht, sowohl die Unterstützungs- und Pflegeangebote als auch Teilhabeangebote. Es gibt schon sehr viel. Die sind aber häufig gar nicht bekannt. Deswegen haben wir überlegt, um das quasi den Leuten bekannt zu machen, macht es Sinn, im Grunde in den Stadtteil zu gehen und Stadtteilarbeitskreise mit eben diesen Akteuren, die es da vor Ort gibt, um gemeinsam vielleicht eine Bestandsanalyse zu machen. Also man lernt sich gegenseitig kennen, guckt, was gibt es alles? Was machen die Leute? Und was fehlt möglicherweise? Und eben wie kann man die Sachen, die es vor Ort gibt, auch noch mal bekannt machen den dort vor Ort lebenden Menschen? Und deswegen haben wir so Stadtteilarbeitskreise gegründet. Das war auch noch mal über ein Projekt initiiert, über das Projekt „Anlaufstellen für ältere Menschen", da haben wir in drei Modellstadtteilen solche Kreise gegründet, um erst mal damit anfangen zu können. Und da ist eben unter anderem XXX (Name Einrichtung anonymisiert) beteiligt, weil auch die sagen: Wir sind auch ein Akteur in diesem Stadtteil. Wir haben Räume, die wir auch zur Verfügung stellen für den Stadtteil, für Aktivitäten im Stadtteil. Und wir wollen, dass unsere Bewohnerinnen und Bewohner in Kontakt stehen auch mit dem Stadtteil." (SA/EI1 Kooperationspartner Kommunalverwaltung)

Die Räumlichkeiten der Einrichtung können auch an Privatpersonen, so z. B. für Hochzeiten, vermietet werden, so dass weitere Personenkreise in Kontakt mit der Einrichtung kommen können. Finden Feste und Veranstaltungen in der Einrichtung statt, werden die Quartiersbewohnerinnen und -bewohner regelmäßig eingeladen, daran teilzunehmen.

- Das starre Versorgungssystem im Quartier muss durch die Entwicklung und Etablierung eines vernetzten Versorgungskonzepts aufgebrochen werden.

Die Öffnung der Altenhilfeeinrichtung kann nicht isoliert betrachtet werden, sondern muss im Kontext neuer Versorgungskonzepte im Quartier erfolgen. Im Rahmen eines quartiers- oder stadtteilbezogenen Versorgungskonzeptes fungiert die Einrichtung an Standort A als Institution, die das Unterstützungsangebot „Stationäre Pflege" für die Bewohnerinnen und Bewohner des Quartiers vorhält. Neben diesem Angebot müssen viele weitere vorhanden sein, so z. B. ambulante Dienstleistungen, teilstationäre Leistungen sowie niederschwellige Leistungen, zu denen auch das Angebot des offenen Mittagstisches der Einrichtung gerechnet werden kann, so ein Interviewpartner:

> *„Letztendlich würde ich mit dem gehen, was schon öffentlich ist, wo es dann da heißt, dass es eher um ein vernetztes Versorgungskonzept geht. Und das verstehe ich genau, als das quartiersbezogene beziehungsweise stadtteilbezogene, dass es vor Ort Strukturen geben muss und die eben aus einem Mix an professionellen Personen, aber auch sich ehrenamtlich Engagierenden und allgemein Bürgerinnen und Bürgern vor Ort verstehen. Genau, wichtig ist da ganz bestimmt noch zu betonen, dass ja natürlich auch die stationäre Altenhilfe nicht oder allein dasteht, sondern letztendlich (…) geht es ja stark darum, dass auch die unterschiedlichen Unterstützungsangebote miteinander koordiniert werden, sprich, es gibt nicht nur das stationäre Angebot, sondern es gibt auch beispielsweise einen ambulanten Pflegedienst, es gibt aber auch teilstationäre Angebote. Die Einrichtung XXX* (Name der Einrichtung anonymisiert) *bietet unter anderem einen Mittagstisch an, so dass letztendlich an der Stelle auch je nach Unterstützungsbedarf, sagen wir mal ein starres System aufbricht, um den Bewohnerinnen und Bewohnern im Quartier gerecht werden zu können."* (SA/EI2 Kooperationspartner Wissenschaft)

• Win-Win Situationen entstehen in Kooperationen dann, wenn beide Seiten miteinander so unterwegs sind, dass sie gegenseitig ihre Grundbedürfnisse befriedigen.

Es können beide Seiten, die Menschen aus der Einrichtung und die Menschen aus dem Quartier, von der Kooperation profitieren. So profitieren u. a. auch die Jugendlichen, die Sozialstunden leisten müssen, von der Begegnung. Win-Win-Situationen entstehen immer dann, wenn die Bedürfnisse des Gegenübers erkannt und nach Möglichkeit befriedigt werden können:

> *„Oder die jungen Menschen von der Jugendhilfe, die Arbeitsstunden leisten müssen, die dann hoffentlich in so eine Situation kommen, dass sie nicht nur die Alten befragen können, sondern genauso auch gefragt werden, um deren Situation und der Hintergrund ist der, dass wir sagen, alle Menschen, junge und alte, haben eben Grundbedürfnisse, die es zu befriedigen gilt und das wäre dann so eine Win-Win-Situation,*

wenn also sozusagen beide gegenseitig miteinander so unterwegs sind, dass sie ihre Grundbedürfnisse erfüllen.“ (SA/EI5 Kooperationspartner Religion Seelsorge)

5.3.5.1.2.3 Forschungsfrage 3

Welche Faktoren tragen zum Gelingen nachhaltiger Netzwerkbildung im Kontext der Quartiersöffnung und der Quartiersentwicklung bei? Welche Faktoren erschweren diese?

- Faktoren, die zum Gelingen beitragen
- Faktoren, die die nachhaltige Netzwerkarbeit erschweren

Faktoren, die zum Gelingen beitragen

- Der Park der Einrichtung und die Angebote der Cafeteria tragen zu informellen Kontakten mit Quartiersbewohnerinnen und -bewohnern bei.

Die Einrichtung der stationären Altenhilfe liegt mitten in der Stadt in einem großen Park, der öffentlich zugänglich ist und von vielen Personen genutzt wird. So können auch die Angehörigen den Bewohnerinnen und Bewohnern einen spontanen Besuch abzustatten, nachdem sie ihre Einkäufe in der unmittelbaren Umgebung erledigt haben. Auch dem Park wird große Bedeutung zugeschrieben, da er von vielen Fußgängern durchquert wird und als Ruhezone fungiert, so dass sich viele Personen auf den zahlreich aufgestellten Bänken an einem Teich niederlassen. Als Angebot für das Quartier kann die Cafeteria und der offene Mittagstisch betrachtet werden. Beide sind an 364 Tagen, mit Ausnahme von Heiligabend, im Jahr geöffnet und werden von 40 Ehrenamtlichen betrieben, die einen enormen Beitrag zur Öffnung der Einrichtung für die Menschen aus dem Quartier leisten. Die Einrichtung des Mittagstisches ging v. a. auf die Initiative der Einrichtungsleitung zurück: *„Und XXX* (Name der Einrichtungsleitung anonymisiert) *hat auch vorher schon mit Zustimmung jeweils des Aufsichtsrats zum Beispiel so was gemacht, wie den Mittagstisch gerade geöffnet für das Quartier“* (SA/EI4 Kooperationspartner Religion Seelsorge). Diese Innovation trägt auch dazu bei, dass die Einrichtung als offen wahrgenommen wird und die Quartiersbewohnerschaft durch einen Aufenthalt dort auch eine Verbesserung der eigenen Lebensqualität erfahren kann: *„Die haben ja einen riesen Park, und dann sitzt man da am gedeckten Tisch mit wunderschönen, mit selbst gebackenem Kuchen, und kann es sich gut gehen lassen“* (SA/EI12 Kooperationspartner Kultur Tanzschule). Hierbei kann man auch leicht ins Gespräch kommen, so dass informelle Kontakte zwischen drinnen und draußen entstehen können. Ein Kooperationspartner stellt in diesem Zusammenhang jedoch einschränkend die Frage, inwieweit diese Angebote tatsächlich von Quartiersbewohnerinnen und -bewohnern genutzt würden. Dies ist nur schwer einzuschätzen.

- Tagespflege als neues Angebot und Schnittstelle zwischen Einrichtung und Quartier

Die Eröffnung der Tagespflege am Park soll auch dazu beitragen, den Kontakt zwischen den Tagesgästen und den Bewohnerinnen und Bewohnern der Einrichtung zu ermöglichen:

„Durch die Eröffnung der Tagespflege bin ich mir eigentlich relativ sicher, dass dadurch auch dann mit den Quartiersbewohnern, die dahin kommen, und mit denen, die sie bringen, Kontakte entstehen. Wir hätten gerne, dass die Tagesgäste auch aus dem Quartier kommen jeweils, dass wir dadurch dieses Altenwohnheim auch nochmal mehr in die Umgebung da einpassen." (SA/EI1 Kooperationspartner Kommunalverwaltung)

- Synergien sollen geschaffen und Energien gebündelt werden.

Auf Quartiersebene entstehen Synergien durch die Verbindung von Akteuren in der Seniorenarbeit:

„Also die Pflegeheime sind für uns einfach ein Partner in der Seniorenarbeit wie auch die Pflegedienste, die Tagespflegen. Also da versuchen wir einfach, über Pflegekonferenz, Netzwerk Demenz oder eben in den Stadtteilarbeitskreisen einfach Synergien zu nutzen. Und für das Pflegeheim ist es natürlich wichtig, die machen ein Angebot, die müssen natürlich auch davon profitieren. Also dass wir versuchen einfach, Schnittstellen herauszufinden, wo wir dann quasi auch Energien bündeln können. Natürlich wäre es gut, irgendwie so offene Treffangebote zu machen und dass man dann einfach hört: Was haben denn die Leute für Bedürfnisse? Welche Beratungswünsche haben sie?" (SA/EI3 Kooperationspartner Kommunalverwaltung)

- Voraussetzung für die Umsetzung ist die Identifikation der Leitungsebene mit dem Quartiersgedanken.

Es wird betont, dass die Rolle der Einrichtungsleitung ein sehr zentraler Punkt ist, wenn Quartiersöffnung und Vernetzung im Quartier gelingen soll: *„Das hat auch sehr viel damit zu tun, ob letztendlich die Leitung hinter dem Quartiersgedanken steht und sich öffnen möchte – das ist ja gegeben in XXX (Name der Einrichtung anonymisiert)"* (SA/EI2 Kooperationspartner Wissenschaft).

Die Einrichtungsleitung engagiert sich sehr stark im Seniorennetzwerk des Quartiers. Sie fungiert in diesem Zusammenhang als Ansprechpartner und Quartiersmanager: *„Die Leitung verfolgt durchaus den Ansatz, das Altenheim auch für eine Anlaufstelle im Stadtteil zu machen"* (SA/EI2 Kooperationspartner Wissenschaft). Zudem besteht ein offener Austausch auf der Basis von Verlässlichkeit und Vertrauen mit der Leitungsebene. Dies stellt die Voraussetzung für eine konstruktive Zusammenarbeit und die Etablierung von Projekten, die auch über längere Zeit Bestand haben, dar. Zudem werden Räumlichkeiten der Einrichtung für Initiativen aus dem Quartier zur Verfügung gestellt.

- Türen stehen sehr weit offen.

Im realen und im übertragenen Sinn stehen *„die Türen sehr, sehr weit offen"* (SA/EI5 Kooperationspartner Religion Seelsorge) und es gibt sehr viele Angebote, zu denen Menschen in das Haus kommen oder die Bewohnerinnen und Bewohner nach draußen gehen. Zentral ist in diesem Kontext auch, dass *„es Begegnungen grundsätzlich gibt. Dass also Menschen, die da leben, wohnen, arbeiten, es zu Begegnungen kommt und ja, sowohl innerhalb des Hauses, als auch außerhalb des Hauses"* (SA/EI5 Kooperationspartner Religion Seelsorge).

- Es braucht eine Haltung der Mitarbeiterinnen und Mitarbeiter, die den Quartiersgedanken mit einbezieht.

Entscheidend ist die Haltung der Mitarbeiterinnen und Mitarbeiter, wenn es darum geht, die Angebote der Kooperationspartner, die es im Quartier gibt, den Bewohnerinnen und Bewohnern auch zu kommunizieren, damit diese sie wahrnehmen können:

> *„Dass auch Bewohner informiert sind, wann findet was statt im Quartier, wahrscheinlich werden das vor allem besondere Anlässe sein, wenn es um die ganze Bewohnerschaft geht oder Einzelaktivitäten was dem jeweiligen Bewohner am Herzen liegt. Und dafür braucht man das Personal, das wiederum das kommuniziert. auch viel einher (…), das macht nicht eine Person allein, sondern letztendlich die gesamte Belegschaft eines Pflegeheimes, die auch eine gewisse Haltung braucht, die auch förderlich ist, um Zugang zum Quartier zu schaffen, beispielsweise für die Bewohnerinnen und Bewohner. Das ist genau das, was quasi mit der Haltung einhergeht."* (SA/EI2 Kooperationspartner Wissenschaft)

Eine andere interviewte Person betont ebenfalls die Bedeutung der Mitarbeiterinnen und Mitarbeiter: *„Das Altenheim an sich, also das lebt davon, von den Mitarbeitern,* *ob die Mitarbeiter das tragen wollen oder nicht"* (SA/EI5 Kooperationspartner Religion Seelsorge.

- Kommunikation ist das A und O.

Ein Kernelement nach innen und außen liegt nach Meinung eines Interviewpartners in der Kommunikation, die immer wieder von neuem angestoßen werden muss:

> *„Aber es gibt eigentlich kaum Probleme, die nicht doch auch aufzulösen sind durch Gespräche und immer wieder Kommunikation, sich zeigen, immer wieder positiv herangehen und ja, es ist nicht ein Tag wie der andere. Weder bei den Bewohnern, noch beim Personal, noch bei mir, aber Kommunikation ist das A und O."* (SA/EI5 Kooperationspartner Religion Seelsorge)

- Die Ehrenamtskoordinatorin der Einrichtung ist sehr engagiert

Die Inhaberin der Stelle für die Ehrenamtskoordination der Einrichtung ist nach Aussage eines Interviewpartners sehr engagiert. Die Ehrenamtlichen kommen häufig aus dem Quartier und werden für ihre Tätigkeit von der Ehrenamtskoordinatorin qualifiziert. Gleichzeitig ist sie auch an stadtweiten Arbeitskreisen beteiligt, um auch *„das Ehrenamt an anderer Stelle voranzubringen"* (SA/EI4 Kooperationspartner Religion Seelsorge). Dies fördert sowohl die Netzwerkbildung der Einrichtung mit dem Quartier als auch mit anderen Stadtteilen.

- Es besteht ein sehr hohes Engagement des Sozialdienstes, um viele Anliegen der Kooperationspartner umzusetzen und den Bewohnerinnen und Bewohnern ein hohes Maß an Lebensqualität zu bieten.

Dem Sozialdienst des Hauses wird eine wichtige Schnittstelle zugeschrieben. Er versucht, sehr viele Anregungen von außen zu ermöglichen: *„Also die Sozialdienstmitarbeiter dort sind wirklich top und versuchen auch immer, alles möglich zu machen"* (SA/EI5 Kooperationspartner Religion Seelsorge).

Ein anderer Interviewpartner unterstreicht die Bedeutung des Sozialdienstes für das soziale und psychische Wohlergehen der Bewohnerinnen und Bewohner:

> *„Die bemühen sich, gerade im Bereich sozialer Dienst, sehr um das Wohlfühlen der Menschen, und zwar das menschliche Wohlfühlen! Also, dass eben halt jemand etwas zu essen braucht und gepflegt werden muss, ist die eine Seite, aber die persönliche Komponente ist, glaube ich, die wichtigere."* (SA/EI12 Kooperationspartner Tanzschule)

Ebenso äußert sich eine andere Vertretung der Kooperationspartner: *„Also ich finde, dass da sich schon bemüht wird, das trotzdem individuell zu gestalten. Die sind immer bestrebt danach, den Alltag der Bewohner aufzuwerten. Und das sehe ich schon als eine sehr offene Eigenschaft"* (SA/EI7 Kooperationspartner Pädagogik Kindergarten).

- In der Stadt ist das Thema Quartiersarbeit an vielen Stellen auf unterschiedliche Weise präsent und es soll langfristig Gemeinwesenarbeit aufgebaut werden.

Es wird betont, dass sowohl die rechtlichen, als auch die finanziellen Ressourcen für die Bereitstellung von Quartiersarbeit in der Stadt zum größten Teil bereits gegeben seien, so dass eine Vernetzung für alle Adressatengruppen möglich wird:

„Also wir haben hier die Erfahrung gemacht, dass sowohl große professionelle Träger, wie die Kirchen, aber auch kleinere Gruppen, die sehr lokal agieren, die fangen alle so ein bisschen, sagen wir mal mit einem Thema an. Also, die einen haben sich primär um Ältere gekümmert, die anderen haben sich um Schüler und Hausaufgaben gekümmert, die dritten haben sich primär um Flüchtlinge gekümmert, die vierten hatten sich vielleicht um ein lokales Problem gekümmert. Die haben trotzdem, sagen wir mal, auf längere Sicht alle diesen Wunsch, tatsächlich Gemeinwesenarbeit aufzubauen. Das heißt, sie nehmen die anderen Aspekte noch dazu. Es gibt dann einen gewissen Sog für Ehrenamtliche, die sich da melden, es gibt eine Organisationsstruktur, es gibt dann ein, zwei hauptamtliche Mitarbeiter und wenn man die mit Geld ausstattet, machen die das tatsächlich. Und wir sind im Moment dabei, uns bisschen das Stadtgebiet anzugucken. Wir haben an vielen Stellen so was und sind dabei, das auszubauen, auch die besser auszustatten und auch ein paar Akteure, die bisher, die da im Aufbau waren, die Teilaspekte bedient haben, ihnen ruhig zu sagen: Ja, macht das ruhig weiter, ihr kriegt auch ein bisschen Geld und versucht das abzudecken, so komplett es geht. Und dazu haben wir noch einen anderen Aspekt, da sind einfach die rechtlichen Rahmenbedingungen, haben sich auch als ganz, sagen wir mal, hilfreich oder grundsätzlich gut ergeben. Das sind diese Quartiere, bei uns heißen die immer, „Zu Hause in XXX (Name des Ortes anonymisiert)*" Wohnungsgesellschaft, meistens unsere eigene, die mit gewisser anderer Motivation, aber im Endergebnis vergleichbar versucht, für ihre Bewohner, aber auch nicht nur für diese, zu arbeiten und eben Unterstützung, Hilfe, Beratung, Betreuung bis hin zu Pflegeleistungen anzubieten."* (SA/EI3 Kooperationspartner Kommunalpolitik)

- Erfahrungen liegen aufgrund der Umsetzung des Bielefelder Modells und des Modells „Soziale Stadt" in einigen Stadtteilen vor.

Die Etablierung der Stadtteilarbeitskreise sei ein „*Versuch, so erste Schritte quasi Bielefelder Modell im Bestand umzusetzen*" (SA/EI1 Kooperationspartner Kommunalverwaltung). Das Bielefelder Modell wurde bisher an drei Standorten in der Stadt umgesetzt. Für das Vorgehen in den Stadtteilen des Projekts „Netzwerk zur Quartiersentwicklung" konnten deshalb auch diese Erfahrungen herangezogen werden. Einige Stadtteile konnten in das Projekt „Soziale Stadt" integriert werden: „*Dort gibt es eine richtig strategische Quartiersentwicklung und da hatten wir verschiedene Stadtteile auch schon drin. Aber wir haben jetzt eigentlich Erfahrung damit, wie man strategisch eine Quartiersentwicklung aufbaut, gegebenenfalls dann durch bauliche Veränderungen ergänzt und sich zum Teil auch wieder zurückzieht*" (SA/ EI3 Kooperationspartner Kommunalverwaltung).

• Das Modellprojekt „Netzwerke zur Quartiersentwicklung"

Im Quartier, in dem sich die Einrichtung am Standort A befindet, wurde seit 2014 auf Initiative der Stadtverwaltung ein „Netzwerk zur Quartiersbildung" entwickelt, an dem bis zum Zeitpunkt der Interviews alle im Stadtviertel relevanten Akteure der Seniorenarbeit beteiligt waren. Die Idee hierzu stammte aus einem Forschungsbericht eines sozialpädagogischen Forschungsinstituts:

> „*Das Institut XXX (Name anonymisiert) hat bereits im Jahr 2014 einen Bericht veröffentlicht zum Thema offene Seniorenarbeit in XXX (Name der Stadt anonymisiert). Im Hintergrund stand eine recht große Umfrage unter Senioren sowie unter professionellen Akteuren, und davon ausgehend wurde unter anderem entwickelt, dass es wichtig wäre, gewisse Anlaufstellen vor Ort zu haben für ältere Menschen.*" (SA EI2 Kooperationspartner Wissenschaft)

Zu Beginn des Projekts wurde eine Bestandsanalyse gemacht sowie eine Stadtteilbegehung durchgeführt. Das Ziel des Projekts besteht darin, die Bedarfe und Bedürfnisse der älteren Quartiersbewohnerinnen und -bewohner zu erfassen, Anlaufstellen für sie aufzuzeigen und Vernetzung zu fördern. Folgende Faktoren spielen für das Handlungskonzept eine Rolle:

> „*Was brauchen Menschen in den Stadtteilen? Und das haben wir dann gemeinsam mit allen Akteuren zusammengetragen in diesem Handlungskonzept. Und weil wir dann eben gehört haben, ja, es braucht, also es muss niedrigschwellig zugänglich sein, das heißt, also erst mal vor Ort, dass man eben auch, wenn man nicht mehr so mobil ist, einfach weiß, was gibt es für Angebote, dass man die erreichen kann einfach in diesem Umfeld. Aber eben auch noch mal dann tatsächlich telefonisch, auch Infrastruktur, Einkaufshilfen oder Parkplätze, Behindertenparkplätze, seniorengerechte Parkplätze. Also dass man einfach diese ganzen Informationen zugänglich machen kann, dass die*

Leute im Wissen dieser Infrastruktur einfach so lange als möglich zu Hause leben können, selbstbestimmt. " (SA/EI1 Kooperationspartner Kommunalverwaltung)

Zudem sind auch folgende Fragen von Bedeutung:

„Okay, die Leute leben jetzt auch schon, ältere Menschen leben in den Stadtteilen und wie kann man sie darin unterstützen, dass sie Gemeinschaftsräume nutzen können? Welche Gemeinschaftsräume gibt es im Stadtteil? Das ist ja auch einfach durch diese Arbeitskreise dann zu erfragen: Wer hat Räume? Wer kann die gegebenenfalls zur Verfügung stellen für Angebote? Wer kann diese freien Räume auch tatsächlich bespielen? Wer sagt: Ich habe ein Angebot, was ich auch noch mal öffnen würde nicht nur für Vereinsmitglieder, sondern auch insgesamt für Bewohnerinnen und Bewohner aus dem Stadtteil? So. Also das ist einfach jetzt erst mal für uns so eine Plattform, um zu sammeln und erste Initiativen anzustoßen. " (SA/EI1 Kooperationspartner Kommunalverwaltung)

Die Akteure im Netzwerk sind neben der ambulanten und stationären Pflege

„… der Pflegestützpunkt, dann Vertretungen aus der lokalen Politik und Vertretungen von den verschiedenen Wohlfahrtsverbänden, sprich von der Caritas, aber auch vom DRK, von der Hospizgesellschaft, die da auch relativ in der Nähe ist und dann Akteure, die eigentlich eine Strahlkraft in die gesamte Stadt haben, wie zum Beispiel die VHS, also Volkshochschule, aber auch die katholische Seelsorge, verschiedene Kirchengemeinden sind mit im Boot. " (SA/EI2 Kooperationspartner Wissenschaft)

Zu einem späteren Zeitpunkt sollen im Quartier ansässige Geschäfte und Handwerksbetriebe, wie z. B. Apotheken und Sanitätsgeschäfte, aber auch Ärzte und Therapeuten, integriert werden. Die Einrichtung der stationären Langzeitpflege steht hier nicht im Fokus, stellt jedoch einen wichtigen Akteur dar.

• Die Lage der Einrichtung fördert oder hemmt die Vernetzung und das Eingehen von Kooperationsbeziehungen zu umliegenden Bildungs- und Kultureinrichtungen.

Die Lage der jeweiligen Pflegeeinrichtung ist nach Aussage vieler Kooperationspartner ein wichtiges Merkmal, das bei der Öffnung berücksichtigt werden muss. Der Einrichtung am Standort A wird hierbei eine hervorragende Ausgangssituation bescheinigt, da sie mitten in der Stadt liegt:

„Es gibt Pflegeheime, die sind mitten in der Stadt, wie beispielsweise XXX (Name der Einrichtung anonymisiert)*, es gibt aber andere, die sind so ein bisschen eher abseits*

gelegen in einem Stadtteil, oben auf einem Berg beispielsweise, da sind die Bedingungen zur Öffnung ins Quartier natürlich schon mal prinzipiell unterschiedlich." (SA/EI2 Kooperationspartner Wissenschaft)

Da die Lage der Einrichtung an Standort A sehr zentral ist, sind viele Einrichtungen aus unterschiedlichen gesellschaftlichen Feldern in unmittelbarer Nähe angesiedelt. Dies erleichtert nach Ansicht eines Interviewpartners die Kontaktaufnahme und das Entstehen von Kooperationsbeziehungen: *„Zum anderen gibt es ja sehr viel drum herum. Ich sage einmal, Tanzschule, Kindergärten, die einfach in das Haus kommen, Besuche machen. Eine Schule, die sozusagen nebendran ist"* (SA/EI5 Kooperationspartner Religion Seelsorge).

- Entscheidend müssen die Wünsche der Bewohnerinnen und Bewohner sowie ihre konstitutionelle Verfassung sein.

Im Zentrum aller Teilhabekonzepte müssen die Bedürfnisse der Bewohnerinnen und -bewohner und deren Selbstbestimmung stehen:

„Inwieweit sind die Bewohnerinnen und Bewohner bereit rauszugehen, inwieweit können sie das aber auch noch von ihrer Konstitution her, und was sind ihre Interessen am Quartier, fühlen sie sich verbunden mit dem Quartier oder kommen sie vielleicht ganz woanders her und haben da vielleicht auch bewusst so eine Art Cut in einer anderen Lokalität vollzogen, oder möchten sie sich wirklich hineinbegeben in das Quartier vor Ort?" (SA/EI5 Kooperationspartner Religion Seelsorge)

- Stationäre Pflegeeinrichtungen bedeuten auch Sicherheit und Schutz vor Einsamkeit mit der Möglichkeit, neue Menschen kennenzulernen.

Nach Aussage eines Interviewpartners bedeuten stationäre Pflegeeinrichtungen nicht nur Abschottung und gesellschaftliche Exklusion, sondern können den alten Menschen auch Chancen eröffnen:

„Also von daher ist eine wirkliche Pflege, oder ein Heim, wo Menschen zu 90 Prozent gepflegt werden, vielleicht auch eine größere Sicherheit, dass man nicht vereinsamt und nicht allein gelassen wird. Und das ist genau da der Fall, die kümmern sich. Und so ein Altenheim kann ja auch bedeuten, dass man neue Kontakte knüpft, dass man wieder neue Menschen kennenlernt. Dass das nicht nur eine Abschiebung in die Sozialpflege ist, oder wie man es auch immer nennen mag, sondern, dass das ein großes Glück sein kann." (SA/EI12 Kooperationspartner Kultur Tanzschule)

Faktoren, die die nachhaltige Netzwerkarbeit erschweren

- Hemmungen verhindern, dass Kontakte zu Altenheimen hergestellt werden

Insbesondere junge Menschen wiesen nach Aussage eines Kooperationspartner eine Scheu auf, in Kontakt mit den Einrichtungen der stationären Altenhilfe zu treten: *„Also wenn wir es schaffen würden, mehr junge Menschen dazu zu bringen, auch mal in ein Altenheim zu gehen und diese Hemmschwelle zu überwinden, wäre schon viel gewonnen"* (SA/EI10 Kooperationspartner Kultur Theater).

- Die Organisation Altenpflegeheim stellt ein abgeschlossenes System dar, das im Prinzip über Autonomie verfügt.

Das Pflegeheim bildet in der Regel das gesamte Spektrum ab, um die menschlichen Grundbedürfnisse zu befriedigen, so dass von außen in der Regel nicht mehr viel benötigt wird (vgl. auch Totale Institution, Erving Goffmann 1973).

Es nutzt nichts, wenn die Einrichtungsleitung zwar zur Öffnung bereit ist, die anderen Bereiche der Einrichtung jedoch nicht. Zum zweiten Bereich kann der Pflegebereich der Einrichtung zählen, der strukturell eher zur Geschlossenheit tendiert. Öffnung sollte jedoch als Aufgabe der ganzen Institution Pflegeheim angesehen werden:

> *„Nämlich einmal gibt es da die Einrichtung, die insgesamt bereit sein muss sich zu öffnen, dann geht damit auch die Frage einher, die dahintersteht, beispielsweise, inwieweit ist die Institution 'Stationäre Pflege´ in sich schon ein sehr abgeschlossenes System, wo eigentlich gar nicht mehr viel von außen benötigt wird."* (SA EI2 Kooperationspartner Wissenschaft)

- Es existiert nur zum Teil eine Kongruenz zwischen der äußeren und inneren Öffnung.

Die nach außen viel proklamierte Öffnung findet nach Meinung eines Kooperationspartners nur zum Teil eine Entsprechung auf der inneren Ebene:

> *„Die sind schon sehr, sehr weit. Also absolut, es ist ein Vorzeigehaus absolut. Ohne jede Frage, aber ich denke, Organisationen, wenn man hinschaut, gibt es immer noch Punkte, die man verbessern kann. Die eigene Wahrnehmung der XXX (Name der Führungsperson anonymisiert) zu sagen, wir sind doch offen, das ist das eine. Aber das wirklich zuzulassen und das auch zu leben, das ist das andere."* (SA EI5 Kooperationspartner Religion Seelsorge)

• Ressentiments gegenüber einer Unterstützungsform von außen

Angebote zur Supervision sind nach Aussage eines Interviewpartners in der Einrichtung in nicht ausreichendem Maße vorhanden. Personen, die aus einer Distanz heraus *„viele Dinge anders betrachten können"* und z. B. die Mitarbeiterinnen und Mitarbeiter im Rahmen von Supervisionen darin unterstützen könnten, *„ihr eigenen Tun und ihre eigene Arbeit immer wieder zu hinterfragen"*, werden von den Führungskräften nicht unterstützt. Es besteht eine gewisse *„Scheu, also das fängt schon ganz oben, in der Organisationsstruktur an, dass da auch gewisse Ängste sind. Also das sind wirklich so innere Abläufe und Dinge, das ist schon schwierig (…), wer gibt schon sein Innerstes preis?"* (SA/EI5 Kooperationspartner Religion Seelsorge).

Folglich besteht nach Meinung des Kooperationspartners eine Diskrepanz zwischen dem, was nach außen vermittelt und nach innen gelebt wird. Die Mitarbeiterinnen und Mitarbeiter könnten durch die Struktur einer Supervision profitieren und *„vielleicht wirklich ein bisschen zu ihrem Glück gedrängt"* werden, *„über ihr Tun und Handeln und sich selbst nachzudenken"*. Deren Ausbau werde aber durch die Leitungsebene nicht unterstützt. Letztendlich ist immer wieder die Notwendigkeit gegeben, *„Überzeugungsarbeit zu leisten, um was es hier geht. Es geht nämlich letzten Endes immer um die Bewohner"* (SA EI5 Kooperationspartner Religion Seelsorge).

• Personalmangel verhindert die Teilnahme der Bewohnerinnen und Bewohner an Aktivitäten im Quartier.

Personalmangel in der Einrichtung wird als Ursache dafür angeführt, dass Veranstaltungen im Quartier nicht im gewünschten Ausmaß stattfinden können:

> *„Und da wird immer oft gesagt, dass Personal oftmals zu wenig da ist, um auch mehr Ausflüge mit den Bewohnern zu unternehmen. Weil man einfach, wenn jetzt zehn oder fünfzehn Personen im Rollstuhl unterwegs sind, braucht man eben entsprechend auch Betreuungspersonal. Und daran hapert es oftmals, dass eben nicht so viele Ausflüge unternommen werden können."* (SA/EI12 Kooperationspartner Kultur Tanzschule)

Dies wird auch von einem anderen Kooperationspartner festgestellt. Wenn die Voraussetzungen im Quartier geschaffen werden und einer Teilnahme der Bewohnerinnen und Bewohner z. B. an einer Sportveranstaltung vonseiten des Ausrichters nichts im Wege steht, scheitert das Vorhaben oftmals daran, dass *„einfach die Betreuung nicht gegeben ist. Also gar nicht, dass jetzt kein, ich glaube, ein Auto hätten sie* *prinzipiell, aber es fehlen halt oft Menschen, die eben das Ganze begleiten. Also das ist tatsächlich das Personalthema"* (SA EI9 Kooperationspartner Sport).

• Die Durchführung von Veranstaltungen ist mit hohem organisatorischem Aufwand verbunden.

Eine Interviewpartnerin spricht den Mitarbeiterinnen und Mitarbeitern der Einrichtung ihre Anerkennung aus, wenn es darum geht, die Räume für die gemeinsamen Veranstaltungen mit den Quartiersbewohnerinnen und -bewohnern vorzubereiten, so z. B. Stühle zu stellen für die Chorprobe, und die Einrichtungsbewohnerinnen und -bewohner rechtzeitig von den Wohnbereichen zum Veranstaltungsraum zu bringen:

> *„Ja, schon. Also das ist schon ein großer organisatorischer Aufwand. Also insbesondere für die Mitarbeiter des Altenheims. Also einfach, dass der Raum vorbereitet ist, dass alle dann pünktlich auch da sind und erinnert werden. Und das ist halt auch ein ganz wichtiger Faktor, also gerade, wenn man sagt, man öffnet das für das Quartier. Dann kommen die, also ich sage, einmal für die Bewohner des Altenheims ist das oft egal, ob es jetzt eine Viertelstunde später oder früher losgeht, oder wir ein bisschen (…). Aber natürlich für die Teilnehmer, die aus dem Quartier kommen, die sind ja vielleicht auch durchgetaktet, oder die erwarten auch, dass es dann wirklich um 9.30 Uhr pünktlich losgeht. Und das ist schon eine Herausforderung, das auch wirklich zu schaffen. Also ja, also bedeutet schon viel organisatorischen Aufwand. Also ich bekomme das ja dann nur peripher mit, weil ich nicht diejenige bin, die den Raum vorbereitet, oder auch dafür sorgt, dass alle dann pünktlich da sind und mit dem Frühstück schon durch sind."* (SA EI6 Kooperationspartner Kultur Musikinstitut)

• Die Mitarbeiterinnen und Mitarbeiter in der Pflege sind einer sehr hohen Arbeitsbelastung ausgesetzt.

Die Mitarbeiterinnen und Mitarbeiter im Pflegebereich sind

> *„rein mit dem Versorgen beschäftigt (…), so dass ihnen kein Zeitfenster mehr bleibt für mehr. Dass sie gucken, dass die Leute regelmäßig trinken, dass sie essen, also alle diese Sachen, diese basale, ja, Versorgung, die ist, denke ich, gut. Aber darüber hinaus, dass man sich mal zu den Leuten setzt, mit denen redet (…) das geht halt nicht."* (SA/ EI12 Kooperationspartner Kultur Tanzschule)

Ein anderer Kooperationspartner ist der Meinung, dass man *„fast die Betreuer nochmal extra betreuen muss"* (SA/EI5 Religion Seelsorge). Der Stress führt auch dazu, dass das Personal kaum Zeit für die Verabschiedung von Bewohnerinnen und Bewohnern hat, wenn diese verstorben sind:

„Also wir versuchen das auch in der Einrichtung zu tun und laden da auch immer wieder ein, aber die Zeit, auf den Friedhof mitzugehen und wirklich den Ritus mitzumachen und da zu einem guten Ende zu kommen, alles nur noch ganz rudimentär und das sehe ich als einen großen Verlust an. Weil ich glaube und überzeugt bin, dass es Menschen hilft, auch für sich einen wirklichen Schlusspunkt zu finden." (SA/EI5 Kooperationspartner Religion Seelsorge)

- Es besteht ein Konkurrenzverhältnis zwischen dem Sozial- und Pflegebereich der Einrichtung.

Die Mitarbeiterinnen und Mitarbeiter des Sozialdienstes und des Pflegebereichs zeigen nach Aussage einer interviewten Person häufig rivalisierendes Verhalten: *„Wo die Interessen sich auch einander berühren und manchmal eben auch im Wege stehen. Ja, dann gibt es auch Reibungen, Reibungsfläche, natürlich"*. Hilfreich wäre, dass es hier eine *„noch größere Offenheit und vertrauensvolle Zusammenarbeit gibt und die Dienste sich gegenseitig noch stärker auch anerkennen"*. Förderlich wären in diesem Zusammenhang mehr Teamsupervisionen: *„Hinschauen, was tue ich da, und da auch schulen"* (S2/EI5 Religion Seelsorge). Zusätzlich fänden die Alltagsbegleiterinnen und -begleiter, die die soziale Betreuung der Bewohnerinnen und Bewohner in den Wohnbereichen der Einrichtung übernehmen, oft von den anderen Professionen nicht die gebührende Anerkennung.

- Mangelnde Mobilität, später Pflegeheimeintritt und Multimorbidität sind zentrale Faktoren, die Partizipation an Veranstaltungen im Quartier beeinträchtigen.

Einschränkungen in der Mobilität führen laut Aussage eines anderen Teilnehmers dazu, dass Teilhabe erschwert wird:

„Also das Wichtigste ist, glaube ich schon, dass die alten Leute da gut versorgt sind und gut aufgehoben sind. Die meisten sind einfach auch nicht mehr so mobil. Also die sind ja wirklich auch richtig alt. Das ist ja kein betreutes Wohnen. Das ist ja tatsächlich eine stationäre Altenhilfe, und dann ist es schwierig, die sind ja nicht mehr so mobil auch. Aber offen für Leute zum Reinkommen sind die auf jeden Fall. Aber nach außen gehen ist schwierig, wenn die Leute nicht mobil sind." (SA EI7 Kooperationspartner Pädagogik Kindergarten)

Viele Menschen entscheiden sich erst in einem sehr hohen Alter, in ein Pflegeheim umzuziehen:

„Wobei das natürlich auch schwierig ist, weil die meisten Leute (…) möchten so lange als möglich zu Hause leben. Und viele, die sich dann entschieden haben, in ein Pflegeheim zu gehen, haben wirklich einen sehr hohen Pflegebedarf und da ist es dann auch schwierig, tatsächlich sie auch dahingehend zu unterstützen, noch mal andere Angebote wahrzunehmen." (SA/EI2 Kooperationspartner Wissenschaft)

- Es herrscht ein asymmetrisches Machtverhältnis zwischen dem Personal und den Bewohnerinnen und Bewohnern.

Es wird betont, dass die Bewohnerinnen und Bewohner häufig das Gefühl von *„Machtlosigkeit und Einsamkeit"* (SA/EI12 Kooperationspartner Kultur Tanzschule) verspüren und dass sie *„über nicht so viel Entscheidungsmacht"* (SA/EI7 Kooperationspartner Pädagogik Kindergarten) verfügen: *„Also ich meine, wenn die Mitarbeiter das nicht wollen, dann ist es halt so"* (SA/EI7 Kooperationspartner Pädagogik Kindergarten). Hierdurch wird Selbstbestimmung und Selbstwirksamkeit eingeschränkt.

- Die Bewohnerinnen und Bewohner haben eine Selbstwahrnehmung, die sich auf ihre Defizite bezieht.

Eine Mitteilung bezieht sich auf Situationen, bei denen die Bewohnerinnen und Bewohner ein negatives Gefühl gegenüber sich selbst wahrnehmen:

„Manche Leute, die kennen sich 20, 30 Jahre aus XXX (Name des Orts anonymisiert) und haben da eine wunderbare Zeit miteinander verbracht, sind auch miteinander alt geworden. Und dann sind die über 80, und dann kommt so jemand der sie noch kennt und will sie besuchen, und die drehen sich weg und sagen: Nein, mag ich nicht. Also das ist auch mal so, dass die sich richtig schämen und sagen: Das ist mir unangenehm, dass die mich hier so sehen. Aber dieses Gefühl von Dahinsiechen oder der kennt mich doch als jungen Menschen, und jetzt sieht der mich hier so als Krüppel, in Anführungszeichen. Also das ist, glaube ich, für die Menschen ganz, ganz schwer." (SA/EI12 Kooperationspartner Kultur Tanzschule)

- Quartiersarbeit ist nicht refinanziert.

Das Land und der Bund möchten, dass Quartiersarbeit in den Kommunen etabliert wird, unterstützen diese jedoch finanziell nicht. Finanzielle Mittel sind u. a. für die Ausstattung von Personalstellen im Bereich der Quartiersarbeit notwendig:

„Und da wäre es einfach sehr hilfreich, wenn auch noch mal von anderen Ebenen einfach diese Quartiersentwicklung mit unterstützt wird. Weil, es braucht einfach personelle Ressourcen, um tatsächlich da diese Prozesse vor Ort zu moderieren, so, und das kann nicht so nebenbei geschehen. Da braucht es einfach auch Leute, die sich kümmern. Das ist sehr aufwendig. Ich denke, die Ergebnisse, davon würden wir alle profitieren, so, aber man muss einfach auch tatsächlich Geld in die Hand nehmen, um das zu machen. Genau. Und da ist es einfach auch wichtig, da auch Rahmenbedingungen für zu schaffen. Das können sicherlich nicht nur alleine Kommunen. Wir versuchen das und haben da sicherlich auch schon einiges auf den Weg gebracht und gucken auch, dass wir Projekte hier vor Ort miteinbeziehen, die sich eh auch schon sozialräumlich organisieren, aber irgendwie muss es ja schon auch bezahlt werden."
(SA/EI1 Kooperationspartner Kommunalverwaltung)

Je nach Kommune gibt es unterschiedliche finanzielle Förderungen: *„Im Rahmen unserer Tätigkeit kennen wir andere Kommunen, da gibt es beispielsweise Fördertöpfe, auch gerade für Quartiersentwicklung etc., aber, ja, da ist die Lage der Kommune doch recht unterschiedlich"* (SA/EI2 Kooperationspartner Wissenschaft).

- Quartiersentwicklung und Quartiersöffnung von stationären Pflegeeinrichtungen sind freiwillige Leistungen.

Die Kommunen sind nicht verpflichtet, Quartiersentwicklung durchzuführen. Es handelt sich dabei nicht um eine *„Muss-Leistung, sondern eher um ein Kann-Angebot"* (SA EI2 Kooperationspartner Wissenschaft). Manche Kommunen, deren *„Haushalt gedeckelt ist und deren Haushalt kontrolliert wird, und von daher haben einige Kommunen auch gar nicht die Möglichkeit, da irgendwie groß zu jonglieren und letztendlich ein Angebot"* (SA EI2 Kooperationspartner Wissenschaft) zu schaffen. Für die Pflegeheime komme erschwerend hinzu, dass derzeit die Quartiersöffnung ebenfalls eine freiwillige Leistung sei, die zwar von Seiten des Landes und des Bundes gewünscht werde, aber *„zunächst mal on top"* (SA EI2 Kooperationspartner Wissenschaft) dazukomme und nicht das darstelle, *„was auch zuvorderst finanziert wird, wenn man an ein Pflegeheim denkt und von daher glaube ich, dass eine gewisse Förderung beispielsweise vonseiten des Landes an der Stelle doch sehr hilfreich sein könnte"* (SA EI2 Kooperationspartner Wissenschaft). Wichtig ist zudem, *„dass man quasi diese Öffnung von Pflegeheimen ein stückweit einbindet, auch in Landes- und Bundesprojekte und eine Strategie dahinter ist"* (SA/EI2 Kooperationspartner Wissenschaft).

- Die Marktzulassung privater Investoren mit Renditezielen im Bereich des Altenheimsektors bewirkt, dass diese gegenüber dem öffentlichen Bereich Vorteile haben.

Die politischen und rechtlichen Rahmenbedingungen lassen private Investoren im Altenheimsektor zu. Es wird hier die Meinung vertreten, dass diese einen Vorteil gegenüber dem Non-Profit-Bereich im Altenheimsektor haben, da sie u. a. keiner Tarifbindung unterliegen. Zudem sei es ein moralisches Problem, wenn aus menschlichen Zuständen *„wie Krankheit und Alter (…) Rendite generiert werden"* (SA/EI3 Kooperationspartner Kommunalpolitik). Daraus resultiert auch, dass *„eine schärfere Kontrolle dieser Privaten"* (SA/EI3 Kooperationspartner Kommunalpolitik) notwendig ist.

5.3.5.1.2.4 Forschungsfrage 4
Welche prospektive Situation wird von den Kooperationspartnern antizipiert? Welches Ziel wird von den Kooperationspartnern verfolgt?
Die Interviewpartnerinnen und -partner wurden nach ihren Zukunftsvorstellungen für einen Zeitraum von fünf bis zehn Jahren befragt. Einige Kooperationspartner geben an, dass sie die Zusammenarbeit im derzeitigen Rahmen fortsetzen oder noch intensivieren wollten. Ein Kooperationspartner wünscht sich einen *„offenen, vertrauensvollen Umgang aller Beteiligten, der Bewohner als auch aller Dienste, die arbeiten und, wenn das Hand in Hand geht, können wir enorm viel erreichen. Das sehe ich immer wieder"* (SA/EI5 Kooperationspartner Religion Seelsorge).

Bei anderen steht nicht so sehr die Kooperation mit der Einrichtung an Standort A im Fokus, als vielmehr die Einbettung der Einrichtung in Quartiersprojekte und Quartierskonzepte. Hierzu werden z. T. dezidierte Vorstellungen geäußert und „Visionen" beschrieben.

- Das Pflegeheim wird als Teil des Quartiers mit spezifischen Angeboten sowohl für die Bewohnerinnen und Bewohner der Einrichtung als auch für die Quartiersbewohnerinnen und Quartiersbewohner gesehen.

Es wird folgendes Quartierszenarium als *„Vision"* (SA/EI2 Kooperationspartner Wissenschaft) beschrieben:
Es sollen neben spezifischen Angeboten für Menschen in den unterschiedlichen Lebensphasen Kindheit/Jugend, junge Erwachsene, mittleres Lebensalter und ältere Bewohner des Quartiers generationenübergreifende Angebote gemacht werden, so dass Synergien entstehen können. Eine Vernetzung und Verzahnung sowohl des professionellen als auch des ehrenamtlichen Bereichs trägt insbesondere im Bereich der stationären Altenhilfe dazu bei, dass *„das Pflegeheim letztendlich als Teil des Quartiers wahrgenommen wird, auch von anderen Akteuren mitgedacht wird und da letztendlich dann eine vernetzte Gesamtstruktur entsteht"* (SA/EI2 Kooperationspartner Wissenschaft). Dies würde im besten Fall bedeuten, dass

„Anfragen an die Einrichtung herangetragen werden, ohne dass diese sich zu stark bemühen muss von sich aus, immer Angebote zu schaffen und einzuladen etc. (...). Dass man vielleicht an so offenen Orten wie zum Beispiel auch das Altenheim, wo vielleicht dann Räumlichkeiten zur Verfügung stehen, dass man dann vielleicht ein Beratungsangebot mit hat, dass da Sprechstunden eben vom Pflegestützpunkt gemacht werden können oder vielleicht vom Betreuungsverein, der dann mal einen Vortrag hält zum Thema Patientenverfügung, Vorsorgevollmacht oder zu Sozialrechtsfragen oder auch einfach mal ein Kultur- und Bildungsangebot – offen für alle." (SA/EI2 Kooperationspartner Wissenschaft)

- Es sollten Angebote und Kontaktmöglichkeiten über alle Einkommens- und Altersklassen hinweg entstehen, die den zivilgesellschaftlichen und professionellen Austausch fördern.

Für einen Interviewpartner zeigt sich, dass Menschen mit geringem Einkommen häufig nicht über Möglichkeiten verfügen, an relevante Informationen und geeignete Orte zu kommen, an denen sie Unterstützung erfahren können:

„Wir haben ganz oft die Erfahrung gemacht: Es gibt Menschen mit gutem Einkommen, die haben es einfach, die sind gut vernetzt, die wissen, wo sie Informationen herbekommen. Es gibt Menschen, die haben weniger gutes Einkommen, die haben Schwierigkeiten, an Informationen zu kommen. Die haben keine, die können kein Taxi nutzen, die Älteren, oder so, weil das einfach zu teuer ist. Dass man irgendwie guckt, dass man Möglichkeiten schafft für Menschen, die eben nicht so den Zugang haben zu diesen Angeboten und dass sie aber zusammenkommen können mit Menschen, die einfach gut vernetzt sind, dass die voneinander profitieren können. Das heißt, wir brauchen irgendwie interessante, ansprechbare Angebote vor Ort, die für alle nutzbar sind oder genutzt werden sollen auch und das einfach so ein Zugang dazu besteht. Das ist eine Fernvision, hätten wir gerne, aber da müssen wir halt mit kleinen Schritten uns nähern. Also wir haben eine Gesellschaft, die ist zunehmend individualisiert und da wäre es einfach gut, wenn wir Orte hätten, dass die Leute sich begegnen und dann einfach diese Ressourcen, die familiären Ressourcen, die wegbrechen, vielleicht über dieses Kennenlernen, informelle Hilfen, die einfach über Begegnung entstehen, dass das möglich wäre." (SA/EI2 Kooperationspartner Wissenschaft)

- Das Quartiersmanagement bietet eine Plattform für alle Bewohnerinnen und Bewohner im Quartier:

„Und dann wirklich, wenn das mit Sensibilität und mit Bedacht für die Strukturen vor Ort geschieht, können an diese Stelle vielleicht dann ganz unterschiedlichen Einrichtungen oder Orte angedockt sein. Aber das Zentrale ist, dass es diese Stelle gibt. Ja, das ist natürlich auch immer einfacher, wenn tatsächlich jemand vor Ort sitzt, der einfach offen ist für die Bedürfnisse des Stadtteils und auch so eine Plattform bietet und koordiniert. Bürgerinnen und Bürger sollten sich an eine Stelle wenden

können, an der sie letztendlich dann auch eine umfassende Auskunft bekommen, weitervermittelt werden, einen ersten Ansprechpartner finden, und das würde dann sowohl ältere als auch jüngere und Menschen des mittleren Lebensalters betreffen." (SA/EI2 Kooperationspartner Wissenschaft)

Der Vorteil dieser Anlaufstellen liegt nach Aussage des Interviewpartners darin, dass sich dadurch *„natürlich auch viele Chancen und Potenziale bilden würden, weil die einzelnen Angebote nicht quasi parallel zueinander bestehen, sondern auch Synergien genutzt werden können, und das betrifft dann auch wieder alle Bereiche, sowohl den professionellen Bereich, als auch beispielsweise das Thema des Ehrenamtes"* (SA/EI2 Kooperationspartner Wissenschaft). Eine andere Aussage bezieht sich darauf, dass es bereits in manchen Stadtteilen Ansätze gibt:

„Wenn wir das weiterdenken, dann gab es ein Programm: Soziale Stadt. Es gibt teilweise Quartiersmanager oder letztendlich Ansprechpersonen im Stadtteil und wenn man das weiterdenkt, dann wären das solche Stellen und Strukturen, die das leisten könnten." (SA/EI1 Kooperationspartner Kommunalverwaltung)

Das Quartiersmanagement ist der Dreh- und Angelpunkt für generations- und fachübergreifende Zusammenarbeit im Quartier:

„Wenn es ein ,Wünsch-Dir-was-Programm' gäbe, wäre die flächendeckende Etablierung von Quartiersmanagern als Ansprechpartner vor Ort, die dann generations- und fachbereichsübergreifend tätig werden könnten, der Dreh- und Angelpunkt und die Schlüsselposition für sozialraumorientierte Arbeit. Diese Arbeit müsste mit Sensibilität für die Bedürfnisse und Bedarfe der Quartiersbewohner ausgeübt werden. Die Zusammenarbeit der verschiedenen Bereiche funktioniert schon im Bereich der Verwaltung, mit der Arbeit im Quartier könnte diese dann auch im Sozialraum realisiert werden." (SA/EI1 Kooperationspartner Kommunalverwaltung)

Prädestiniert dafür, diese Stellen und Strukturen auszufüllen, sind nach Meinung eines Kooperationspartners Personen mit dem professionellen Hintergrund der Sozialen Arbeit, da diese nicht nur eine bestimmte Personengruppe, wie z. B. die der Älteren, im Fokus haben, sondern durch ihre Ausbildung spezialisiert sind auf Vermittlungsarbeit in allen Lebensphasen.

- Kooperation wird als Prozess verstanden, um Projekte mit Mehrwert für die Bewohnerinnen und Bewohner zu installieren.

Nach Meinung eines Interviewpartners muss sich die Kooperation mit der Einrichtung entwickeln und sie muss den Veränderungen, die sich im Laufe der Zeit
ergeben, Rechnung tragen:

> *„Ich bin prinzipiell immer ein Freund davon, dass so Kooperationen wachsen. Und*
> *auch eben in sich wachsen. Also manchmal gibt es Dinge, die kann man jetzt einfach*
> *noch gar nicht planen, in Form von Kooperationen in zehn Jahren. Sondern, das*
> *ergibt sich manchmal aus dem Gespräch oder aus den Veränderungen, die sich in der*
> *Gesellschaft oder in den Häusern oder im Personal ja auch manchmal widerspiegeln.*
> *Und, also was ich persönlich schön fände und was ich auch glaube, was ein Mehrwert*
> *für die Bewohner darstellt.“* (SA/EI9 Kooperationspartner Sport)

- Die unterschiedlichen Konzepte für Quartiersarbeit sollten zukünftig unter einem
  gemeinsamen Konzept zusammengefasst werden.

Die Finanzierung der Stellen für das Quartiersmanagement liege am Ende bei den
Steuerzahlern, da hierfür immer auch Landesmittel aufgewendet werden müssten,
so die Meinung eines Interviewpartners. Wenn die Einrichtungen der Quartiers-
managementstellen eine kommunale Aufgabe ist, dann benötigt die Kommune
jedoch immer auch die Unterstützung des Landes. Anzustreben wäre, auch um die
komplizierte Gemengelage unterschiedlicher Zuständigkeiten zu vereinfachen, die
Erstellung eines einheitlichen Konzepts, dass die Finanzierung durch drei verschiedene Quellen vorsieht: Einerseits muss sich die Stadt und das Land mit einem Drittel
beteiligen, andererseits sollte ein weiteres Drittel durch große Wohnungsbaugesellschaften eingebracht werden. Das letzte Drittel schließlich sollten große stationäre
Einrichtungen übernehmen, die Interesse daran haben, dass *„ihre Wohnungen nicht*
im Ghetto liegen“ (SA/EI3 Kooperationspartner Kommunalpolitik)

5.3.5.1.2.5 Zusammenfassung

Zusammenfassend kann gesagt werden, dass diejenigen Kooperationspartner, die
beruflich mit kommunalen Themen beschäftigt sind, eine klare Vorstellung davon
haben, wie sich Stadtteile und Quartiere zukünftig entwickeln sollten und welche Rolle hierbei dem Quartiersmanagement zukommt. Ebenso wird aufgezeigt,
dass die stationären Einrichtungen der Altenhilfe als Teil des Quartiers betrachtet
werden und spezifische Angebote für die Quartiersbewohnerinnen und -bewohner
vorhalten sollten. Die Inanspruchnahme dieser sollte selbstverständlich sein und
keiner besonderen Anstrengung vonseiten des Pflegeheims bedürfen.

In der Stadt gibt es verschiedene Projekte im Kontext der Quartiersentwicklung, die bereits initiiert und umgesetzt sind. Vermisst wird die Unterstützung

von Seiten des Bundes und des Landes. Es wird aufgezeigt, dass sowohl personelle und finanzielle Ressourcen notwendig sind, wenn Quartiersmanagement etabliert werden soll. Dies stellt eine wichtige Voraussetzung für den Erfolg der Quartierarbeit dar. Der aktuelle politische Trend begünstigt nach Aussage eines Kooperationspartners die Entwicklung und Umsetzung von Quartierskonzepten. Zudem wird im Quartier des Standortes A ein Netzwerk als Modellprojekt gegründet, das die Seniorinnen und Senioren des Viertels und deren Unterstützung gezielt in den Fokus nimmt. In dieses Netzwerk ist die Einrichtung der stationären Altenhilfe mit unterschiedlichen Angeboten (Tagespflege, Raummiete, offener Mittagstisch, Café) integriert. Die zentrale Lage der Einrichtung fördert vielfältige Kooperationsbeziehungen und den Austausch mit Institutionen im Quartier. Als große Chance wird auch gesehen, dass die Einrichtungsleitung die Quartiersöffnung sehr stark unterstützt und sehr viele Ehrenamtliche zur Verfügung stehen. Für die Bewohnerinnen und Bewohner bedeutet ein Aufenthalt in der Einrichtung nicht nur Exklusion, sondern auch Sicherheit und Geborgenheit.

5.3.5.1.3 Standort B

Im Folgenden werden die Perspektiven einiger Kooperationspartner auf die Netzwerke sowohl im Nahraum des projektierten *„Sozialen Quartiers"* (SB/EI5, Kooperationspartner Kommunalpolitik), als auch in weiteren topografischen und sozialen Räumen, aufgezeigt.

5.3.5.1.3.1 Forschungsfrage 1

Divergierend zu Standort A werden hier, ausgehend vom Interviewmaterial, weniger Kategorien abgebildet:

Wie sehen die Kooperationspartner aus den unterschiedlichen gesellschaftlichen Bereichen ihre Beziehung zu den Einrichtungen der stationären Altenhilfe an den untersuchten Standorten A und B im Kontext der Quartiersöffnung?

- Folgende Bereiche sollen hierbei beschrieben werden:
- Dauer und Umfang der Kooperation
- Initiatorin/Initiator der Kooperation
- Motivation zur Kooperation, Inhalt der Kooperation
- Konzept für die Kooperation
- Die Rolle des Ehrenamts bei der Vernetzung

Dauer und Umfang der Kooperation

Die Dauer variiert zwischen fast 28 Jahren und acht Jahren. Der Umfang der Kooperation umfasst Einsätze zwischen mehrmals wöchentlich, zweimal monatlich und zweimal im Jahr. Es kann postuliert werden, dass die Beziehungen von Kontinuität geprägt sind. Die Motivation zur Kontaktaufnahme war in einem Fall durch persönliche Betroffenheit entstanden:

> *„Gut, wir machen es jetzt seit 2011 und wie gesagt, wir haben jetzt sieben Jahre den XXX* (Name der Einrichtung anonymisiert) *und davor hatten wir im Prinzip sieben Jahre meine Mutter da, also ich bin seit zehn, zwölf, 14 Jahren bin ich ständig im Heim und dann hat man anderen Kontakt."* (SB/EI11 Kooperationspartner Ehrenamt Verein)

Ein Kooperationspartner aus dem Bereich der Kindergärten/Kindertagesstätten gibt an, dass die Kooperation aufgrund des Interesses beider Seiten entstanden ist. Zusätzlich förderte eine Gemeindereferentin, die Kontakte zu beiden Partnern pflegte, den gegenseitigen Austausch. Zu einem weiteren Kooperationspartner kam der Kontakt durch einen Vertreter des Quartiersmanagements zustande.

Initiatorin/Initiator der Kooperation

- Kontakte kamen über Drittpersonen zustande.

Ein Kooperationspartner aus dem Bereich der Kindergärten/Kindertagesstätten gibt an, dass die Kooperation aufgrund des Interesses beider Seiten entstanden sei. Zusätzlich förderte eine Gemeindereferentin den gegenseitigen Austausch. Zu einem weiteren Kooperationspartner kam der Kontakt durch einen Vertreter des Quartiersmanagements zustande (vgl. SB/EI 12 Kooperationspartner Pädagogik).

- Ein wesentlicher Impuls kommt von der Synode, deren Fundament durch die Sozialraumlogik gebildet wird.

Ein entscheidender Faktor als Impulsgeber geht nach Meinung eines Kooperationspartners von der Synode des Bistums aus:

> *„Es war die Synode, die sicherlich auch nochmal jetzt eine Perspektive öffnet, wenn es heißt, die Sozialraumlogik soll grundlegend werden. Grundlegend! Das ist ja nicht Hobby für irgendwelche spinnerten Sozialideologen, sondern es wird eine Grundlogik eingetragen ins Bistum XXX* (Name des Bistums anonymisiert)." (SB/EI6 Kooperationspartner Religion Diözese)

Motivation zur Kooperation, Inhalt der Kooperation

- Die „Not", dass das marode Bauwerk des Pflegeheims eine gravierende Veränderung erfordert.

Ein weiterer wichtiger Grund stellte die marode Bausubstanz des Pflegeheims dar,
so dass sich die Träger der Einrichtung darüber bewusst werden mussten, dass ein
Neubau erforderlich wird: *„Es war die Not auch, das Haus kann so nicht mehr
weiter bestehen"* (SB/EI6 Kooperationspartner Religion Diözese), verbunden mit
der Vorgabe der Pflegestrukturplanungsstelle des Landkreises, dass keine solitären,
rein stationären Pflegeheime mehr gebaut werden dürfen.

- Es wurde einer Bitte entsprochen.

Der Kooperationspartner kam durch den Kontakt zu einer Leitungsperson aus dem
obersten Management zur Kooperation:

> *„Durch den Kontakt mit XXX* (Name anonymisiert) *kam die Botschaft, lasst uns doch
> noch auf XXX* (Name der Stadt anonymisiert) *hin das überlegen, wir hätten auf dem
> Gelände die Möglichkeit, eine solche Wohnform zu realisieren. Und so bin ich ja
> in dieses Projekt insgesamt reingekommen. Habe dann bei dem Treffen der Verant-
> wortlichen eine Idee entwickelt, wie man sich mit Untergruppen oder Projektgruppen
> da auf das Thema einstellt. Das Thema Sozialraumlogik war mir vertraut und habe
> dann der Bitte auch entsprochen, diese Teilprozessgruppe „Quartiersentwicklung
> und Sozialraumlogik" dann zu übernehmen."* (SB/EI6 Kooperationspartner Religion
> Diözese)

Zwei Kooperationspartner aus dem Bereich der Kommune äußern ebenfalls den
Umstand, dass sie von der Vorstandsperson angesprochen und zum Mitmachen
animiert wurden: *„Und bin dann persönlich von XXX* (Name der Führungsper-
son anonymisiert) *angesprochen worden, die mir die Ziele und Wünsche der
Organisation vorgestellt hat und so bin ich eigentlich sehr schnell tief in das Projekt eingebunden gewesen"* (SB/EI4 Kooperationspartner Kommunalpolitik). Und:
*„(…) und dann sagte sie: Wir haben also vor, das mit den Projektgruppen, und in
welcher Gruppe ich dann auch vorgesehen wäre. Also für mich war das eigentlich,
sagen wir mal so, der erste Auftakt zu sagen: Hier kommt etwas auf uns zu!"* (SB/
EI5 Kooperationspartner Kommunalpolitik).

- Die Leitung der Pflegeeinrichtung setzt sich schon seit vielen Jahren für eine
  aufwändige Sanierung oder einen Neubau der Pflegeeinrichtung ein.

Die Einrichtungsleitung äußert sich schon seit sehr vielen Jahren zu der Notwendigkeit einer baulichen Veränderung:

> *„Also für meinen Begriff, wissen Sie, wer das war? Die, die wirklich erst mal ganz leise gesagt haben: Wir können so nicht mehr weitermachen. Die aber dann immer lauter gesagt haben: Wir können so nicht mehr weitermachen. Das ist XXX* (Name der Einrichtungsleitung anonymisiert) *gewesen mit ihrem Team.“* (SB/EI5 Kooperationspartner Kommunalpolitik)

- Viele Kinder haben keine Großeltern mehr vor Ort.

Eine interviewte Person aus dem Bereich der Pädagogik hat die Erfahrung gemacht, dass die Großeltern der Kinder aus der Kindertagesstätte häufig nicht in der Nähe wohnen oder noch sehr jung sind, so dass die Kinder keinen Bezug zu Menschen, die z. B. gebrechlich sind, entwickeln können. Aus diesem Grund profitieren sie von gemeinsamen Aktivitäten sehr *„(…) und auch die Eltern sind begeistert“* (SB/EI12 Kooperationspartner Pädagogik). Die Kinder sind gegenüber den Bewohnerinnen und Bewohnern der Einrichtung *„sehr offen und haben gar keine Hemmungen, auch mal zu fragen: Warum hast Du nur ein Bein, oder warum kannst du das jetzt so nicht machen?“* (SB/EI12 Kooperationspartner Pädagogik). Zahlreiche Projekte werden gemeinsam durchgeführt, so z. B. das Pflücken von Obst auf der gemeinsamen Streuobstwiese. Ein Teil der Bewohnerinnen und Bewohner der Pflegeeinrichtung fungiert als Vorlesepaten und besucht dazu die Kinder in der Kindertagesstätte, die sich in der Nähe des Pflegeheims befindet. Die Kinder wiederum basteln beim Gegenbesuch mit den Seniorinnen und Senioren oder es wird gemeinsam gesungen. Für die Begegnungen wird ein gemeinsames Konzept erarbeitet. Für die Kinder stellten die Veranstaltungen das Eintauchen in eine *„fremde Welt“* (SB/EI12 Kooperationspartner Pädagogik) dar:

> *„Also die Kinder berichten den Eltern oder auch dann uns, was sie erlebt haben, teilweise wird es ja auch dann in Bildern dargestellt und die sind halt schon, denke ich, sehr angetan einmal so alte Menschen zu erleben, weil das für sie ja schon zum Teil wirklich eine fremde Welt ist, dass man sieht, dass Menschen nicht mehr so mobil sind und vielleicht auch nicht mehr so sprechen können, vielleicht auch ein bisschen anders aussehen, manche Dinge anders tun, dass sie da schon sehr erstaunt sind.“* (SB/EI12 Kooperationspartner Pädagogik)

Der Kontakt findet ein- bis zweimal im Monat statt. Für die Zukunft wünscht sich der Interviewpartner ein *„Weitermachen wie bisher. Weil wir da wirklich über all* *die Jahre, egal auch welches Personal da war, immer gute Erfahrungen gemacht haben"* (SB/EI12 Kooperationspartner Pädagogik).

- Wir sind eine große Familie.

Im Interview mit der Vertretung eines anderen Kooperationspartners wird deutlich, dass ein vielfältiges, ehrenamtliches Engagement für die Einrichtung besteht. Einmal monatlich suchen die Mitglieder des Kooperationspartners die Einrichtung auf, um Gespräche mit den Bewohnerinnen und Bewohnern zu führen und

> *„einfach mal für eine Stunde oder zwei Stunden Unterhaltung zu sorgen. Denn die Leute sind, ja, die Pflegekräfte haben ja nicht immer die Zeit, sich da intensiv auch zu unterhalten. Und da kommen wir dann ins Heim und sagen, okay, dann gehen wir auch mal da von Tisch zu Tisch oder setzen uns mit den Senioren zusammen, unterhalten uns ein bisschen mit denen, so dass auch da ein Kontakt, ein reger Kontakt besteht."*
> (SB/EI11 Kooperationspartner Ehrenamt Verein)

Zusätzlich werden Ausflüge organisiert, bei denen manchmal bis zu 25 Rollstuhlfahrer teilnehmen und von den Mitgliedern des Kooperationspartners geschoben werden. Es werden in Kooperation mit der Einrichtung Feste organisiert. Die Mitglieder sind auch bereit, bei Bedarf spontan Unterstützung zu leisten. Eine finanzielle Unterstützung umfasst besondere Anschaffungen, die vom Heim aufgrund fehlender finanzieller Mittel nicht getragen werden können. Wichtig ist jedoch hierbei, dass *„wir nicht in den Ablauf des Heimes eingreifen wollen. Das ist Sache des Heimes. Wir kommen und helfen"* (SB/EI11 Kooperationspartner Ehrenamt Verein). Problematisch ist jedoch der Umstand, dass es sich bei den über hundert Mitgliedern meist um Personen im Rentenalter handelt und die Erfahrung gemacht wird, dass jüngere Menschen nur schwer zu einem Engagement zu bewegen sind. Die Identifikation sowohl auf der Seite des Kooperationspartners als auch auf der Seite der Einrichtung ist groß, so dass davon gesprochen wird, „eine Familie" zu sein: *„Ja, ja, doch, wir sehen uns mittlerweile als eine Familie, in dem wir sagen: Wir sind das Seniorenheim. Wir gehören dazu"* (SB/EI11 Kooperationspartner Ehrenamt Verein).

- Kontinuität für die Pflegebedürftigen herstellen

Ein Kooperationspartner aus dem Bereich der ambulanten Pflege, der auch als Akteur im Quartiersentwicklungsprojekt fungiert und bei öffentlichen Veranstaltungen, wie z. B. dem Tag der offenen Tür oder bei Seniorenmessen, immer gemeinsam mit dem Pflegeheim auftritt, gibt an, dass das Bedürfnis der pflegebedürftigen Menschen nach Kontinuität der pflegerischen Versorgung ein entscheidendes Motiv der Zusammenarbeit darstellt:

> *„Dass nicht der Kunde das Gefühl hat, wenn ich so und so lange ambulant gepflegt wurde und es geht nicht mehr und dann stehe ich vor einem Vakuum. So dass wir sagen: Nein, da ist eine Einrichtung, die unsere Leitbilder auch mit im Visier hat, um es mal ganz salopp zu sagen."* (SB/EI10 Kooperationspartner Ambulante Pflege)

- Das Gelände ist Eigentum der Kirchengemeinde.

Das Areal, auf dem das Quartiersprojekt realisiert werden soll, befindet sich im Besitz der Pfarrgemeinde. Sowohl der Pfarrer als auch die Pfarrgemeinde erklärten sich im Vorfeld damit einverstanden, dass die Pfarrgemeinde und die stationäre Pflegeeinrichtung in einem Gebäude untergebracht werden: *„Dadurch, dass in dem neuen Seniorenheim unsere Pfarrei integriert werden soll, aus diesem Grund bin ich hier"* (SB/EI8 Kooperationspartner Pfarrgemeinde). Ebenso ist der Pfarrer der Kirchengemeinde Mitglied in der o. g. Teilprozessgruppe.

- Der Status quo hat sich gegenüber früher verändert.

Ein Kooperationspartner beschreibt, dass die Motivation für sein Engagement für das vernetzte Quartiersprojekt aus einem „Wachwerden" resultiert:

> *„Ich denke, zunächst mal ein Wachwerden, ein Wachwerden, dass der Status quo sich gegenüber den siebziger, achtziger Jahren verändert hat und wenn man dieses Wachwerden damit verbindet, dass man sich für die nächsten Jahrzehnte aufstellt, dann kommt man genau zu dieser Quartiersentwicklung."* (SB/EI4 Kooperationspartner Kommunalpolitik)

Konzept für die Kooperation
Für die Kooperationspartner, die Teil des Quartiersentwicklungsprojekts sind, gilt, dass die Entwicklung eines gemeinsamen Konzepts eine der originären Aufgaben der Projektgruppe, in die die Akteure involviert sind, darstellt.

Eine weitere interviewte Person teilt mit, dass sie im Rahmen ihrer Mitgliedschaft im Vorstand eines Verbandes schon seit über einem Jahrzehnt an der Entwicklung eines Konzepts für *„generationenübergreifendes Wohnen und gemeinsames Wohnen"* (SB/EI9 Kooperationspartner Religion Verband) beteiligt ist und dass nun mit der Realisierung des Projekts „Soziales Quartier" auch dieser große Wunsch in Erfüllung geht:

> *„Ich bin 16 Jahre im Vorstand des Verbandes gewesen und dieser Verband ist da ja immer auch mit dran von Beginn an, dieses Modellprojekt gemeinsames Wohnen und generationenübergreifendes Wohnen zusammen mit diesem Projekt auch zu verwirklichen."* (SB/EI9 Kooperationspartner Religion Verband)

Die Rolle des Ehrenamts bei der Vernetzung

- Es muss einen generationsübergreifenden, ehrenamtlichen Ansatz geben.

In XXX (Name der Stadt anonymisiert) gibt es ein generationsübergreifendes Projekt, dass den Austausch zwischen den Generationen fördert. In diesem Kontext besuchen die Kinder des neben der Einrichtung der stationären Langzeitpflege gelegenen Kindergartens *„nicht nur an einem Projekttag, sondern öfters"* (SB/EI4 Kooperationspartner Kommunalpolitik). Das Pflegeheim

> *„tut nicht nur den Kindern, sondern auch den Seniorinnen und Senioren sehr, sehr gut, wenn Leben in der Bude ist, wenn ich das mal so platt ausdrücken darf. Aber das ist das positive Erleben und das sorgt sehr früh für Verständnis. Auch das Helfenwollen in einer sich zurückziehenden Gesellschaft. Wir sind mittendrin in der Ellenbogengesellschaft. Das Engagieren und das kontinuierliche Engagieren fehlen im Moment in Deutschland. Wir haben viele, die für ein Projekt zur Verfügung stehen, aber dann ist Schluss. Kann ich für einen Altennachmittag Kuchenbacken? Ja. Aber einmal die Woche hingehen? Nein! Das ist ja eine Verpflichtung! Wenn man da das soziale Verständnis wieder mehr hinbekommt, dass es nur selbstverständlich ist, dass sich jeder ein wenig einbringt! Es wird von keinem verlangt, 24 Stunden in der Pflege einzusteigen. Dafür hat man eine Hauptamtlichkeit, aber wenn es da ein bisschen Verständnis gäbe, dass es guttut, ein klein bisschen beizutragen. Also nicht überschätzen, aber einbringen."* (SB/EI4 Kooperationspartner Kommunalpolitik)

- Eine sinnvolle Aufgabe für Menschen, die frühverrentet sind

Viele Menschen, die vorzeitig aus dem Erwerbsleben ausscheiden, suchen eine sinnvolle Betätigung. Sie *„sind so fit, dass sie sagen, das ist einfach früh und hier habe ich eine sinnvolle Aufgabe, da bin ich gerne bereit, mich zu engagieren"* (SB/EI6 Kooperationspartner Religion Diözese).

- Ehrenamtlich engagierte Personen unterstützten den Seelsorger bei Gottesdiensten.

Ebenso wie an Standort A gibt es auch an Standort B eine Seelsorgevertretung, die ebenfalls nicht von der Einrichtung, sondern von der Kirche finanziert wird. Mehrmals wöchentlich werden Gottesdienste in der hauseigenen Kapelle gefeiert, aber auch, z. B. an Feiertagen, Gottesdienste zusammen mit der Kirchengemeinde und dem naheliegenden Kindergarten gestaltet. Unterstützung gibt es immer von ehrenamtlichen Helfern, die z. B. *„die Kapelle herrichten"* oder *„die Rollstuhlfahrer zum Gottesdienst bringen"* oder auch *„die Fürbitten lesen"* (SB/EI3 Kooperationspartner Quartiersmanagement und Seelsorge):

> *„Wenn ich jetzt Wortgottesdienst habe, die Kapelle herrichten, das machen alles die ehrenamtlichen Damen. Ich brauche da keine Kerze anmachen, ich brauche da keine Kerze ausmachen. Das machen alles die Damen. Ich kann das nochmal hier von Seiten der Seelsorge sehen. Also ich könnte zum Beispiel den Gottesdienst mittwochs, ja ohne die ehrenamtlichen Helferinnen, das ginge nicht. Eine richtet die Kapelle her, die anderen drei holen die Leute, eine ehrenamtliche Mitarbeiterin liest die Fürbitten vor, ein ehemaliger Mitarbeiter aus dem Haus kommt die Orgel spielen. Ohne das ginge das ja gar nicht. Ohne sie, ich könnte ja nicht erst die Leute holen, im Rollstuhl dahinsetzen, die Kapelle herrichten, Gottesdienst halten, dann wieder alle wegfahren. Das ginge ja gar nicht. Ich könnte ja immer nur einen Rollstuhl fahren. Da müsste ich ja um 1 Uhr anfangen, die Leute dahinzukarren. Wenn man dann Viertel nach 3 Uhr anfängt, muss der Erste schon wieder auf Toilette oder wäre eingeschlafen. Das würde ja gar nicht funktionieren."* (SB/EI3 Kooperationspartner Quartiersmanagement und Seelsorge)

- Ehrenamtliche tätige Personen unterstützen die Umsetzung von Ideen des Quartiersmanagements.

Das Ehrenamt ist nicht nur als Hilfe bei Gottesdiensten von großer Bedeutung, sondern ebenso wenn es darum geht, viele Ideen des Quartiersmanagements umzusetzen:

> *„Das ist wichtig, weil die ganzen Ideen, die existieren, können wir ja nicht als Person komplett ausfüllen. Ich denke, unsere Aufgabe ist es, die dann mit auf den Weg zu bringen und vielleicht auch teilweise zu koordinieren, aber Ehrenamtliche sind da unabdingbar. Das haben wir schon gesagt. Da wollten wir auch nochmal die ganzen Adressen überprüfen, die wir dahaben, was davon überhaupt noch existent ist und dann nochmal Kontakte aufnehmen, wenn Projekte konkret werden."* (SB/EI3 Kooperationspartner Quartiersmanagement und Seelsorge)

- Quartiersbewohnerinnen und -bewohner engagieren sich auf vielfältige Weise in der Einrichtung am Standort B.

Es engagieren sich die Einwohner der Stadt in unterschiedlicher Weise:

> *„Da kommen auch Anwohner hierum, (…) die das nutzen. Da würde ich schon mal sagen, ist das so geöffnet. Dann hat XXX* (Name der Einrichtung anonymisiert) *eine total gute Vernetzung in den Ort. Mit den Vereinen. Gestern haben wir einen Ausflug gemacht mit den Senioren, basierend auf einer Initiative von der KfD. Wir sind mit denen auf die Festung gefahren. Da gab es Kaffee und Kuchen. Wir sind mit denen Seilbahn gefahren. Vor einigen Wochen waren die Kirmesfreunde hier, haben mit den Bewohnern gegrillt. Dann kommen die Lions und machen jedes Jahr einen Kaffee-Nachmittag mit denen. Die Studenten fungieren als Lesepaten. Dann können sie sich Lieder wünschen und dann spielt einer auf dem Keyboard, der andere hat lyrische Gedichte vorgetragen, zwei Mal im Jahr. Dann gibt es ein Projekt mit der Kita, Generationenbrücke, bei dem Kinder mit den Senioren sprechen und so. Dann hatten wir Fronleichnam mit der Kirchengemeinde und die Kita den Fronleichnamaltar gestaltet. Da ist eine Vernetzung. Dann gibt es den Förderverein. Es gibt die ehrenamtlichen Kommunionshelfer, die ins Haus von der Kirchengemeinde kommen. Das gibt es von katholischer und von evangelischer Seite aus. Da braucht sich hier im Haus niemand darum zu kümmern, dass die Rollstuhlfahrer in den Gottesdienst kommen. Die jeweilige Kirchengemeinde organisiert das.“* (SB/EI3 Quartiersmanagement und Seelsorge)

- Es muss Teams aus Ehrenamtlichen geben, so dass verlässliche Strukturen geschaffen werden, die vom Quartiersmanagement betreut werden.

Damit die ehrenamtlich tätigen Personen nicht überfordert sind, müssen Unterstützungssysteme etabliert werden. Die geeignete Stelle für die Vernetzung aus den ehrenamtlichen und professionellen Bereichen stellt das Quartiersmanagement dar, so dass *„Teams“* (SB/EI6 Kooperationspartner Religion Diözese) gebildet werden können: Bei vielen Ehrenamtlichen besteht eine *„hohe Bereitschaft und eine gewachsene Kompetenz, auf die zurückgegriffen werden kann“* (SB/EI6 Kooperationspartner Religion Diözese). Problematisch ist jedoch, dass sich viele Ehrenamtliche nicht *„für ewig und drei Tage auf lange Zeit binden möchten“* (SB/ EI6 Kooperationspartner Religion Diözese):

> *„Also wie geht das, dass einerseits diese Einrichtungen Verlässlichkeit brauchen, Menschen aber alleine das nicht stemmen? Also es braucht so etwas wie Teams, die sich wechselseitig dann auch stützen, sagt: Heute bin ich dran, nächsten Sonntag kannst du dann machen und umgekehrt. Also das dieses Thema keine Überforderung darstellt*

und das Zusammenspiel von Haupt- und Ehrenamtlichkeit existiert. Was jetzt ein Quartiersmanagement auch wesentlich leisten soll. " (SB/EI6 Kooperationspartner Religion Diözese)

Diese Meinung vertritt auch der folgende Kooperationspartner:

„In die neu entstehende Gemeinde soll sich jeder nach seinen Möglichkeiten einbringen, so dass Überforderungen vermieden werden können und man auf diesem Weg (…) unserem Verständnis von Menschlichkeit etwas näherkommt. " (SB/EI4 Kooperationspartner Kommunalpolitik)

• Auf dem synodalen Weg zu Großpfarreien sind Ehrenamtliche tragende Säulen.

Die von den Bistümern angestrebten Großpfarreien funktionieren nur, wenn sich Ehrenamtliche maßgeblich beteiligen: *„Und das kann nur darauf beruhen, dass diese Arbeit von Ehrenamtlichen in diesen vorhandenen Strukturen noch getragen wird"* (SB/EI3 Kooperationspartner Quartiersmanagement und Seelsorge).

5.3.5.1.3.2 Forschungsfrage 2
Was verstehen die Kooperationspartner unter Netzwerk, Netzwerkarbeit, Sozialraum, Quartier und Quartiersentwicklung und welche Rolle kommt dem Quartiersmanagement zu?

– Definitionen von Netzwerk, Vernetzung und Netzwerkarbeit
– Definitionen von Sozialraum und Quartier sowie Quartiersentwicklung im Kontext der Quartiersöffnung
– Die Rolle des Quartiersmanagements
– Ursachen und Verantwortlichkeiten für die Quartiersöffnung und -entwicklung
– Mit der Quartiersentwicklung verbundene Intentionen

Definition von Netzwerk, Vernetzung und Netzwerkarbeit

• Vernetzung hat das Ziel, dass die Menschen im Alter keine Einsamkeit erleben.

Netzwerke sollen die Menschen so verbinden, dass sie keine Einsamkeit erleben müssen: *„Dass die Menschen in einer Stadt miteinander im Alter so vernetzt werden, wenn sie es wollen. Immer, immer, wenn sie es wollen, dass sie keine Einsamkeit erleben"* (SB/EI7 Kooperationspartner Religion Orden).

Ein neu vom Quartiersmanagement ins Leben gerufenes Projekt soll dies verdeutlichen: *„Und heute beginnt unten eine Phase des Projekts 'Auf Rädern zum Essen'. Also werden Menschen abgeholt, die alleine sind. Zum Essen. Und wir haben früh schon eine Person oder zwei eingestellt, die dieses Netzwerk bedienen"* (SB/EI7 Kooperationspartner Religion Orden).

Die Bedeutung von Kommunikation wird auch von einer anderen interviewten Person unterstrichen: *„Mit das Wichtigste, was man da tun muss, um überhaupt miteinander ins Gespräch zu kommen"* (SB/EI6 Kooperationspartner Religion Diözese). Eine andere Person unterstreicht den Stellenwert, den Kommunikation, Begegnung und Vernetzung einnehmen. Dafür benötigt man jedoch Orte der Begegnung: *„Und es muss ein Ort sein, wo Begegnung stattfindet, nicht eine virtuelle Welt, direkt physisch-organisch, eben auch Begegnung mit Aktivitäten. Martin Buber hat gesagt: Letztlich ist alles im Leben Begegnung"* (SB/EI7 Kooperationspartner Religion Orden).

- Netzwerke sollen sich dienstbar machen für das Ziel des guten Zusammenlebens in der Stadt.

Nach Ansicht eines Kooperationspartners gibt es bezogen auf Netzwerke zwar *„sehr viel Theorie"* (SB/EI6 Kooperationspartner Religion Diözese), jedoch

> *„steht das Thema an, auch gerade unter dem Stichwort Quartiersentwicklung und nochmal unterstützt und befeuert durch unser Synodendokument, wo ja diese Räume der Zukunft, pastoralen Räume, netzwerkartig aufgestellt sein sollen und auf der Quartiersarbeit, der sozialraumorientierten Arbeit, aufbauen."* (SB/EI6 Kooperationspartner Religion Diözese)

Hier wird die Schnittmenge deutlich, die die Kooperationspartner aus dem Bereich der Diözese mit dem Quartiersprojekt am Standort B und der Integration der stationären Pflegeeinrichtung in das neu zu erbauende Gebäude der katholischen Pfarrgemeinde bilden. Eine Zusammenarbeit wird dadurch erleichtert, dass sich zukünftig beide Bereiche ein Gebäude teilen, in dem auch ein Raum gemeinsam genutzt werden soll. In diesem Raum sollen neben der Veranstaltung von Festen und anderen Aktivitäten zukünftig auch Gottesdienste für die Quartiersbewohnerinnen und -bewohner und die Bewohnerinnen und Bewohner der Einrichtung abgehalten werden.

Es sollte zunächst einmal geklärt werden, *„was jeder unter Netzwerk versteht"* (SB/EI6 Kooperationspartner Religion Diözese). Zudem könnten Netzwerke auch *„intransparente Eigenschaften"* (SB/EI6 Kooperationspartner Religion Diözese) aufweisen und Kontakte, konträr zu der ihnen zugesprochenen Eigenschaft der Förderung, sogar verhindern: *„Netzwerke haben ja auch die Eigenschaft, dass sie intransparent und wenig griffig von außen sind. Wenn man nicht Teil vom Netzwerk ist, kriegt man halt nur punktuell was mit oder einen Knoten oder eine Kante in die Hand"* (SB/EI6 Kooperationspartner Religion Diözese). Diese Erfahrung mussten auch die Akteure des Quartiersprojekts machen, als es darum ging, dass *„Machtkämpfe im Stadtrat"* (SB/EI6 Kooperationspartner Religion Diözese) zu einer langen Verzögerung notwendiger Entscheidungen führten. Dies zeigt, dass *„nicht immer guter Geist am Werk"* (SB/EI6 Kooperationspartner Religion Diözese) ist. Umso wichtiger ist es, dass es gelingt, *„auch diese Netzwerke sich dienstbar zu machen, nicht für unseren ökonomischen Zweck, sondern dienstbar machen für die Idee des gutes Lebens und Zusammenlebens in dieser Stadt, im Zentrum von XXX* (Name der Stadt anonymisiert)*"* (SB, EI6 Kooperationspartner Religion Diözese).

- Das Pflegenetzwerk sollte sich mindestens auf einen Landkreis, besser auf eine Region, beziehen und ist in der Kommune zu eng gefasst

Eine interviewte Person vertritt die Ansicht, dass das *„Pflegenetzwerk in der Kommune zu eng gefasst"* (SB/EI 4 Kooperationspartner Kommunalpolitik) ist. So ist es wichtig, dass man nicht nur eine Stadt, sondern mindestens einen Landkreis, noch besser eine ganze Region, einbezieht, wenn es darum geht, verschiedene Angebote im Bereich der Altenhilfe zu vernetzen: *„Das heißt, dass man die Zentralität nicht voraussetzt, sondern dass man dezentral versucht zu ergänzen, nicht zu konkurrieren, sondern zu ergänzen"* (SB/EI 4 Kooperationspartner Kommunalpolitik). Bezogen auf die Angebote, die in der Region am Standort B vorhanden sind, bedeutet dies, dass die Nachbargemeinden *„nicht neidisch nach XXX* (Name der Stadt anonymisiert) *schauen, sondern gucken: Wie können wir das ergänzen?"* (SB/EI4 Kooperationspartner Kommunalpolitik). Auf der Ebene der Kommune, des Kreises und der Region (Makroebene) ist es von Bedeutung, dass hier ebenfalls Synergien genutzt werden, wenn es darum geht, dass sich Angebote der Pflege und Betreuung ergänzen: *„Und wenn man das als kleinen Pflegestrukturplan betrachtet, ist das formell vielleicht falsch. Aber ist in der tatsächlichen Anwendung, glaube ich, der richtige Weg, mit den Nachbargemeinden zusammen zu schauen: Wo geht es weiter?"* (SB/EI4 Kooperationspartner Kommunalpolitik).

Definitionen von Sozialraum und Quartier sowie Quartiersentwicklung im Kontext der Quartiersöffnung

- Quartier als Anlaufstelle, wo Begegnung und Aktivitäten möglich sind und die Ressourcen der Menschen berücksichtig werden.

Quartier bedeutet für diese interviewte Person, einen Ort der Begegnung zu schaffen:

„Ich denke Netzwerk ist deutlich geworden, aber Quartier bedeutet für mich auch ein Ort, wo Menschen Anlaufstellen haben für Beratung, für Angebote, für Trauerbegleitung, für Kaffeeplausch und Begegnung." (SB/EI7 Kooperationspartner Religion Orden)

Ein anderer Interviewpartner definiert Quartier als

„Gebiete, die in irgendeiner Form zusammen harmonieren, kommunizieren können, wo ich mich wohlfühle und wo ich hoffentlich auch Ansprechpartner finde, wo ich hoffentlich Versorgungseinrichtungen finde, wo ich mich einfach wohlfühle. Und das verstehe ich persönlich unter Quartier. Quartier ist für mich ein gewachsener Bezirksstadtteil. Es ist irgendetwas, was gemeinsam zusammengehört. Es muss nicht unbedingt das definierte Stadtgebilde sein oder ein definierter Bereich, der von der Politik gemacht wurde oder durch irgendetwas, das kann ein gewachsenes Gebilde, soll es sein. Und in diesem Bereich muss ich ansprechbar sein, ich muss Möglichkeiten haben, ich muss Möglichkeiten mich zu verwirklichen haben. Quartier kann bei mir sein, größere Straße mitten in einem anderen, ja, Ortsteil. Das ist trotzdem mein Quartier. Quartier ist für mich ein moderner Begriff." (SB/EI4 Kooperationspartner Kommunalpolitik)

Für einen anderen Interviewpartner bedeutet Quartier einfach *„Viertel"* als Übersetzung aus dem Französischen, wo man in Paris z. B. das *„Quartier Latin"* (SB/EI5 Kooperationspartner Kommunalpolitik) findet.

Eine Quartiersdefinition sollte sich auf das beziehen, *„was halbwegs auf einem Niveau, auch topografisch auf einem Niveau, liegt"* (SB/EI6 Kooperationspartner Religion Diözese). Dann muss v. a. geschaut werden, *„was die Ressourcen, was der Wille der Menschen und dann von Prinzipien des Sozialraums auch nochmal anzuknüpfen"* (SB/EI6 Kooperationspartner Religion Diözese).

- Zusammenleben von jüngeren und älteren Personen

Es sollte eine „Mischbewohnbarkeit" mit unterschiedlichen Angeboten für ältere und jüngere Bürger geben:

„Für meine Begriffe sollte es eine Mischbewohnbarkeit haben, wo wir sagen, das sind sowohl Senioren, die zum einen pflegebedürftig sind, im Pflegeheim, da sind Senioren,

die betreut wohnen, ist ja im Moment schon im kleinen Umfang auch da möglich, in dem hinteren Bereich. Aber das sollte ja verstärkt werden. Aber in dem Quartier sollten eigentlich auch unter Umständen Jüngere leben können, wohnen können, die sich dann auch vielleicht mit einbringen können in die Betreuung derer, die Betreuer nötig haben. So hätte ich das Quartier dann einfach so versucht zu definieren." (SB/ EI5 Kooperationspartner Kommunalpolitik)

• Die zentrale Maxime lautet: Wir achten aufeinander und bringen uns aktiv in das Quartiersprojekt ein.

Ein zentrales, gemeinsames Anliegen der Beteiligten am Quartiersentwicklungsprojekt besteht darin, die Kooperationsbeziehungen zwischen den einzelnen Teilsystemen des Projekts zu fördern, damit schließlich ein Netzwerk entstehen kann, von dem besonders die Bewohnerinnen und Bewohner des „Sozialen Quartiers", aber auch der Stadt selbst, profitieren können.

Netzwerke innerhalb des Sozialen Quartiers sollten laut Aussage einer interviewten Person schon innerhalb des eigenen Wohnprojekts entstehen: Zentrale Bedeutung im Leben innerhalb des projektierten, genossenschaftlichen Wohnprojekts sollte der Maxime *„Wir achten aufeinander (…), wollen miteinander leben und miteinander alt werden"* (SB/EI9 Kooperationspartner Religion Verband) zukommen. Außerdem wollen die Mitglieder, die nach dem Vorbild der Beginen zwar getrennt in einzelnen Wohnungen leben, eine Gemeinschaft bilden:

„Sich aktiv auch in XXX (Name der Einrichtung anonymisiert) *einbringen, also sich auch wiederum noch innerhalb dieses sozialen Quartiers nicht nur zu bewegen, sondern auch das mitzugestalten. Also aktiv zu sein und sich nicht in eine ‚Ich möchte hier gerne versorgt werden Haltung' begeben. Wir wollen dort nicht wie auf einer grünen Insel leben."* (SB/EI9 Kooperationspartner Religion Verband).

• Quartiersentwicklung bedeutet Generationensicherheit und Teilhabe am gesellschaftlichen Leben.

Entscheidend ist es, Teilhabe am gesellschaftlichen Leben zu ermöglichen:

„Quartiersentwicklung bedeutet für mich erstens eine Generationensicherheit, dass für die älter werdende Gesellschaft, die Gott sei Dank auch zum Teil gesünder älter wird, dass die trotzdem keine Angst vor dem Älterwerden haben muss, weil sie sich geborgen fühlen kann. Also hat von meiner Richtung her eine soziale Ausrichtung, eine christliche Ausrichtung, dass keiner verloren geht. Ich bekomme das insofern auch mit, dass viele Leute zwar von ihrem Gesundheitszustand älter werden, aber vereinsamen. Die Unterhaltung mit dem Fernseher ist halt eben sehr einseitig und über

ein Quartierskonzept, denke ich, kann man es voraussetzen, dass die Menschen in eine Gesellschaft, dass die sich unterhalten können, dass sie sich wohlfühlen können, dass sie geborgen sind und ich denke, das ist ganz, ganz wichtig bei den vielen vereinsamten älteren Menschen, die nicht mehr aus ihrer Wohnung rausgehen und so praktisch auch nicht mehr im gesellschaftlichen Leben teilnehmen. Also ganz wichtig der gesellschaftliche Aspekt, dass man in einem Quartier sich wohlfühlen kann und auch nicht abwohnt, sondern weiterlebt." (SB/EI 4 Kooperationspartner Kommunalpolitik)

Die Rolle des Quartiersmanagements

• Quartiersmanager als Netzwerker und Multiplikatoren für alle Generationen

Das Quartiersmanagement fungiert als Ansprechpartner für Beratung, Angebote und Begegnung aller Altersgruppen im Quartier. Es sollten nicht nur die älteren Bewohnerinnen und Bewohner des Quartiers angesprochen werden, sondern die Arbeit des Quartiersmanagements sollte sich an den Bedürfnissen aller Generationen im Quartier ausrichten: *„Und das beinhaltet ja nicht nur, dass es den Senioren gutgeht, sondern auch den Jüngeren und den Familien"* (SB/EI3 Kooperationspartner Quartiersmanagement und Seelsorge). Die Personen des Quartiersmanagements sollten als Ansprechpartner für *„Beratung, für Angebote und für Begegnung"* (SB/EI7 Kooperationspartner Religion, Orden) fungieren:

„Aber das ist ja im Grunde auch ein generationenübergreifendes Problem, wo sich ja praktisch auch die Kinder für ihre Eltern oder für die Tante interessieren, wie kann ich den Senioren ein gutes Leben ermöglichen? Entweder in der Einrichtung, wo sie betreut werden oder mit Hausnotruf, mit behindertengerechtem Bad. Welche Möglichkeiten gibt es der Unterstützung durch die Pflegeversicherung? Hausnotruf? Essen auf Rädern? Das man das auch mal ein bisschen öffentlich macht, denn da ist auch ein Punkt, bei dem viele Angehörige überfordert sind. Sie stehen unter Umständen vor dem Problem, die Eltern brauchen Hilfe. Und dann ist es hier oft so, wenn man in der Materie nicht drin ist, weiß man gar nicht, was einem zusteht, was man alles für Hilfen in Anspruch nehmen kann und da möchten wir auch nochmal ein bisschen so eine breite Informationsbasis schaffen." (SB/EI3 Kooperationspartner Quartiersmanagement und Seelsorge)

Zudem wurden bereits einige Projekte vom Quartiersmanagement aus initiiert, so z. B. das Projekt „Auf Rädern zum Essen", das sich an ältere Bewohnerinnen und Bewohner des Quartiers richtet. Sie werden einmal wöchentlich zum gemeinsamen Mittagessen in einem separaten Raum der Altenhilfeeinrichtung mit dem Auto abgeholt. Bei der Aktion „Eine Million Sterne" stehen v. a. Kinder und Jugendliche im Fokus. Es wurden zudem große Seniorenmessen in der Stadthalle ausgerichtet und öffentliche Informationsveranstaltungen über das Quartiersprojekt durchgeführt. Zusätzlich fanden schon mehrere Kunstausstellungen in den Räumlichkeiten der Altenhilfeeinrichtung statt. Geplante Projekte beziehen sich auf eine „Kochküche für Senioren" und auf das Projekt „Essbare Stadt", bei dem Obst und Gemüse im öffentlichen, städtischen Raum angepflanzt werden, die dann jedem zum Verzehr zur Verfügung stehen. Wichtig ist beiden Personen des Quartiersmanagements, dass ihre Arbeit für die Adressaten bedeutungsvoll ist und dazu beiträgt, dass *„wir so ein bisschen enger zusammengerückt sind im Quartier"* (SB/EI3 Kooperationspartner Quartiersmanagement).

Zudem hat das Quartiersmanagement die Funktion als Multiplikator: *„Aber die Quartiersmanager haben eine wichtige Rolle, weil sie Multiplikatoren in der Gemeinde sind und auch unterstützen sollten"* (SB EI7 Kooperationspartner Religion Orden). Wichtig ist, dass die Personen des Quartiersmanagements für die Aufgabe der Netzwerkarbeit *„freigestellt sind, die nur jetzt netzwerken und nicht neben dem operativen Geschäft"* und dass sie *„sehr kommunikativ sind und für diese Aufgabe brennen"* (SB/EI7 Kooperationspartner Religion Orden).

• Ein gutes Leben für alle Generationen zu ermöglichen

An Standort B ist diese Stelle mit zwei Personen besetzt, die jeweils einen halben Stellenanteil innehaben. Das Ziel ihrer Arbeit wird von ihnen wie folgt definiert: *„Diese Quartiersarbeit soll ja ermöglichen, dass alle Menschen, die im Quartier leben, gut miteinander leben"* (SB/EI3 Kooperationspartner Quartiersmanagement und Seelsorge). Dies sollte durch die Arbeit des Quartiersmanagements gefördert werden, dessen Aufgabe darin besteht, *„durch gemeinsame Aktionen die Generationen zu verbinden"* (SB/EI3 Kooperationspartner Quartiersmanagement und Seelsorge). Wichtig ist hierbei auch die Unterstützung der mittleren Generation, deren Eltern pflegebedürftig werden und die diesbezüglich viele Fragen haben. Anlaufstelle sollte hier ebenfalls das Quartiersmanagement sein.

Kernanliegen des Quartiersmanagements ist demzufolge der

„Wunsch, Generationen miteinander zu verbinden. Die Menschen teilweise aus ihrer Einsamkeit rauszuholen und dann mit dem, was jung und frisch ist, miteinander zu verbinden durch gemeinsame Aktionen (…)." (SB/EI3 Kooperationspartner Quartiersmanagement und Seelsorge)

Ursachen und Verantwortlichkeiten für die Quartiersöffnung und -entwicklung

- Auf gesellschaftlicher Ebene gibt es Treiber, die einen Kairos bilden.

Das anonyme Wohnen z. B. in den Großstädten, wird zunehmend als *„lebensfeindlich"* (SB/EI6 Kooperationspartner Religion Diözese) empfunden. Zudem gibt es immer mehr Familien, deren Mitglieder weit voneinander entfernt leben, bei denen *„Kinder und Enkelkinder nicht mehr in Rufweite sind"* (SB/EI6 Kooperationspartner Religion Diözese). Oder es leben Menschen allein ohne Angehörige. Deshalb *„wächst das Bewusstsein für Nachbarschaften wieder"* (SB/EI6 Kooperationspartner Religion Diözese) und es entstehen Initiativen. Das *„wären alles Treiber, die eigentlich ein Kairos bilden, einen günstigen Augenblick, Quartiersprojekte und Prozesse in Richtung Quartier voranzubringen"* (SB/EI6 Kooperationspartner Religion Diözese).

- Institutionen ändern sich nur durch Irritation aus der Umwelt: Die Entwicklung des sozialen Quartiersprojekts resultiert aus der Antizipation zukünftiger Kundenerwartungen bezogen auf ein selbstbestimmtes Leben.

Große Bedeutung kommt nach Meinung einer interviewten Person auch der Tatsache zu, dass die Notwendigkeit, neue Wege zu gehen, neben dem desolaten baulichen Zustand des Altenpflegeheims auch in verändertem Kundenverhalten zu suchen ist:

„Also Institutionen ändern sich ja nicht, außer durch Irritation, die sie in der Logik der Institution oder der Organisation überhaupt beobachten können, ansonsten, Institutionen, die einmal gegründet sind, bewegen sich in den Spuren und erst Änderungen im Kontext bringen sie dann zum Umdenken. Änderungen im Kontext ist das veränderte Kundenverhalten, die Generation, die morgen und übermorgen kommt, die in diese Häuser ziehen werden, ticken jetzt schon anders. Es sind individualisierte Persönlichkeiten, sie haben andere Bindungsstände, sie haben andere Internetaffinität oder Social Media Affinität. Sie haben ganz andere Erwartungen in der Richtung selbstbestimmtes Leben. Und ja, wenn keine Kunden mehr kommen, dann kann ein Haus noch so schön dastehen, in drei Monaten, kannst du Konkurs anmelden, das ist fertig dann. Insofern ist Ressourcenverknappung durch Kunden ganz schnell auch Ressourcenverknappung im Finanziellen und dann werden sie den Hintern hochkriegen! Das ist halt so auf dem Markt! Und Konkurrenten gibt es ja auch nochmal. Das heißt in der konkurrierenden Logik sind auch die klassischen Player, auch wenn sie noch so einen Rahmen haben, genauso unter diesem Druck und müssen gucken, wie sie reagieren. Also Organisationen, die sich nicht bewegen oder nicht mit der Zeit gehen, gehen mit der Zeit." (SB/EI6 Kooperationspartner Religion Diözese)

- Der Personalmangel im Pflegebereich bringt die Politik zum Umdenken.

Der Pflegebereich sei in weiten Teilen durch Gesetze geregelt, auf die die Kommunen keinen Einfluss haben, die jedoch dazu führen, dass Fachkräfte vor Ort fehlen, so die Aussage einer interviewten Person:

> *„Ich meine, der Bereich Pflege ist ja ein breites Thema und das ist ja auch durch Gesetze geregelt, die wir nicht selber gemacht haben. Das ist ja tatsächlich auch ein Feld gerade. Wir erleben das ja auch von der Bundesregierung, wo im Moment enorme Anstrengungen unternommen werden, um da das Personal einfach zu bekommen, weil das ist das größte Problem halt in Dingen, die man da plant, macht und tut, dass man die Rechnung nicht ohne die Arbeitnehmer machen darf. Alles das, was ich tue, führt im Endeffekt natürlich dazu, dass ich Menschen irgendwo anders unter Umständen abziehe und, sage ich mal, es fehlen halt dringend auch Leute in diesen Berufen, um das dann entsprechend natürlich machbarer zu gestalten. Aber das ist nichts, was ich tun kann. Das ist letztendlich etwas, was durch Gesetze halt leider so bewirkt ist oder durch Einkommensmöglichkeiten, die man in diesem Beruf hat. Und ich hoffe doch sehr, dass natürlich die Bundesregierung beziehungsweise zuständige Stellen daran arbeiten, dass der Beruf attraktiver wird."* (SB/EI4, Kooperationspartner Kommunalpolitik)

- Ohne Vernetzung können Pflegeeinrichtungen nicht überleben.

Die Träger von Pflegeeinrichtungen müssen sich weiterentwickeln und vernetzen, wenn sie nicht untergehen wollen:

> *„Wenn es nicht gelingt, dass es Personen gibt, die das Thema weiter befördern, werden Träger der Altenhilfe auf der Strecke bleiben. Weil die Entwicklung geht weiter und wir brauchen immer Heime mit Pflegeangeboten. Aber auch dort muss Vernetzung stattfinden. Ich sehe das kritisch, wenn die Träger sich nicht bewegen."* (SB/EI7 Kooperationspartner Religion Orden)

- Der Staat ist verantwortlich und für die Kommune ist dies gleichzeitig Pflicht und Chance.

Die Kommunen können sich ihrer Verantwortung für die Umsetzung von Quartiersprojekten nicht entziehen, sondern müssen die gesamtgesellschaftliche Herausforderung auf lokaler Ebene in individueller, der jeweiligen Kommune angemessenen Weise umsetzen:

> *„Ich glaube, da ist der Staat für verantwortlich. Wenn man das jetzt runterbricht ist natürlich die Bundesrepublik Deutschland, ist sogar das Land XXX* (Name des Bundeslands anonymisiert) *zu weit weg. Deshalb ist die Kommune in der nächsten Folge*

dann der richtige Ansprechpartner und ich bin der Überzeugung, dass jede Kommune gut daran tut, in Sachen Quartiersprojekte das Mögliche zu überlegen und da hat XXX (Name der Stadt anonymisiert) eine Riesenchance, dieses Quartierskonzept in XXX (Name der Stadt anonymisiert) zu etablieren. Es sind ein paar Grundvoraussetzung und ein paar Dinge schon vorhanden, die einfach genutzt und dann auch in die Tat umgesetzt werden müssen. Also ich denke, dass hier die Kommunen als vor Ort Zuständige in der Pflicht sind, aber auch die Chance haben, ihre Gemeinde zu entwickeln.“ (SB/EI4 Kooperationspartner Kommunalpolitik)

- Die Politik muss die Basisvoraussetzungen schaffen.

Die Politik ist in der Pflicht, die *„Basisvoraussetzungen zu schaffen“* (SB/EI4 Kooperationspartner Kommunalpolitik). Die Kommune muss im weiteren Verlauf die einzelnen Bausteine planen. Dies ist insbesondere dann der Fall, wenn z. B. *„das Baurechtliche im Vordergrund steht“* bei der Realisierung neuer, quartiersbezogener Bauvorhaben, wie an Standort B (SB/EI4 Kooperationspartner Kommunalpolitik).

- Die Kommune steht in der Pflicht, sich für die Interessen der älteren Mitbürgerinnen und Mitbürger einzusetzen.

Nach Meinung eines Kooperationspartners ist die Kommune verpflichtet, für das Wohl der älteren Mitbürgerinnen und Mitbürger zu sorgen:

„Ja gut, die Kommune kann keine Überwachungsaufgaben übernehmen. Sie kann nur schauen, dass die Interessen der älteren Menschen gewahrt werden, und vor allen Dingen auch die Interessen der, und jetzt bei diesem Konzept, nicht nur die Interessen der im Moment sich in der Einrichtung Befindlichen, sondern auch die, die von außen dazu kommen, weil der Personenkreis ist größer. Man muss auch jetzt vom zeitlichen Faktor her sehen: Auch der Personenkreis ändert sich ja ständig. Und da bin ich der Meinung, da sollte wirklich eine Kommune dran interessiert sein, dass sie genau weiß, was da läuft, wie es läuft und dass eben auch ein möglichst großer Personenkreis angesprochen wird. Am schlimmsten ist ein einsamer Mensch! Und das heißt also, auch da braucht man eine Ansprache. Und das ist meiner Ansicht nach, also aus meiner Sicht, ganz, ganz wichtig, dass wir so ein Quartier in XXX (Name der Stadt anonymisiert) haben.“ (SB/EI5 Kooperationspartner Kommunalpolitik)

- Das Land sollte sich für erfolgreiche Quartiersprojekte über den jeweiligen Standort hinaus einsetzen.

Ein Interviewpartner äußert die Erwartung an das Bundesland, dass dies Stellung bezieht, wenn ein Quartiersentwicklungsprojekt gelungen ist:

„Das Land sagt: Wir unterstützen, macht mal! Und die werden natürlich dann auch schauen: In welchem Projekt liegt der größte Erfolg mit dem geringsten Aufwand? Das werden die auch zu werten wissen, sage ich jetzt mal. Aber es wäre schön, wenn man vonseiten des Landes gerade jetzt nicht nur sagt: Wir unterstützen das, sondern auch wirklich sagt: Wir sind auch diejenigen, die, wenn so etwas gelingt, auch das dann weiterverbreiten. Dass man also sagt: Hier ist etwas Funktionierendes entstanden, hier ist etwas, was Erfolgscharakter hat, dass man das dann auch verbreitet und nicht das im stillen Kämmerlein lässt (…). Und dass das Land auch selber nicht nur einfach sagt: Macht mal, sondern auch Stellung bezieht." (SB/EI5, Kooperationspartner Kommunalpolitik)

Mit der Quartiersentwicklung verbundene Intentionen

- Eine andere Qualität der Kommunikation

Intention sollte es nach Aussage der interviewten Person sein, eine *„andere Qualität der Kommunikation"* (SB/EI9 Kooperationspartner Religion Verband) mit den Bewohnerinnen und Bewohnern des Quartiers, der Altenhilfeeinrichtung sowie den Mitarbeiterinnen und Mitarbeitern zu verwirklichen. Bisherige Kommunikation mit Menschen von außerhalb findet meist über Veranstaltungen, wie z. B. Feste und Ausflüge, statt. Kennzeichnend hierfür ist, dass es sich *„um sporadische Begegnungen handelt"* (SB/EI9 Kooperationspartner Religion Verband), die einen hohen Formalisierungsgrad aufweisen: *„Wir kommen und wir gehen wieder. Und auch dieses: Wir sind froh, dass wir wieder gehen können. Das ist einfach so! Da muss man auch nichts schönreden"* (SB/EI9 Kooperationspartner Religion Verband). Demgegenüber trägt das Quartiersprojekt die Chance in sich, dass informelle, *„spontane Begegnungen"* (SB/EI9 Kooperationspartner Religion Verband) zwischen den Bewohnerinnen und Bewohnern des Pflegebereichs und den Gemeindemitgliedern der katholischen Pfarrgemeinde ermöglicht werden, wenn der Neubau realisiert ist:

„Und dass Menschen dann auch eben automatisch kommen, weil sie im Pfarrheim ein- und ausgehen, weil da der Chor singt, weil da Menschen sich in Gruppen treffen, weil man vorne reingeht und Hallo sagt und dieses braucht und jenes braucht und es selbstverständlicher ist, wenn eine Veranstaltung der Pfarrei ist, dass alle alten Menschen, die dafür noch empfänglich sind, von ihrem Geist her oder möglichst mobil von ihrer Fähigkeit noch irgendwie unter Menschen zu wollen und zu können." (SB/ EI9 Kooperationspartner Religion Verband)

- Ein Ort gelebten Christentums

Damit könne auch ein zentrales Anliegen der Synode des Bistums umgesetzt werden:

> *„Ich denke mir, dass in größer werdenden Strukturen, die wir jetzt nach der Synode im Bistum ja ganz deutlich auch angehen, dass Quartier 'ein Ort von Kirche sein' wird und davon ist immer in der Synode die Rede gewesen. So lange ich mich erinnern kann. Es war immer die Rede davon, dass die Kirche in dem Sinne im Dorf bleibt, wenn da auch vielleicht kein Pfarrer mehr residiert. Aber dass es Orte von Kirche geben wird. Und dann stelle ich mir vor, dass dies Quartier einer dieser Orte von Kirche sein wird. Ich stelle mir schon vor, dass Menschen (…), ich habe zum Beispiel keine Vorstellung, wie die Zahlen von Christinnen und Christen sich entwickeln werden. Das lassen wir dann mal auf uns zukommen. Aber ich kann mir vorstellen, wenn es kein Geld mehr gibt, um die große riesige Pfarrkirche zu heizen im Winter, dann kann es gut sein, dass man sich im Pfarrheim trifft in XXX* (Name der Einrichtung anonymisiert) *und dort ein Gottesdienst gefeiert wird und dass zu diesem Gottesdienst völlig egal, nein, nicht völlig egal, aber ich meine jetzt, es wäre mir dann egal ob mit oder ohne Priester, die Menschen zusammenkommen, um ihren Glauben zu feiern. Das stelle ich mir vor, dass das ein guter Ort von Kirche sein kann.“* (SB/EI9 Kooperationspartner Religion Verband)

- Die pastoralen Räume sind netzwerkartig aufgestellt und die Kirche der Zukunft baut auf Quartiersarbeit auf.

In der Diözese, zu der der Standort B von Seiten der katholischen Kirche gezählt wird, wurde in der Synode pastorale, sozialraumorientierte Arbeit als Kernanliegen und Grundlage der *„Kirche der Zukunft“* (SB/EI6 Kooperationspartner Religion Diözese) festgelegt. Dies stellt auch nach Aussage der interviewten Person die Verbindung zu dem Quartiersprojekt dar, so dass dies auch als *„diözesanes Projekt, ein Pilotprojekt für das Bistum XXX* (Name des Bistums anonymisiert)*“* (SB/ EI6 Kooperationspartner Religion Diözese) bezeichnet werden kann: *„Auch gerade unter dem Stichwort Quartiersentwicklung und nochmal unterstützt und befeuert durch unser Synodendokument, wo ja diese Räume der Zukunft, pastoralen Räume netzwerkförmig aufgestellt sein sollen“* (SB/EI6 Kooperationspartner Religion Diözese). Da die Kirchengemeinde an Standort B sehr stark in das Projekt involviert ist, kommt ihr die Rolle der *„Avantgarde für die Kirchenentwicklung“* (SB/EI6 Kooperationspartner Religion Diözese) zu, von der die ganze Großgemeinde der Stadt XXX (Name der Großstadt in der Nähe anonymisiert) *„ganz viel lernen kann“* (SB/EI6 Kooperationspartner Religion Diözese): *„Wie wir in diesem Quartiersentwicklungsprozess mit allen Akteuren zusammen gekommen sind, da steckt ganz viel Potenzial drin“* (SB/EI6 Kooperationspartner Quartiersprojekt): *„Was heißt Kirche sein zwischen Lokalität an diesem Ort, wo ein neuer Kirchort* *entsteht, Kirche wird zu Zukunft. XXX* (Name der Kirchengemeinde anonymisiert) *in einem Großgebilde, das praktisch dann die ganze Stadt XXX* (Name der Großstadt in der Nähe anonymisiert) *dann ausmacht"* (SB/EI6 Kooperationspartner Religion Diözese).

Wichtig für den Kooperationspartner ist auch, dass das Quartiersentwicklungsprojekt als Pilotprojekt für die Diözese die Chance bietet, Erfahrungen zu sammeln: *„Wo man Antrieb braucht, lernen kann, was man machen muss, dass es gelingt und was man machen muss, damit man sich selber ein Beinchen stellt"* (SB/EI6 Kooperationspartner Religion Diözese).

- Es profitieren nicht nur die Bewohnerinnen und Bewohner des Sozialen Quartiers, sondern auch die Bewohnerinnen und Bewohner der Stadt.

Durch die Einbindung der ökumenischen Sozialstation mit der neu zu etablierenden Tagespflege im Sozialen Quartier werden zukünftig Kontakte zu den Menschen, die im Quartier leben, ermöglicht. Umgekehrt haben die älteren Bewohnerinnen und Bewohner des Quartiers die Chance, eine Tagespflegeeinrichtung in ihrem Ort zu besuchen und ihrerseits auch Kontakte zu den Bewohnerinnen und Bewohnern der Einrichtung knüpfen zu können.

So kann die Entwicklung des „Sozialen Quartiers" nicht nur Positives für die Bewohnerinnen und Bewohner bereithalten, sondern ebenso dafür sorgen, dass auch Quartiersbewohnerinnen und -bewohner profitieren:

> *„Quartier spricht erst mal die an, die schon da sind. Quartier muss aber auch die ansprechen, die von außen auf das Quartier gucken, zum Beispiel Leute, die zu Hause wohnen bleiben, aber mit der Versorgung, mit der täglichen Versorgung außen vor sind. Also, das heißt im Grunde genommen die Tagespflege (…) Die ökumenische Sozialstation hat dort ihren Platz. Das wiederum ist ja auch eine Verknüpfung mit den Menschen in XXX* (Name der Stadt anonymisiert).*"* (SB/EI10 Kooperationspartner ambulante Pflege)

Die Integration unterschiedlicher Angebote zielt so auf die Verbesserung der Lebensqualität. So wird für einen Interviewpartner das Quartierskonzept wie folgt verstanden:

> *„Unter Quartierskonzept verstehe ich wirklich das Leben, obwohl man älter wird und nicht, dass nur auf das Wohnen oder auf den medizinischen Bereich abgestellte Versorgen. Also das ist ein Rundum-Paket, dass sich Menschen, die ihr Leben lang gearbeitet haben, die ihr Leben lang in der Gesellschaft ein Teil waren, auch verdient haben, dass sich um die mehr gekümmert wird und speziell dafür auch Projekte initiiert werden."* (SB/EI5 Kooperationspartner Kommunalpolitik)

• Es braucht noch viel Überzeugungsarbeit.

Damit die Kommunen vermehrt Quartierskonzepte realisieren, ist nach Ansicht eines interviewten Kooperationspartners noch viel Überzeugungsarbeit zu leisten:

> „Die Kommune muss gewonnen werden, um dem Quartiersgedanken sich zu öffnen. Dass wir darüber sprechen, was haben die eigentlich für Aufgaben, das eine ist die grundsätzliche Bereitschaft oder die ablehnende Haltung (…) Aber da geht es ja darum, was ist prospektiv Aufgabe der Verwaltung, des Bürgermeisters." (SB/EI7 Kooperationspartner Religion Orden)

5.3.5.1.3.3 Forschungsfrage 3

Welche Faktoren tragen zum Gelingen nachhaltiger Netzwerkbildung im Kontext der Quartiersöffnung und der Quartiersentwicklung bei?

– Faktoren, die zum Gelingen beitragen
– Faktoren, die die nachhaltige Netzwerkarbeit erschweren

Faktoren, die zum Gelingen beitragen

• Die Pflegekonferenz auf der Kreisebene spricht sich gegen den Bau solitärer Pflegeheime und Tagespflegeeinrichtungen aus.

Die Etablierung neuer Pflege- und Wohnkonzepte kann auch dadurch gefördert werden, dass die Pflegekonferenz auf der Kreisebene, zu der auch die Stadt an Standort B gehört, beschlossen hat, dass „kein neues Pflegeheim oder separate Tagespflegeeinrichtungen mehr gebaut werden sollen. Auch der Pflegestützpunkt hat dies unterstützt" (SB/EI14 Kooperationspartner Kommunalverwaltung).

• Ein Vertreter der kommunalen Pflegestrukturplanung des Kreises ist in das Projekt involviert.

Zu allen Treffen der Prozessgruppe ist der Stelleninhaber, der für die Pflegestrukturplanung verantwortlich ist, eingeladen, so dass in dieser Beziehung ein Maximum an Transparenz gegeben ist. Folgende Beschreibung liefert einen Einblick in die Aufgaben und Funktionen dieser Stelle:

„Hier gibt es ja eine Stelle, die für Pflegestrukturplanung zuständig ist. Das ist ein Gesetzesauftrag, den der Kreis hat durch das Land und unsere Aufgabe ist es eben, innerhalb des Landkreises mitzubestimmen, was die sogenannte Pflegestruktur, das heißt, sämtliche Einrichtungen, die irgendwie im Bereich der Pflege und des Wohnens im Alter unterwegs sind und damit zu tun haben, dass wir da beratend und gegebenenfalls koordinierend mit eingreifen oder Beratungen geben." (SB/EI14 Kooperationspartner Kommunalverwaltung)

- Es müssen alle zentralen Akteure beteiligt sein und in einer Projektgruppe zusammenarbeiten.

Ein wesentlicher Faktor für das Gelingen des Quartiersprojekts stellt die Beteiligung aller betroffenen Akteure im Quartier und in der Stadt dar:

„Also ich glaube, dass dieses Quartier gute Chancen hat, dass es gelingt. Einmal, weil wir doch keine ganz großen Fehler im Anfang gemacht haben. Wie gesagt, die Beteiligung könnte noch weiter verbessert sein. Aber die zentralen Akteure sind durch Repräsentanten vertreten gewesen oder sind vertreten, sind mit im Boot. Das, glaub ich, ist ein wichtiger Erfolgsfaktor." (SB/EI6 Kooperationspartner Religion Diözese)

- Soziales Lernen ist die Bedingung dafür, dass alle Akteure aus den unterschiedlichen gesellschaftlichen Feldern für das Neue gut aufgestellt sind.

Bezogen auf die Akteure, die im Quartiersprojekt interagieren, müsse soziales Lernen ermöglicht werden, damit die *„Skepsis in Begeisterung oder zumindest in positive Grundhaltung"* (SB/EI6 Kooperationspartner Religion Diözese) umgewandelt werden kann: *„Was muss jetzt an Lernen passieren, bei den Rollenträgern auf den verschiedenen Ebenen? Wie kommt Lernen in Gang, dass alle Akteure für das Neue auch gut aufgestellt sind? Und dass das nicht zum Fremdkörper wird, der abgestoßen wird"* (SB/EI6 Kooperationspartner Religion Diözese). Den Auftakt für den Prozess des gemeinsamen Lernens aller Akteure könnte eine Großveranstaltung im Sinne eines *„moderierten Großworkshops"* (SB/EI6 Kooperationspartner Religion Diözese) bilden, *„wo die verschiedenen Teilsysteme Stadtrat, Kirchengemeinde mit Mitgliedern und Rat, Pflegeheim (…), Sozialstation (…), die Leute, die im Quartier leben (…), die Krankenkassen (…) und die Kreisverwaltung"* sowie *„die Haupt- und Ehrenamtlichen"* (SB/EI6 Kooperationspartner Religion Diözese) geschult werden. Wenn erlebt werden kann, dass *„aus einer Konfliktgeschichte eine Erfolgsgeschichte"* (SB/EI6 Kooperationspartner Religion Diözese) wird, dann könne das Quartiersprojekt an Standort B zum *„Beispielprojekt, wo man einiges auch dran lernen kann"* (SB/EI6 Kooperationspartner Religion Diözese) werden, so dass

> *„wirklich so eine Hoffnungsperspektive als Zielfoto (…) vor Augen ist. Aber in allen Fällen gelingt es nicht von selber, das muss hart erarbeitet werden und das sind mühsame Lernprozesse im interaktionalen, personalen und konfessionellen Bereich (…). Da ist dringend Kommunikationsbedarf und ich denke immer, das ist das Wichtigste, mit das Wichtigste, was man da tun muss, um (…) miteinander ins Gespräch zu kommen."* (SB, EI6 Kooperationspartner Religion Diözese)

- Ziel der Lernprozesse sollte eine positive Grundhaltung sein.

Der erste Spatenstich stellt den spätesten Zeitpunkt für den Beginn der Lernprozesse dar, damit alle Akteure auch eine persönliche Entwicklung vollziehen können:

> *„Ja, und auch jetzt auf diese erwünschte Meinung, die wir erhoffen, in zwei Jahren, wo Skepsis in Begeisterung oder zumindest in positiver Grundhaltung, also das ist ja nicht wenig! Was muss jetzt an Lernen passieren, bei den Rollenträgern in den verschiedenen Ebenen? Insofern ist dieser Hinweis ganz wichtig für mich noch mal. Also mit der Bauentwicklung, wenn der erste Spatenstich erfolgt, müsste der Lernprozess unbedingt starten und zwar mit den Mitarbeiterinnen und Mitarbeitern hauptamtlich und zwar gestuft dann. Zweitens mit der Kirchengemeinde, vom Pfarrer angefangen."* (SB/EI6 Kooperationspartner Religion Diözese)

Insbesondere die Mitarbeiterinnen und Mitarbeiter müssen im Lernprozess berücksichtigt werden, da sie bisher im Quartiersprojekt nicht vertreten sind. Dafür ist es notwendig, zu klären,

> *„was ist der Zugewinn in der neuen Logik? Also was hat eine Pflegerin oder Krankenschwester, was hat der Pfleger, was hat der Verwaltungsangestellte was haben die, die im Bereich der Assistenz tätig sind, was haben die für einen Zugewinn in dieser neuen Logik?"* (SB/EI6 Kooperationspartner Religion Diözese)

- Es müssen Brücken zwischen den unterschiedlichen Teilsystemen geschlagen werden.

In diesem Kontext wird unter der neuen Logik ein Brückenschlag zwischen den verschiedenen Akteuren aus den unterschiedlichen, gesellschaftlichen Funktionssystemen verstanden:

> *„Also ein wichtiger Punkt ist, sich wahrnehmen zu lernen. Man ist ja zunächst mal blind für das Andersartige, man tickt in seiner Logik und man muss Bindeglieder schaffen, die Brücken schlagen zwischen der XXX* (Name der Hochschule anonymisiert)*-Logik und der Quartierslogik. Man muss Ligaturen schaffen zwischen der Pfarrlogik: Wir machen weiter wie bisher und der Quartierslogik, damit überhaupt diese Pfarrei sich in das Haus hinein bewegt. Und zwar im doppelten Sinn bewegt. Und damit das Haus auf die Pfarrei der Zukunft sich bewegen kann.“* (SB/EI6 Kooperationspartner Religion Diözese)

- Unterstützungs- und Begleitprozesse für alle Teilsysteme des Quartiers fördern die Entstehung von Durchlässigkeit.

Das Entstehen solcher Verbindungen muss durch Unterstützungs- und Begleitungsprozesse gefördert werden. In deren Rahmen können auch Großveranstaltungen für alle Beteiligten stattfinden:

> *„Also die Gremien, der Pastor, die Gremien und die Leute, die im Quartier leben, also da wär auch so ein Workshop, und wäre möglicherweise sogar ein Großworkshop, also Großgruppen moderierter, eine Veranstaltung, wo die verschiedenen Teilsysteme: Stadtrat, Kirchengemeinde mit Mitgliedern und Rat, Pflegeheim. Dass es so was gibt, wie eine Großveranstaltung: Jetzt geht es los! Ganz wichtig auch die Mitarbeiterebene, also alle Akteure, auch die evangelische Gemeinde.“* (SB/EI6 Kooperationspartner Religion Diözese)

Zentrales Element der Unterstützungsprozesse sollte die Förderung der *„Durchlässigkeit"* (SB/EI6 Kooperationspartner Religion Diözese) im Sozialraum sein:

> *„Und in diesem Raum dann vor allem dann zu schauen: Was sind die Ressourcen, was ist der Wille der Menschen und dann von Prinzipien des Sozialraums auch nochmal anzuknüpfen. Und wie kann da eine Durchlässigkeit geschaffen werden (…). Das wäre also so der Raum, die Logik nach den Prinzipien der Sozialraumarbeit, die sind bekannt (…) und dann alle Akteure, die in diesem Raum wesentlich mitspielen, entsprechend in diese Logik auch einzuwirken. Das ist vielleicht schon also das Schwerste. Vor allem auch mit Blick auf unsere Kirchengemeinde.“* (SB/EI6 Kooperationspartner Religion Diözese)

- Auf die Kirchengemeinde kommt neben den baulichen Veränderungen auch ein Rollenwechsel ihrer Sozialgestalt zu, in dem die Chance begründet liegt, zur Avantgarde für Kirchenentwicklung in der ganzen Region zu werden.

Die Kirchengemeinde steht vor großen Veränderungen:

> *„Und bei der Kirchengemeinde kommen jetzt mehrere Sachen gleichzeitig zusammen. Sie sind Eigentümer des Geländes. Das heißt, es passiert etwas auf ihrem Grund und Boden, womit sie sich auch identifizieren müssen, aber zugleich in dieser eigenartigen Spannung sind, zwischen Rollenträger einer alten Kirchenstruktur, die untergeht und zugleich auch potenzieller Träger einer Kirchenstadt von morgen. Das heißt, das passiert bei einem Rollen- bei einem zentralen Rollenträger, ohne den das Ganze gar nicht ginge. Man könnte das Gebäude ja nicht in die Luft hängen!* Passiert der Rollenwechsel aus einer Sozialgestalt volkskirchlicher Art, wo jetzt das alte XXX* (Name des Pflegeheims anonymisiert) *auch einen festen Platz hatte (…). Und jetzt dann, was heißt Kirche sein zwischen Lokalität an diesem Ort, wo ein neuer Kirchort entsteht, Kirche wird zu Zukunft, in einem Großgebilde, das praktisch dann die ganze Stadt XXX* (Name der Großstadt anonymisiert) *dann ausmacht (…) und welche Rolle spielt dann dieses Quartier auch im Blick auf die Entwicklung der neuen Pfarrei. Also XXX* (Name der Stadt anonymisiert) *kann so was sein wie eine Avantgarde für Kirchenentwicklung, wo die ganze Stadt XXX* (Name der Großstadt anonymisiert) *von XXX* (Name der Stadt anonymisiert) *ganz viel lernen kann.“* (SB/EI6 Kooperationspartner Religion Diözese)

- Der Zusammenhalt und das Zusammenspiel aller involvierten Akteure stellen einen wesentlichen Garanten für den Erfolg des Quartiersprojekts dar.

Die Politik steht hier in der Verantwortung, die *„Basisvoraussetzungen für ein Gelingen"* (SB/EI4 Kooperationspartner Kommunalpolitik) zu schaffen, aber wesentliche Voraussetzung für den Erfolg des Quartiersprojekts an Standort B ist das Zusammenspiel aller daran beteiligter Akteure:

> *„Ich denke, es ist ganz wichtig, dass hier das Zusammenspiel ist zwischen Trägern, zwischen Investoren, zwischen staatlichen Einheiten von der Kommune über das Land bis zum Bund bis hin zum Ehrenamtsbürger. Also ich denke, der Erfolg ist ein Mosaik und das Mosaik hat halt eben das Problem, wenn was rausbricht, ist was rausgebrochen und könnte es zum Scheitern bringen. Deshalb sehe ich das auf der Risiko- wie auf der Erfolgsschiene, sehe ich dieselben Personen, dieselben Einheiten (…). Wichtig ist, dass wir den Zusammenhalt spüren. Wenn jeder an seiner Leine zieht und jetzt noch in die gleiche Richtung, dann kriegen wir das hin! Da darf keiner rausbrechen! Das habe ich auch bei der Projektierung gerade gemerkt, wie wichtig es ist, das Zusammenspiel aller! Und da zu sagen: Der ist wichtiger als der andere, halte ich für schwer. Viele*

Interessen sitzen da in einem Boot und alle rudern eigentlich auch in eine Richtung. Oder man sagt, alle ziehen an einem Strang und nicht jeder in seine Richtung, sondern jeder in die gleiche Richtung. " (SB/EI4 Kooperationspartner Kommunalpolitik)

- Regelmäßige und professionell begleitete Treffen der Akteure lassen ein „Wir-Gefühl" wachsen, so dass Synergien entstehen können.

Entscheidende Voraussetzungen stellen somit regelmäßige, professionell beglei-tete Treffen aller Akteure dar, damit Vertrauen und Wertschätzung wachsen und zugunsten des Projektgelingens ein *„Wir-Gefühl"* (SB/EI4 Kooperationspartner Kommunalpolitik) entstehen kann. Dann werden Synergien freigesetzt, die allen Menschen im Quartier unmittelbar zu Gute kommen:

> *„Also dieses soziale Quartier kann leisten, was ein Altenheim bisher gar nicht von seinem Aufbau und von seiner Art wie es immer gedacht war, ja gar nicht leisten konnte und sicher auch nicht leisten muss. Also das ist ja mal irgendwie sicher."* (SB/EI4 Kooperationspartner Kommunalpolitik)

- Die Kommunikation und Interaktion innerhalb der Projektgruppe fungiert als Modell für die Kommunikation im Sozialen Quartier.

Am Standort B besteht die Besonderheit darin, ein Quartiersprojekt von Beginn an zu entwickeln und umzusetzen. Eine Herausforderung ist es dabei, die vielen, zum Teil divergierenden Interessen der beteiligten Akteure „unter einen Hut" zu bringen und es zu ermöglichen, dass zunächst die Projektgruppe mit Vertretern aller in das Projekt involvierten Institutionen und Organisationen zusammen-wachsen kann. Dies ist deshalb bedeutungsvoll, weil die Kommunikation und Interaktion in dieser Kerngruppe auf der Mikroebene eine *„Strahlkraft"* (SB/EI4 Kooperationspartner Kommunalpolitik) nach außen hat und damit auch die Kom-munikation im Sozialen Quartier (Mesoebene) selbst, aber auch in der ganzen Stadt und dem ganzen Land (Makroebene) und darüber hinaus, beeinflusst.

- Ein neutraler Raum kann Resonanzräume schaffen, die zu vernetztem Denken führen können.

Ein neutraler Raum, der von vielen Menschen aus ganz unterschiedlichen Berei-chen genutzt werden kann, stellt nach Aussage eines Kooperationspartners einen wesentlichen Faktor für das Entstehen von Vernetzung dar:

„Aber es braucht so etwas wie einen neutralen Raum, das ist mein hohes Anliegen, auch in diesem Gebäude, das entsteht. Dass es so etwas gibt, wie einen Raum der Brache, wo Bewegungen aufeinander zu oder Resonanzräume entstehen können, also Leerräume, die nur mit Technologie und Sanitärräumen ausgestattet sind, aber ansonsten leer sind. Wo Leute mit ihrem Willen, ihren Ideen, sagen: Ich hab eine Idee, z. B. ein Fotokurs zu machen für 4 Wochen. Ich hab die Idee, mit Leuten das Thema Internet und Sicherheit in meiner Wohnung zu bearbeiten und mach einen Trainingskurs für 4,6 Wochen. Dann wird der Raum wieder frei gegeben.“ (SB/EI6 Kooperationspartner Religion Diözese)

Dies führt dann dazu, dass *„Durchlässigkeit geschaffen wird“* und sich *„unterschiedliche Logiken einschließlich der Menschen“* (SB/EI6 Kooperationspartner Religion Diözese) gegenseitig befruchten. Dies bedeutet, dass das vernetzte Denken und die *„Logik nach den Prinzipien der Sozialraumarbeit“* (SB/EI6 Kooperationspartner Religion Diözese) auf diese Weise im Quartier realisiert werden können.

- Es braucht auf der Leitungsebene sehr starke Visionen und Personen, die für die Veränderung brennen.

Auf allen Leitungsebenen der Einrichtungsträger, vom Topmanagement bis zur Ebene des mittleren Managements, braucht es Offenheit und Personen, die das Thema Quartiersöffnung befördern. Soll sich die Einrichtung auf Dauer zum Quartier öffnen, müssen die Leitungskräfte dies als ihr zentrales Anliegen betrachten: *„Aber es braucht dann vor allem Heimleitungen, die brennen für eine Veränderung“* (SB/EI7 Kooperationspartner Religion Orden). Neben der Unterstützung durch die Heimleitungen ist es zuerst unabdingbar, dass die Trägerebene sich für die Öffnung engagiert: *„Also, einmal braucht es Unterstützung von ganz oben. Auch dort muss es eine Vision geben, die stark ist“* (SB/EI7 Kooperationspartner Religion Orden). Und hier braucht es ebenfalls Personen, die *„innovativ“* (SB/EI7 Kooperationspartner Religion Orden) sind.

Auf allen Ebenen einer Organisation müssen Entwicklungen in Gang gesetzt werden, so dass sich die Einstellungen der Mitarbeiterinnen und Mitarbeiter ändern können und der Quartiersbezug in ihrem Handeln deutlich werden kann. Den Leitungskräften wird zugetraut, dass sie die Mitarbeiterinnen und Mitarbeiter motivieren können, um diesen Veränderungsprozess positiv zu gestalten: *„Wie ich die Pflegedienstleitung, Heimleitung, sozialer Dienst so erlebe, denke ich, dass die die Mitarbeiter da gut motiviert haben schon, auch informiert haben, damit diese Arbeit so gut gelingt“* (SB/EI7 Kooperationspartner Religion Orden).

Die Integration einer gemeinsam betriebenen Tagespflegeeinrichtung stellt eine bedeutende Verbindung zu den Bewohnerinnen und Bewohnern des Quartiers dar. Es ist geplant, dass eine Tagespflegeeinrichtung in das soziale Quartier integriert wird, die vom Träger der stationären Einrichtung gemeinsam mit einer Sozialstation betrieben werden soll. Dies wird als Chance gesehen:

> *„In unserem Projekt ganz konkret hoffe ich, dass wir mit der Tagespflege einen Bestandteil, eine Nachfrage dort befriedigen können. Dass wir sagen können: bitte, wenn jemand zuhause mit Familie, also mit Kindern oder so, ist, aber wenn ich tagsüber wenigstens drei Stunden, damit die Armen sich zuhause auch ein bisschen erholen können, vielleicht ich aber auch, ja, dass ich die nicht sehe. So kann von beiden Seiten (…). Ich finde es gut, dass wir gemeinsam eine Tagespflege mitgestalten wollen. Das ist so in meinen Augen Mittelding zwischen ambulant und stationär.“* (SB/EI10 Kooperationspartner ambulante Pflege)

Eine weitere Person äußert sich ebenfalls positiv über die geplante Kooperation: *„Die Einbindung der ökumenischen Sozialstation ist auch wieder eine tolle Chance für das Projekt, weil hier eine geübte Tagespflege, ein geübtes Umgehen im häuslichen Bereich als Steigerung mit dazu kommt"* (SB/EI4 Kooperationspartner Kommunalpolitik).

- Es gibt eine sehr gute Vereinsstruktur und viele Vereine engagieren sich auch schon in der Einrichtung.

Viele Vereine engagieren sich für die Bewohnerinnen und Bewohner der Einrichtung:

> *„Die Vereinsstrukturen sind in XXX (Name der Stadt anonymisiert) gut. Es gibt viele, die Musikvereine, die immer wieder auch in die Heime gehen und das finde ich gut alles. Ja, und das, da redet kaum jemand darüber, aber die machen es halt. Zig Jahre machen die da eine gute Arbeit. Und darüber freuen sich die Leutchen. Beispiel Lionsclub, Kirmesburschen, Karnevalsgruppen, Gesangvereine. Aber das muss nicht nur vom Stationären ausgehen.“* (SB EI10 Kooperationspartner Sozialstation)

Faktoren, die die nachhaltige Netzwerkarbeit erschweren

- Das erklärte Ziel des Landes ist es, neue Wohnformen zu fördern, unklare Finanzierung wirkt sich jedoch hemmend auf die Realisierung aus.

Die Förderung neuer und moderner Wohnformen ist für das Land nach Aussage einer interviewten Person von großer Bedeutung. Eine Zusammenarbeit mit den

Kommunen und Landkreisen wurde auf der Ebene der Landeszentrale für gesundheitliche Aufklärung (LZG) realisiert. Trotzdem scheuen sich viele Kommunen
und Landkreise, *„weil die Finanzierbarkeit oder die Finanzierung da wesentlich
ungeklärter ist als bei Heimen und bei stationären Einrichtungen"* (SB/EI14 Kooperationspartner Kommunalverwaltung). Ebenso wirke sich hemmend aus, dass die
Sozialhilfeträger, die auf der Ebene der Kommunen angesiedelt sind, nur *„bei
Bewohnern klassischer Heime oder ambulant bezahlen, für das Dazwischen gibt
es nichts"* (SB/EI14 Kooperationspartner Kommunalverwaltung):

> *„Und da ist halt der Unterschied, es gibt da gesetzliche Verpflichtungen, was Heime
> betrifft, und was andere Wohnformen betrifft, gibt es die eben nicht. Und deshalb ist
> das natürlich etwas, was dann viel schwieriger ist und was man auch nicht pauschal
> dann regeln kann (…), sondern das ist dann immer eine Einzelfallentscheidung, was es
> natürlich für den Träger und insbesondere den Investor viel schwieriger zu kalkulieren
> macht."* (SB/EI14, Kooperationspartner Kommunalverwaltung)

Trotzdem kann man beobachten, dass *„die Ortsgemeinden, die Städte und die Menschen aufgeschlossener werden und sich viel früher mit diesem Thema beschäftigen:
Wie will ich wohnen, wenn ich tatsächlich mal nicht mehr in meinem eigenen Haus
wohnen kann?"* (SB/EI14 Kooperationspartner Kommunalverwaltung). Je mehr
alternative Wohnformen etabliert werden, umso selbstverständlicher werde jedoch
auch der Umgang mit diesen von Seiten des Kreises und der Kommunen, was
sich wiederum positiv auf potentielle Nachfolgeprojekte auswirken kann. Bezogen
auf das Quartiersprojekt an Standort B wird die Hoffnung geäußert, dass *„dies
ein gelungener Schritt in die richtige Richtung"* (SB/EI14 Kooperationspartner
Kommunalverwaltung) ist.

- Die Etablierung neuer Wohnformen birgt ein finanzielles Risiko.

Da es bisher *„gesetzliche Regelungen nur für Heime und stationäre Einrichtungen"*
(SB/EI14 Kooperationspartner Kommunalverwaltung) sowie für teilstationäre und
ambulante Einrichtungen gibt, gehen nach Aussage eines Kooperationspartners aus
dem Bereich der kommunalen Pflegestrukturplanung die Investoren und Träger ein
Risiko ein:

> *„Wir weisen natürlich darauf hin, was andere Formen des Zusammenlebens halt bedeu-
> ten und wo da eventuell finanzielle Risiken bestehen und wie man das dann natürlich
> aufstellen sollte. Ja, insofern, wenn Sie sagen: Wir unterstützen das finanziell, ist es
> natürlich so, dass das im Rahmen der gesetzlichen Notwendigkeiten und Möglichkeiten
> geschieht."* (SB/EI14 Kooperationspartner Kommunalverwaltung)

- Die Wahlfreiheit als Element der Selbstbestimmung wird durch die Trennung in die Pole ambulant und stationär eingeschränkt und die Entwicklung neuer Wohn- und Pflegeformen hierdurch reduziert.

Eine interviewte Person aus dem Bereich der Kooperationspartner äußert die Sichtweise, dass eine Vielzahl an alternativen Pflege- und Wohnkonzepten dann realisiert werden kann, wenn *„die Gesetzgebung in ein paar Jahren die Trennung in ambulant und stationär aufhebt"* (SB EI10 Kooperationspartner ambulante Pflege). Dann könnten „Zwischenschritte" in zahlreichen Abstufungen und „Verquickungen" zwischen beiden Polen entwickelt und realisiert werden. Die bisherigen Konzepte, wie z. B. Betreutes Wohnen, Wohn- und Pflege-WG's, stationäre und ambulante Pflege- und Betreuungseinrichtungen und -dienste reichen bei weitem nicht aus, um den Bedürfnissen der älter werdenden Gesellschaft gerecht zu werden. So könnten auch *„fließende Übergänge"* (SB/EI10, Kooperationspartner ambulante Pflege) geschaffen werden. Die veränderte Gesetzgebung hat dann zukünftig auch zur Folge, dass die *„Kostenseite"* (SB/EI10, Kooperationspartner ambulante Pflege) angemessen abgebildet werden kann. Entscheidend ist, *„(…) dass man eine breite Palette dem Einzelnen anbietet und sagt: Möchtest Du das? Möchtest Du das? Möchtest du das? Und jeder soll selbst da entscheiden"* (SB/EI10, Kooperationspartner ambulante Pflege).

- Es wurden zu wenig alternative Wohnformen und -projekte bei der Planung des sozialen Quartiers berücksichtigt

So wurden auch bei der Projektierung und Realisierung des Quartiersentwicklungsprojekts zu wenig alternative Wohnformen im Zwischenraum zwischen ambulanter und stationärer Pflege und Betreuung berücksichtigt. Es besteht der Wunsch bei den Interviewpartnern, dass selbstverwaltete Wohngemeinschaften etabliert werden, bei denen es möglich ist, weitestgehend selbstbestimmt zu wohnen: *„Und das sind so Punkte, wo auch jetzt hoffentlich bald angefangen wird, etwas zu schaffen, dass man auch einen Übergang zwischen ambulant betreuter Versorgung, sozial betreuter Versorgung und stationär, dass man dort adäquate Angebote macht"* (SB/EI10 Kooperationspartner ambulante Pflege). Ganz zentral ist für diesen Kooperationspartner der Begriff der Selbstbestimmung:

„Für mich ist immer noch der Begriff da: Selbstbestimmtes Wohnen. Das ist eine ganz wichtige Sache für mich, dass ich mir nach meinen Bedürfnissen additiv Leistungen einkaufe, dass ich mir sie, egal wie, buchen kann, dass ich mir andere Leistungen aber auch vom Hals halten kann. Dass ich also nicht wie nach dem, hart ausgedrückt, nach

dem Heimgesetz zum Teil entmündigt bin, dass ich sage: Es wird dann gegessen, es wird dann das und das. Sondern dass ich sagen kann: Nein, ich mache das und so, eben in der Wohngruppe. Wie gesagt, immer vor dem Hintergrund, es muss auch ganz stationär etwas geben, denn es gibt Phasen, da kann ich vielleicht nicht mehr und da bin ich froh, wenn das ist. Aber mein Gedanke, mein Wunsch ist, dass es im Ort zusätzlich Wohngemeinschaften gibt, anspruchsvolle, die auch gut gewisse Bedürfnisse befriedigen können, auch kultureller Art und auch von der Wohnqualität her, dass ich sagen kann: Bitte. Der eine sagt, ich bin mit dem einem 3 × 2,50 Meter Zimmer bin ich zufrieden. Das ist mein Schönstes. Und der andere sagt: Nein, ich will mein Klavier mitbringen, ich brauche zwei Zimmer. Dann soll diese Möglichkeit auch bestehen. Also ich bin nicht dafür, dass man sagt, alle Zimmer sind gleich, alle sind so, sondern dass ich sagen kann: Bitte, das kann ich mir leisten. Ich habe dafür mein Leben lang gearbeitet, ich möchte das dann auch. Warum denn nicht? Denn für mich ist ausschlaggebend, alle Bürger anzusprechen. Nicht nur sagen: Ja, wir müssen uns nur um die und die kümmern und andere gehen auf einmal weg. Denn für mich ist, man hat sein Leben lang zusammengewohnt in irgendeiner Form, dann muss das auch im Alter gehen. Und dann gibt es einige, die haben eben ein bisschen mehr Geld, andere ein bisschen weniger Geld. Aber da muss man für beide ein vernünftiges, adäquates Angebot gestalten können. Und das würde ich mir für XXX (Name der Stadt anonymisiert) wünschen. Und dass man so ein Angebot zusätzlich schaffen kann. Aber wie gesagt, wichtig ist, gute eigenständige Wohnangebote zu schaffen, wo ich selbstständig auch wohnen kann. Ich möchte nicht in so einer Ecke, der hat nur das oder das nicht. Ich möchte diese ganze Palette. Und erst dann kann ich aussuchen und sagen: Was möchte ich? Was trifft für mich zu? Was liegt mir?" (SB/EI10 Kooperationspartner ambulante Pflege)

- Die Mitarbeiterinnen und Mitarbeiter der Einrichtung sind in der Projektgruppe nicht vertreten, dies kann als „Webfehler" im Projekt identifiziert werden.

Die Projektgruppe, die als Steuerungsgruppe für die Quartiersentwicklung fungiert, ist bis auf eine Person aus dem Bereich der Mitarbeitervertretung mit Leitungskräften besetzt, die mit Entscheidungskompetenz ausgestattet sind:

„Ja und da würde ich gerne auch den Finger nochmal in die Wunde legen. Ich glaube in dem Projekt ist ein Webfehler drin. In den Gremien sind durch die Bank Leitungskräfte drin, die als Entscheider drin sind. Die Perspektive, die Sie gerade auch genannt haben, die Mitarbeiterperspektive ist durch eine Mitarbeitervertretung in dem Projekt zu schwach vertreten." (SB/EI6 Kooperationspartner Religion Diözese)

- Widerstände im Bereich der Kommunalpolitik könnten durch den Einsatz von Mediatoren abgebaut werden

Da eine Partei im Stadtrat das Quartiersentwicklungsprojekt „Soziales Quartier" über einen längeren Zeitraum boykottierte, ist es notwendig, mit deren Vertretern in

einen „*guten Dialog* " (SB/EI6 Kooperationspartner Religion Diözese) zu kommen,
so dass „*aus der Konfliktgeschichte eine Erfolgsgeschichte* " (SB/EI6 Kooperationspartner Religion Diözese) wird. So sieht der Interviewpartner die „*Stolpersteine
immer noch bei der Stadt* " (SB/EI6 Kooperationspartner Religion Diözese).

- In der Bevölkerung gibt es eine Hemmschwelle

Ein Interviewpartner äußert, dass „*eine gewisse Hemmschwelle zu so einem Heim
besteht. Einfach so der Schritt, den Schritt zu machen, gehe ich jetzt in das Heim
rein? So einfach ist das, es so zu sehen* " (SB/EI11 Kooperationspartner
Verein). Eine Möglichkeit, diese Hemmschwelle leichter zu überwinden, könnte
die Eröffnung eines Cafés in der neu zu erbauenden Einrichtung sein: „*Wenn man
da noch, wenn da so eine öffentliche Einrichtung auch drin wäre, zum Beispiel ein
Café, was also immer offen wäre, wo die Leute auch hingehen können und einen
Kaffee trinken* " (SB EI11 Kooperationspartner Ehrenamt Verein).

- Eine „Rundum-Vollversorgung" stellt eine Gefahr für das soziale Quartier dar.

Das Quartiersprojekt, das an Standort B umgesetzt werden soll, soll nicht als
Abschottung gegenüber dem Rest der Stadt verstanden werden. Barrierefreie
Zugänge stellen die Bedingung für Mobilität dar, die sicherstellt, dass die Men-
schen, die in den unterschiedlichen Wohnformen des Modellprojekts am Standort
B zukünftig leben, ungehindert die Innenstadt erreichen können und umgekehrt auch
Besucherinnen und Besucher mit Mobilitätseinschränkungen aus der Stadt in die
Einrichtung und in das soziale Quartier gelangen. Entscheidend ist dabei nach Aussage eines Kooperationspartners auch, dass keine „*Rundum-Vollversorgung* " (SB/
EI 4, Kooperationspartner Kommunalpolitik) angestrebt wird, da sonst die Gefahr
besteht, dass die Menschen „*ihren Lebensradius nur noch auf dieses Haus beschrän-
ken* " (SB/EI4, Kooperationspartner Kommunalverwaltung). Somit sollte nicht nur
institutionell, sondern quartiersbezogen gedacht und gehandelt werden. Die politisch Verantwortlichen als auch die Verantwortlichen in den Pflegeeinrichtungen
müssen dringend umdenken und erkennen, dass

„*… der Mensch nicht als Maschine in einen Raum gestellt wird, den man jeden Tag
füttert, wenn es denn sein muss, sondern dass der Mensch als Mensch gesehen wird und
hier ist dann eben Personal erforderlich. Ich weiß, dass das komplett konträr zu der
betriebswirtschaftlichen Sicht sprechen kann, aber hier ist es wichtig, dass es wirklich
in die Erkenntnis der politisch Verantwortlichen, aber auch der Pflegeinstitutionen
geht, dass es hier um Menschen geht, die auch eine menschliche Ansprache brauchen.* "
(SB/EI4 Kooperationspartner Kommunalpolitik)

• Das soziale Quartier darf nicht gegenüber der Innenstadt abgeschottet sein.

Das entstehende soziale Quartier sollte nicht *„ein abgeschottetes Ding"* (SB/EI5 Kooperationspartner Kommunalpolitik) sein, dass zwar intern barrierefrei gestaltet ist, zu dem die Zugänge jedoch für mobilitätseingeschränkte Personen sehr schwierig zu bewältigen sind, da eine *„15-Meter-Treppe, die eigentlich nicht zu umgehen ist"* (SB/EI5 Kooperationspartner Kommunalpolitik) zu überwinden wäre. Deshalb besteht hier die Notwendigkeit, das Quartier noch besser an die Innenstadt anzubinden und auch die Geschäftsleute *„mitzunehmen"* (SB/EI5 Kooperationspartner Kommunalpolitik). Es braucht auch *„geistige Mobilität"* (SB/EI5 Kooperationspartner Kommunalpolitik): *„Soziales Quartier ist nicht nur auf den Raum begrenzt, sondern hat auch was damit zu tun, dass dieser Raum ein Teil ist und nicht ein abgeschottetes Ding"* (SB EI5 Kooperationspartner Kommunalpolitik).

5.3.5.1.3.4 Forschungsfrage 4
Welche prospektive Situation wird von den Kooperationspartnern antizipiert?
Welches Ziel wird von den Kooperationspartner verfolgt?

Befragt nach ihrer Vorstellung in fünf bis zehn Jahren äußerten die Kooperationspartner vor allem die Erwartungen, die sie mit der Entwicklung des Quartiersprojekts *„Soziales Quartier XXX* (Name der Stadt anonymisiert)*"* verbinden:

• Das Quartiersprojekt kann Strahlkraft für ganz Deutschland entwickeln.

Nach Auffassung eines Kooperationspartners kann das Quartiersentwicklungsprojekt zu einem „echten Highlight" für die nächsten Jahrzehnte werden:

„Also ich sehe sehr positiv in der Zukunft, ich sehe das soziale Quartier schon als Pilot-Projekt für ganz Deutschland. Also die Chance, dass wir auch eine Strahlungswirkung aus XXX (Name der Stadt anonymisiert) heraus, ich würde mal so überheblich, in die ganze Republik haben, sehe ich als sehr positiv, weil das sind halt eben positive Kommuniszensen, die zusammenkommen, die das alt Hergebrachte von einem Seniorenheim nicht verteufeln, sondern das Beste daraus holen. Die Tagespflege nicht verteufeln, sondern das Beste herausholen, die aus einer Zusammensetzung mit der katholischen Kirche und der Kirchengemeinde keine zwei Projekte sehen, sondern ein Projekt sehen. Also diese ganzen Dinge lassen mich in die Zukunft sehr, sehr positiv sehen. Wir müssen schauen, dass wir dieses Projekt in einer gemeinsamen Leitungsebene nicht aus dem Griff verlieren. Wenn wir das nachher ins Detail projektieren und den Zusammenüberblick oben drüber verlieren, dann sehe ich nochmal ein Risiko, es

zu verlieren. Wenn wir aber aus diesem Projektteam irgendwann ein schmaleres Lei-tungsteam schaffen und dementsprechend nicht aufhören, weiter zu denken, ist das für mich das Zukunftsprojekt. Und hier schafft das soziale Quartier wirklich ein Highlight, weil es nach meiner Auffassung für die nächsten zwanzig, dreißig, vierzig Jahre, sofern ich das verantwortlich überhaupt sagen kann, der richtige Weg ist. Es ist nicht der ein-zige, aber es ist der richtige Weg und das bedarf natürlich auch einer Umstellung von riesengroßen Einrichtungen. Je größer die Einrichtung in der Altenpflege, in der Seniorenunterbringung, ist, desto größer ist auch der Umstellungsbedarf. Das, was gesellschaftspolitisch in den 70er und 80er Jahren des vergangenen Jahrhunderts in der Seniorenpolitik mit dem Bau von großen Altenwohnheimen richtig war, verändert sich im Augenblick und es findet ein Reflexionsprozess im Sinne eines Wachwerdens statt im Hinblick auf die nächsten Jahrzehnte. Insbesondere große Einrichtungen der stationären Altenhilfe werden es schwer haben, sich im Sinne des Quartierskonzepts umzustellen. Der ökonomische Faktor spielt auch eine Rolle, da gerade in der XXX (Name der Stadt anonymisiert) das soziale Quartier eine Konkurrenz zu den Standard-wohnheimen darstellt, bei denen es heißt: Hier bist Du angemeldet und hier bist Du.“ (SB/EI4 Kooperationspartner Kommunalpolitik)

- Es gibt Fragen, die in einer zukünftig durchzuführenden Evaluation an das Projekt und seine Entwicklung gestellt werden müssen.

Das Pilotprojekt wirft Fragen auf, die am Ende des Entwicklungsprozesses gestellt werden sollten, um herauszufinden, wie und ob die Vernetzung gelungen ist:

„Was hat dieses Personalengagement wirklich gebracht? Also ist das Quartier so ent-wickelt worden? Also ist erstmals das Gebäude errichtet worden in dieser Art? Wie ist der Zustrom in das Haus? Wie wird das Haus jetzt genutzt? Ist es erobert worden vom Quartier? Und gibt es die umgehende Bewegung in das Quartier hinein? Und mit die-sen fünf Instanzen unter einem Dach von der Tagespflege über Quartiersmanagement, Sozialstation, Pflegeeinrichtung und Kirchengemeinde? Das sind ja fünf Logiken!“ (SB/EI6 Kooperationspartner Religion Diözese)

- Ein Beispielprojekt, von dem andere lernen können

Die Projektgruppe als „Kerngruppe“ der Quartiersentwicklung ist sehr gut aufge-stellt, so dass Hoffnung auf ein Gelingen des Projekts besteht:

„Der Erfolg mit der Projektgruppe lässt mich hoffen, dass 2023/2028 dieses Projekt dann gut angelaufen ist, dass das Haus steht, dass die Mitarbeiterinnen und Mitarbeiter des Hauses mit Begeisterung oder zumindest auch mit einer seriösen, auch finanziellen Absicherung gerne an diesem Arbeitsplatz arbeiten und sagen: Ich bin gerne dabei, ich hab über diese Jahre nicht nur Schönes erlebt, es war auch manchmal schwierig, aber jetzt hab ich den Eindruck, wir stehen gut da und im Wettbewerb mit anderen Akteuren,

jetzt hier im Großraum XXX (Name der Großstadt anonymisiert) *können wir uns hier in XXX* (Name der Stadt anonymisiert) *gut sehen lassen. Und wir sind nicht so was wie ein Leuchtturmprojekt, aber so ein Beispielprojekt, wo man einiges auch dran lernen kann. Und glaube, dass das nicht völlig danebenliegt.*" (SB Kooperationspartner Religion Diözese)

- Das Soziale Quartier fungiert für die Diözese als Modellprojekt für „Orte von Kirche".

Für die Diözese fungiert das Projekt als „Modellprojekt", an dem exemplarisch sozialraumorientierte, pastorale haupt- und ehrenamtliche Arbeit in den durch die Synode hergestellten *„Orten von Kirche"* (SB/EI6 Kooperationspartner Religion Diözese), die als ehemalige Gemeinden in die Großpfarreien integriert werden, untersucht werden kann. Es wird die Hoffnung geäußert, dass das Leben im neu zu schaffenden Sozialen Quartier von einer neuen, tieferen Dimension der gegenseitigen Verbundenheit geprägt ist:

„Also XXX (Name der Stadt anonymisiert) *kann so was sein wie eine Avantgarde für Kirchenentwicklung, wo die ganze Stadt XXX* (Name der Großstadt anonymisiert) *von XXX* (Name der Stadt anonymisiert) *ganz viel lernen kann.*" (SB/EI6 Kooperationspartner Religion Diözese)

- Ein neues Berufsbild muss im Gesundheitswesen etabliert werden, das der zukünftigen Bewohnerinnen- und Bewohnermentalität entgegenkommt

Zukünftige Bewohnerinnen und Bewohner erwarten eine ausgeprägte Serviceorientierung. Um dieser Erwartung gerecht zu werden, bedarf es eines neuen Berufsbildes, das der *„Servicekraft im Gesundheitswesen"* (SB/EI7 Kooperationspartner Religion Orden). Die Ausbildung soll von einer im Quartiersprojekt beteiligten Unternehmensgruppe übernommen werden. Die neue Berufsgruppe soll neben der Pflege tätig werden, auf Augenhöhe mit dieser. Sie soll jedoch nur in Notfällen in pflegerische Tätigkeiten involviert werden, und hier auch immer nur mit einer Assistenzfunktion neben einer Pflegefachkraft:

„Das haben wir in XXX (Name des Bundeslandes anonymisiert). *Es läuft gut, aber die Pflege muss umdenken. Weil die Kräfte stehen mit ihrer Servicefachkompetenz neben den Pflegenden, nicht nachrangig.*" (SB/EI7 Kooperationspartner Religion Orden)

- Das Quartiersmanagement als Geburtshelfer

Langfristig sollten die Projekte, die zunächst von den Quartiersmanagern ange-schoben und entwickelt wurden, auch ohne diese weiter bestehen. Hierzu braucht es Personen, die bereit sind, diese Projekte weiter fortzuführen:

> *„Ich würde mir jetzt dann wünschen, dass wir in der Zeit etwas geschaffen haben, was ohne uns geblieben ist. Dass es meinetwegen diese Aktion eine Million Sterne oder diesen Garten gibt, ohne dass wir noch was dazutun, sondern dass das einfach läuft. Mit Leuten, die sich drum kümmern und ohne uns als Geburtshelfer oder Eltern. Das würde ich mir so wünschen.“* (SB/EI3 Kooperationspartner Quartiersmanagement und Seelsorge)

- Es fehlt der interkulturelle und interreligiöse Diskurs, der langfristig etabliert werden soll.

Die ökumenische Grundausrichtung des zu entwickelnden Quartiers sollte zu einem späteren Zeitpunkt durch Einbezug muslimischer und agnostischer Men-schen ergänzt werden, so dass *„auch in diesem Quartier beispielhaft gelernt werden kann, wie ein neues christlich-muslimisches und christlich-agnostisches Zusammen-leben“* (SB/EI Kooperationspartner Religion Diözese) möglich wird. Dies wird als ein Zukunftsszenario gesehen:

> *„Ein Thema, wo ich jetzt nochmal nachdenke, wir ticken oder wir denken dieses Quartier sehr stark in der christlichen Logik, katholisch, weil da auch die Flä-che, die Grundfläche von der katholischen Kirchengemeinde zur Verfügung gestellt wird. Mit dem sehr stark ökumenisch ausgerichteten, geschwisterlichen evangelisch-katholischen, aber wäre nicht auch dieser Standort mit Blick auf muslimische und agnostische Menschen nochmal weiter zu denken? Das heißt, dass auch in diesem Quartier beispielhaft gelernt werden kann, wie in einem neuen Miteinander christlich-muslimisches, christlich-agnostisches gutes Zusammenleben sichtbar wird? Wo auch sichtbar wird, das ist nicht nur ein Projekt für die Kirchen, was für sich zu tun, um Geld anzulegen oder auch da im Wettbewerb gut dazustehen, sondern auch im inter-religiösen Diskurs in XXX (Name des Ortes anonymisiert) etwas passiert. Und es hat ganz viel auch mit muslimischen Bürgern zu tun, also ist dieses Thema interreligiöser, interkultureller Dialog oder Diskurs auch noch ein Thema, das bisher unterbelichtet war. Ja, würde es auch eher unter diesem Zukunftsszenario für morgen und übermor-gen sehen. Man darf auch kein Pferd in der Frühphase zu viel, zu stark belasten, sonst geht es in die Knie oder bricht zusammen. Ja, aber Perspektive auf jeden Fall. Aber es würde eine Langzeitperspektive, glaub ich und wenn gerade so eine Querverbindung da möglich ist.“* (SB/EI6 Kooperationspartner Religion Diözese)

5.3.5.1.3.5 Zusammenfassung

Zusammenfassend kann gesagt werden, dass die Besonderheit am Standort B darin besteht, ein Quartiersprojekt von Beginn an zu entwickeln und umzusetzen. Eine Herausforderung ist es, die vielen, zum Teil divergierenden Interessen der beteiligten Akteure in der Kerngruppe „unter einen Hut" zu bringen und es zu ermöglichen, dass die Gruppe zusammenwachsen und ein Wir-Gefühl entwickeln kann. Dies ist deshalb bedeutungsvoll, weil die Kommunikation und Interaktion in dieser Kerngruppe auf der Mikroebene eine *„Strahlkraft"* (SB/EI4, Kooperationspartner Kommunalpolitik) nach außen hat und damit auch die Kommunikation im Sozialen Quartier (Mesoebene) selbst beeinflusst, da alle für das Projekt relevanten Institutionen und Organisationen in dieser Gruppe vertreten sind.

Auf der Ebene der Kommune, des Kreises und der Region (Makroebene) ist es von Bedeutung, dass hier ebenfalls Synergien genutzt werden, wenn es darum geht, dass sich Angebote der Pflege und Betreuung ergänzen. Für die Diözese fungiert das Projekt als „Modellprojekt", an dem exemplarisch sozialraumorientierte pastorale haupt- und ehrenamtliche Arbeit in den durch die Synode hergestellten *„Orten von Kirche"* (SB/EI6 Kooperationspartner Religion Diözese), die in die zu bildenden Großpfarreien integriert werden sollen, untersucht werden kann. Es wird die Hoffnung geäußert, dass das Leben im neu zu schaffenden Sozialen Quartier von einer neuen, tieferen Dimension der gegenseitigen Verbundenheit geprägt ist. Dem Quartiersmanagement kommt eine besondere Rolle zu, da es als Ansprechpartner für die Quartiers- und Stadtbewohnerschaft jeden Alters fungiert.

Ein zentrales, gemeinsames Anliegen der Beteiligten am Quartiersentwicklungsprojekt besteht darin, die Kooperationsbeziehungen zwischen den einzelnen Teilsystemen des Projekts zu fördern, damit schließlich ein Netzwerk entstehen kann, von dem besonders die Bewohnerinnen und Bewohner des „Sozialen Quartiers", aber auch der gesamten Stadt selbst, profitieren können. Es wird als Pflicht der Kommune angesehen, für Teilhabemöglichkeiten der älteren Mitbürgerinnen und Mitbürger zu sorgen. Der Quartiersansatz wird gegenüber dem Bau solitärer stationärer und teilstationärer Einrichtungen der Altenhilfe favorisiert. Obwohl der Bund und das Land den Quartiersansatz und neue Wohn- und Betreuungsformen bevorzugen, sind sie bisher nicht bereit, sich in irgendeiner Form an der Umsetzung oder den Kosten zu beteiligen. Die Trennung in die Pole „ambulant und stationär" führt dazu, dass neue Pflege- und Betreuungskonzepte in den Zwischenbereichen nicht realisiert werden können. Die Gesetzgebung wirkt in diesem Zusammenhang hemmend auf die Entwicklung neuer Pflege- und Betreuungskonzepte.

5.3.5.1.4 Forschungsfrage 5

Welche zentralen Gemeinsamkeiten und Differenzen gibt es zwischen den Kooperationspartnern aus den unterschiedlichen gesellschaftlichen Feldern beider Standorte und zwischen den Standorten?

Eine Gemeinsamkeit der Kooperationspartner der zwei Standorte besteht in der Überzeugung, dass der Bund und das Land Quartiersarbeit im Kontext der Öffnung von Pflegeheimen favorisieren und ideell unterstützen, dies jedoch bisher keine finanziellen Konsequenzen nach sich gezogen hat, da Quartiersarbeit aktuell nicht refinanzierbar ist. Es herrscht Übereinkunft darin, dass die Politik hierfür die Basis legen und Rahmenbedingungen setzen muss. Ebenso besteht Einigkeit darüber, dass personelle Ressourcen notwendig sind, die wiederum ebenfalls der finanziellen Unterstützung bedürfen. An Standort A kann man sich eine Drittellösung vorstellen, bei der die Altenhilfeeinrichtungen, die Stadt bzw. das Land und Wohnungsbaugesellschaften gleichermaßen beteiligt sind. An Standort B wird thematisiert, dass die Stadt sich mit einem Viertel beteiligen soll und ein zu etablierender Bürgerverein die Koordination von Hilfeangeboten aus dem Bereich der Zivilgesellschaft übernehmen sollte. An Standort A soll im Bereich der Stadtverwaltung eine zentrale Stelle eingerichtet werden, die die einzelnen Quartiersprojekte und Quartiersnetzwerke effektiv unterstützt und koordiniert. Ebenso bietet die Pflegekonferenz die Möglichkeit zum Austausch aller Akteure im Pflegebereich. Diese Möglichkeit gibt es an Standort B ebenfalls. Zudem gibt es hier auch ein professionelles Quartiersmanagement, das jedoch auf einen Zeitraum von drei Jahren limitiert ist.

Es wurde an beiden Standorten die Überzeugung geäußert, dass die Kommunen sich mehr engagieren sollten, wenn es darum geht, den Quartiergedanken durch die Initiierung und Umsetzung von Vernetzungsprozessen auf lokaler Ebene unter Berücksichtigung der individuellen Gegebenheiten durchzuführen, da v. a. ihnen die Verantwortung für ihre älteren Mitbürgerinnen und Mitbürger zugeschrieben wird. Gibt es auf kommunaler Ebene erfolgreiche Quartiersprojekte mit gelungener Vernetzung, sollten diese auch auf Landesebene als Beispielprojekte bekannt gemacht werden. An Standort B wurde zudem auf kommunaler Ebene im Ressort der Pflegestrukturplanung beschlossen, dass keine solitären, stationären Pflegeeinrichtungen und Tagespflegeeinrichtungen mehr gebaut werden dürfen, was dazu dienen soll, die Initiierung und Umsetzung von Quartiersentwicklungsprojekte zu fördern.

Eine weitere Gemeinsamkeit liegt darin, dass durch die Kooperation mit Akteuren aus dem Quartier Win-Win-Situationen entstehen, von denen beide Partner profitieren. In diesem Kontext ist auch der intergenerative Dialog, z. B. durch die Begegnung mit Kindern und Jugendlichen, zu betrachten.

Es wird zum Ausdruck gebracht, dass eine gewisse Schwellenangst und Scheu, sich mit dem Thema Alter auseinanderzusetzen, dazu führen kann, dass die Quartiersbewohnerinnen und -bewohner den Kontakt zu den Einrichtungen der stationären Altenhilfe meiden und so eine Öffnung erschwert wird. An beiden Standorten ist man der Überzeugung, dass im Gegensatz hierzu auch die Quartiersbewohnerschaft die Bereitschaft zu Begegnungen mit den Bewohnerinnen und -bewohnern der Einrichtung haben muss.

Der Quartiersbegriff wird von allen interviewten Personen unter Einbezug von räumlichen Dimensionen unterschiedlicher Größe verwendet.

Im Gegensatz zu Standort B soll es am Standort A keine eigens für das Quartiersmanagement eingerichtete Stelle geben, sondern einen überregional tätigen Ansprechpartner innerhalb der Stadtverwaltung, der alle Netzwerke der Stadtviertel mit Quartiersprojekten betreut. An Standort B wird die Arbeit des Quartiersmanagements als zentrales und unabdingbares Element gesehen, in dem die Fäden zusammenlaufen. Dies betrifft nicht nur die Arbeit mit Seniorinnen und Senioren, sondern alle Generationen.

Als Ursachen für die Netzwerkbildung und -arbeit im Kontext der Quartiersöffnung der stationären Langzeitpflege werden gesellschaftliche und politische Entwicklungen gesehen: Neben der Zunahme von alleinlebenden Seniorinnen und Senioren, dem demografischen Wandel und der Gefahr einer damit einhergehenden Kostenexplosion kommt auch den Ansprüchen, die künftige Generationen an Pflegeheime stellen, eine große Bedeutung zu. Vernetzungen im Quartier und Quartiersarbeit im Kontext der Quartiersöffnung der stationären Altenhilfe stellen eine existenzielle Notwendigkeit dar, wenn es um das Überleben der Pflegeheime in Zukunft geht. Am Standort B ist die Diözese, zu der der Standort zählt, stark involviert, da sozialraumorientierte Arbeit die Basis zukünftiger Pastoral darstellt.

An beiden Standorten betonen einige Kooperationspartner, dass es bei den Öffnungsprozessen auch Ressentiments, Widerstände und Ängste zu überwinden gilt, denn die Bereitschaft, sein Innerstes preiszugeben und das eigene Handeln und Denken, aber auch das Handeln auf der organisatorischen Ablaufebene, infrage stellen zu lassen, ist nicht bei allen Mitarbeiterinnen und Mitarbeitern der Einrichtungen vorhanden. Hier bedarf es großer Überzeugungsarbeit und des Einsatzes von Supervision und Schulungsmaßnahmen für alle Ebenen und Bereiche der Einrichtungen, damit individuelles und kollektives Wachstum hin zu einer offenen, sozialraumorientierten, individuellen und kollektiven Haltung möglich wird. Das soziale Lernen darf in diesem Kontext jedoch nicht bei den Einrichtungen der stationären Altenhilfe stehenbleiben, sondern muss alle zivilgesellschaftlichen und professionellen Akteure im Quartier betreffen. Ebenso müssen sich die Trägerverantwortlichen und Führungskräfte der Langzeitpflegeeinrichtungen mit dem

Öffnungsprozess identifizieren und die notwendigen Schritte auch intern aktiv befördern und unterstützen. Am Standort B wird dieser Aspekt dadurch hervorgehoben,
dass Schulungen zur Quartiersöffnung und -entwicklung v. a. auch bei den Mitarbeiterinnen und Mitarbeitern aller Bereiche der Einrichtung ansetzen sollen, weil
durch die so angestoßenen Lernprozesse und die sich hierdurch entwickelnde positive Grundhaltung eine Voraussetzung für das Gelingen der Quartiersöffnung und
-vernetzung gebildet wird.

Die Kooperationspartner beider Standorte vertreten die Einschätzung, dass eine
stark eingeschränkte Mobilität und eine hohe Multimorbidität, die meist kennzeichnend für die Vulnerabilität der Bewohnerinnen und Bewohner sind, eine Teilnahme
an Veranstaltungen im Quartierskontext erschweren.

Eine Gemeinsamkeit besteht in der Erweiterung der Angebotspalette durch die
Schaffung einer Tagespflegeeinrichtung. An beiden Standorten soll durch diese Einrichtung der Kontakt zu den Quartiersbewohnerinnen und -bewohnern gefördert und
der Austausch intensiviert werden. An beiden Standorten besteht zudem die Möglichkeit für Quartiersbewohnerinnen und -bewohner, in der Einrichtung zu Mittag
zu essen. Am Standort A ist zusätzlich die Cafeteria auch nachmittags geöffnet
und bietet Kaffee und Kuchen an. Dies fördert ebenfalls den Austausch mit dem
Quartier.

Für den Bereich der Seelsorge trifft an beiden Standorten zu, dass dieser nicht
finanziell von der Einrichtung abhängig ist. Dieser Bereich verfügt jeweils über
eigene Netzwerke, die zum Wohl der Einrichtungsbewohnerschaft eingesetzt werden. Am Standort A können durch diese Vernetzung zahlreiche Projekte realisiert
werden, die von der Organisation von Ausstellungen über die Umsetzung von Schul-
projekten bis hin zur Durchführung von kulturellen Veranstaltungen reichen. Auch
bei der regulären Arbeit werden Ehrenamtliche aus dem seelsorgeeigenen Netzwerk
eingesetzt, wenn es darum geht, Einzelbetreuung durchzuführen oder mobilitätseingeschränkte Bewohnerinnen und Bewohner zu den Gottesdiensten zu bringen
und abzuholen. An Standort B werden durch den Stelleninhaber der Seelsorge,
der gleichzeitig eine halbe Stelle im Quartiersmanagement innehat, die Netzwerke
innerhalb des Quartiers und der Stadt gemeinsam mit einer weiteren Person dieses Bereichs auf- und ausgebaut. Zusätzlich verfügt die Seelsorge hier jedoch auch
über ein Netzwerk von Freiwilligen, die bei der Durchführung von Gottesdiensten
helfen.

An beiden Standorten fungiert der Sozialdienst als Kontakt- und Anlaufstelle
für die Kooperationspartner. In diesem Kontext verfügt er über eine Schlüssel- und
Schnittstellung zwischen Quartier und Einrichtung.

Einigkeit besteht auf Seiten der Kooperationspartner, dass stationäre Einrichtungen in sich sehr abgeschlossene Systeme sind, die von außen eigentlich nichts

brauchen, damit die Grundbedürfnisse der Bewohnerschaft erfüllt sind. Dies wirkt sich erschwerend auf die Quartiersöffnung und auf Vernetzungsprozesse im Quartier aus. Der ganze Bereich der Institution „stationäre Pflege" wird als geschlossen wahrgenommen. Hier bedarf es verstärkter Anstrengungen, diesen Bereich, und insbesondere die Pflegenden, mitzunehmen, denn Öffnung funktioniert nach Meinung einiger Kooperationspartner nur, wenn die gesamte Einrichtung dahintersteht.

Übereinstimmung besteht auch darin, dass die Trennung in „ambulant" und „stationär" die Etablierung vernetzter neuer Wohn-, Pflege- und Betreuungsformen behindert. Deren langfristige Etablierung über Modellprojekte hinaus wird durch die bestehende unklare Finanzierung, die das Resultat der aktuellen Sozialgesetzgebung ist, behindert. Im Mittelpunkt muss hier die möglichst große Selbstbestimmung der älteren Bevölkerung stehen, die eine Entsprechung in einer breiten Bandbreite möglicher Pflege- und Betreuungssettings finden muss.

An beiden Standorten stehen viele Personen der Zivilgesellschaft für die Arbeit als Ehrenamtliche zur Verfügung. Es gibt jedoch ein Bewusstsein darüber, dass der Bereich des Ehrenamts schon jetzt einem starken Wandel unterworfen ist. An Standort A besteht eine größere Fluktuation, es wird über eine geringe Bindung an die Einrichtung berichtet. Zudem wird von einem Kooperationspartner beklagt, dass zu wenig Betreuungspersonal vorhanden ist, wenn es darum geht, mit vielen Rollstuhlfahrerinnen und -fahrern im Quartier oder in der Stadt unterwegs zu sein. An Standort B gibt es eine lange Tradition der ehrenamtlichen Hilfe, so dass sich die Einrichtungsleitung immer darauf verlassen kann, dass genügend Personen als Begleitkräfte bei Veranstaltungen und Ausflügen zur Verfügung stehen. Zum Teil sind die ehrenamtlichen Helfer schon seit vielen Jahrzehnten für die Einrichtung tätig. Das Quartiersmanagement wird zudem von einem Interviewpartner als geeignete Stelle angesehen, wenn es darum geht, „Teams" aus Helfern zu bilden, die sich eine Aufgabe teilen.

An Standort A wurde davon gesprochen, dass ein asymmetrisches Machtverhältnis zwischen dem Personal und der Bewohnerschaft besteht sowie davon, dass die Bewohnerinnen und Bewohner eine negative Selbstwahrnehmung, die sich auf ihre Defizite bezieht, besitzen.

Für die Zukunft wird an beiden Standorten der Quartiersansatz als zu favorisierende Situation antizipiert, der den traditionellen Pflegeheimen deutlich überlegen sein wird. Für Standort A besteht der Wunsch, dass sich das Pflegeheim als Anlaufpartner für vielfältige Bedarfe und Bedürfnisse der Quartiersbewohnerinnen und -bewohner etablieren kann und ein auf Dauer installiertes Quartiersmanagement den Dreh- und Angelpunkt für generations- und fachübergreifende Zusammenarbeit im Quartier bildet. Für Standort B wird postuliert, dass das soziale Quartier als Beispielprojekt über die Region hinaus für die nächsten vierzig Jahre den richtigen Weg der Seniorenpolitik darstellt. Dieses Projekt fungiert darüber hinaus als Modellprojekt für die Diözese.

Die Kommunikation und Interaktion innerhalb der Projektgruppe an Standort B kann als Modell für die Kommunikation im Sozialen Quartier betrachtet werden. Außerdem ist für diesen Standort relevant, dass alle für das Quartiersentwicklungsprojekt zentralen Akteure in der Projektgruppe zusammenarbeiten und nach Aussage mehrerer Interviewpartner ein offener und vertrauensvoller Umgang besteht. Da sie auf der Mikroebene alle relevanten Teilsysteme im Quartier und in der Stadt repräsentieren, bedeutet dies auch, dass hierdurch Brücken gebaut und Verbindungen geschaffen werden, die Auswirkungen über das Projekt hinaus in alle betroffenen Bereiche des kommunalen Zusammenlebens haben. So kann ein „Wir-Gefühl" entstehen, das sowohl die professionellen und zivilgesellschaftlichen Akteure als auch die Bewohnerschaft des Quartiers und der Einrichtung umfasst. Gelingt dies, bedeutet es, dass ein großer Schritt in Richtung der Entwicklung eines tragenden, nachhaltigen und verlässlichen Netzwerks getan ist. Als entscheidender Faktor, der all diesen Prozessen zugrunde liegt und für das Gelingen von Vernetzungsprozessen unverzichtbar ist, wird von den Kooperationspartnern beider Standorte die offene Kommunikation nach innen und außen genannt.

Werteorientierte Motivationskategorien
Es zeigten sich unterschiedliche Motive, die für das Engagement der Kooperationspartner handlungsleitend sind:

- Eigeninteresse: An beiden Standorten (z. B. SA/EI4; SB/EI4) wird betont, dass bei einigen ehrenamtlich tätigen Personen nicht nur uneigennützige Motive zu finden sind, sondern dass die Orientierung an den eigenen Karrierevorstellungen eine wesentliche Rolle spielt. So zeigt sich z. B. bei Studierende die Überzeugung, dass der Nachweis einer freiwilligen, sozialen Tätigkeit im eigenen Lebenslauf sich positiv bei zukünftigen Stellenbewerbungen auswirken kann.
- Altruismus: Für einige Interviewpartner (z. B. SA/EI12; SB/EI4: SB/EI11), ist relevant, dass das caritative Werteverständnis für ihr Engagement von Bedeutung ist, das gegen die vermutete Einsamkeit der Bewohnerinnen und Bewohner Gespräch und Kommunikation stellt. Es wird beklagt, dass den Mitarbeiterinnen und Mitarbeitern der Pflegeeinrichtungen zu Gesprächen und persönlicher, zwischenmenschlicher Zuwendung keine Zeit bliebe. Der Aspekt der Nächstenliebe, die aus Mitleid resultiert, kann jedoch die Gefahr einer asymmetrische Beziehungsdefinition, bei der die pflegebedürftige Person eine unterlegene Rolle einnimmt, in sich bergen.

- Zwischen Altruismus und Eigeninteresse: Für einige Kooperationspartner ist die Motivation zwischen den Polen des Altruismus und dem Eigeninteresse angesiedelt. Es werden Win-Win-Situationen beschrieben, in denen sowohl die Einrichtungsbewohnerinnen und -bewohner, als auch die Kooperationspartner profitieren. Dies ist z. B. an Standort A bei der Tanzschule (die Tänzer haben die Möglichkeit, sich vor Publikum zu präsentieren), dem Musikinstitut (Studierende können sich im Praxisfeld erproben), dem Museum (Persönlichkeitsreifung), aber auch beim Kindergarten (Sozialverhalten und persönliche Entwicklung der Kinder, ebenso an Standort B) der Fall. Zudem wurde am Standort A genannt, dass eine weitere Motivation im beruflichen Auftrag liegt (Musikinstitut) und die Kooperation unter dem Aspekt eines kulturellen Beitrags betrachtet werden kann (Tanzschule). Es kann postuliert werden, dass unter dieser Motivationskategorie der „Eventcharakter" mit planbarer Kommunikations- und Interaktionsstruktur zwischen den Vertretern der Kooperationspartner und der Einrichtungsbewohnerschaft im Vordergrund steht. Die Rollenverteilung innerhalb dieser Kommunikationsstruktur kann ebenfalls durch Asymmetrie geprägt sein, indem die Kooperationspartner den aktiven Part als z. B. Tanzaufführung oder Präsentation innehaben, die Einrichtungsbewohnerinnen und -bewohner jedoch die Rolle der passiven Rezeption einnehmen.
- Gelebte Inklusion: Werden „Begegnungen" im Kontext der Netzwerkorientierung als zentrales Motiv für die Kooperation und die Beteiligung an der Quartiersentwicklung angegeben, so kann davon ausgegangen werden, dass eine „Begegnung auf Augenhöhe" (z. B. SA/EI5; SB/EI6; SB/EI7; SB/EI9) intendiert ist. Das Leben und Arbeiten im Netzwerk des Sozialen Quartiers mit den unterschiedlichen Wohnprojekten sollte vielfältige persönliche, spontane und informelle Begegnungen ermöglichen. Ziel ist die Schaffung einer offenen, inklusiven Kommunikations- und Interaktionsatmosphäre, dem gelebten „Wir" (z. B. SA/EI2; SB/EI6). Im Gegensatz zu den oben genannten Motivationslagen ist hier die Gleichheit der Interaktionspartner vor dem Hintergrund der „Normalität" zentral und die Begegnung auf Augenhöhe bedarf in diesem Kontext keiner Eventkulisse.

5.3.5.1.5 Forschungsfrage 6
Netzwerke und Netzanalyse

- Darstellung der Netzwerke an den Standorten A und B
- Empfehlung zur Intensivierung der Kommunikation in der Netzwerkstruktur

- Welche Faktoren führen zu belastbaren, nachhaltigen und beständigen Netzwerkstrukturen im Quartierskontext?

Darstellung der Netzwerke an den Standorten A und B

Im Folgenden sollen die Netzwerke an beiden Standorten beschrieben und analysiert werden. Für die Analyse wird die qualitative Methode der Netzkarten (vgl. Hollstein & Strauß unter Netzwerkforschung) eingesetzt, die als Ergänzung zum Ergebnisteil, der mit der Methode der Qualitativen Inhaltsanalyse gewonnen wurde, zu betrachten ist. Für die Netzwerkanalyse liegt das gleiche Datenmaterial, die ausgewerteten Transkripte der leitfadengestützten Experteninterviews, zugrunde. Die Gesamtstudie ist dem qualitativen Paradigma der Sozial- und Pflegeforschung zuzuordnen und die qualitative Methode der Netzkarten unterstreicht diese Positionierung. Zusätzlich soll eine Einteilung anhand einiger Merkmale aus dem Kapitel Netzwerkforschung dazu dienen, Gemeinsamkeiten und Differenzen festzustellen. Die Basis hierfür liefern die Perspektiven der Kooperationspartner, die aufgrund ihrer Zugehörigkeit zu Organisationen und Institutionen aus den unterschiedlichen gesellschaftlichen Bereichen zur Rekonstruktion des Netzwerks um die Einrichtungen an den Standorten A und B beitragen. Intendiert ist mit der qualitativen Netzwerkanalyse keine „objektive" Darstellung der Netzwerke, wie es z. B. bei der quantitativen, formalen Netzwerkanalyse der Fall ist. Vielmehr geht es um die Visualisierung und Konkretisierung der Netzwerkstrukturen, die als Ergänzung zu den Ergebnissen aus der qualitativen Inhaltsanalyse zu verstehen sind.

Folgende Faktoren aus dem Kapitel Netzwerkforschung sollen an den beiden Standorten untersucht werden:

- Autonomiegrad der Akteure, Formalisierungsgrad der Akteure (vgl. Weyer 2014: 195)
- Einteilung in die Netzwerktypen (Primär-, Sekundär- und Tertiärnetzwerk, vgl. u. a. Schönig & Motzke 2016: 37)
- Bestimmung der Sektoren im Kontext des Governance-Ansatzes (Zivilgesellschaft, Staat, Markt, Dritter Sektor, vgl. u. a. Schubert 2018: 8 ff.)
- Einteilung in die verschiedenen Formen von Interorganisations- bzw. Interinstitutionsnetzwerken (nach Weyer et al. 2014: 131 ff.)
- Untersuchung der attributionalen, relationalen und strukturellen Eigenschaften mit Hilfe von Interaktionsmerkmalen (z. B. Dauer, Häufigkeit, Reziprozität, strong und weak ties, Netzwerkdichte, Teilnetze, Differenzierungen, Homogenität, Heterogenität, Brücken und strukturelle Löcher, Broker-Positionen, polyzentrische/ monozentrische Beziehungsstruktur; Formalisierungsgrad
- Nach der Visualisierung mit Hilfe der Netzkarten soll eine Empfehlung für beide Standorte entwickelt werden, so dass eine „Vernetzung der Netzwerke"

die Möglichkeit schafft, die Trennung zwischen der Einrichtung der stationären Altenhilfe und dem Quartier zu überwinden.

5.3.5.1.5.1 Standort A
Darstellung des Netzwerks
An Standort A stammen die Akteure aus dem tertiären Netzwerkbereich (vgl. Schönig und Motzke 2016: 37; Schubert 2008: 38), dem die professionellen Akteure zugeordnet werden. Hier sind sie z. T. im marktwirtschaftlichen Bereich verankert, wie z. B. eine private Tanzschule, aber auch aus den Bereichen der „öffentlichen" und „sozialwirtschaftlichen" (Schönig und Motzke 2016: 37) Sektoren, wie z. B. die Schulen und Kindergärten sowie das Museum. Bezogen auf die Sektoren unter der Governance-Perspektive lässt sich feststellen, dass Vertreter aus dem Bereich des Marktes, aber auch aus dem Bereich des Staates (Museum, öffentliche Schulen, Kommunalverwaltung und Politik) sowie der Sozialwirtschaft (Kindertagesstätte eines sozialwirtschaftlichen Unternehmens) am Standort B als Kooperationspartner involviert sind. Die unterschiedlichen Formen des Interorganisations- bzw. Interinstitutionsnetzwerks legen nahe, dass es sich um regionale Interorganisationsnetzwerke oder Interinstitutionsnetzwerke handelt.

Bei dem untersuchten Netzwerk selbst handelt es sich um ein monozentrisches, egozentriertes Netzwerk. Der zentrale Akteur wird durch die Einrichtung im Zentrum des Netzwerks repräsentiert. Im Netzwerkkontext ist hier relevant, dass die Einrichtungsleitung und der Sozialdienst die Koordinations- und Kommunikationsaufgaben im Kontakt mit den Netzwerkakteuren übernehmen. Ihnen stehen die kooperierenden Organisationen mit den einzelnen Ansprechpartnern gegenüber. Es gibt Verbindungen (Kanten) vom Sozialdienst zu den einzelnen Kooperationspartnern, nicht jedoch zwischen diesen Kooperationspartnern. Hier ist kein Kontakt vorhanden. So kann nicht von einem dichten Netzwerk gesprochen werden, obwohl es sehr viele Kooperationspartner gibt (neben den Kooperationspartnern, die interviewt werden konnten, gibt es zahlreiche Akteure, bei denen die Durchführung eines Interviews aus unterschiedlichen Gründen nicht möglich war). Intraorganisational besteht ein hierarchisches Verhältnis zwischen der Position der Einrichtungsleitung als vorgesetzter Instanz und dem Sozialdienst, der deshalb über eine geringere Autonomie verfügt. Die Kooperationspartner aus den Bereichen Bildung, Kultur, Sport und der Kommune verfügen über einen hohen Autonomiegrad innerhalb der Beziehung zum Pflegeheim. Es besteht keinerlei Abhängigkeit und die Zusammenarbeit basiert auf Freiwilligkeit. Der Autonomiegrad der Akteure ist hoch. Nach Aussage der Kooperationspartner bestehen intensive Beziehungen zum Sozialdienst der Einrichtung bzw. zur Einrichtungsleitung, die von Vertrauen und gegenseitiger Offenheit geprägt sind und zum Teil schon seit mehreren Jahrzehnten existieren. Es kann somit von einer stabilen Beziehungsstruktur innerhalb der Dyaden zwischen dem Sozialdienst bzw. der Einrichtungsleitung und den jeweiligen Kooperationspartnern ausgegangen werden („strong ties", Granovetter in Weyer 2014: 76). Der Sozialdienst und die Einrichtungsleitung fungieren als Brücke zwischen der Bewohnerschaft und den Vertretern der Kooperationspartner, jedoch z. T. auch zwischen den Quartiersbewohnerinnen und -bewohnern und der Einrichtungsbewohnerschaft, da zu den Veranstaltungen der Kooperationspartner auch Quartiersbewohnerinnen und -bewohner dazukommen. Dies ist z. B. beim Singen im gemeinsamen Chor unter Leitung einer Musikgeragogin des Musikinstituts der Fall, aber auch bei den Ausflügen zum Museum, bei dem Schülerinnen und Schüler einer nahegelegenen Schule als Begleitpersonen mitgehen. Der Formalisierungsgrad ist eher gering. Die Kooperationspartner geben an, dass informelle Gespräche zwischen ihnen und dem Sozialdienst jederzeit möglich sind, in denen kurzfristig Absprachen getroffen werden können. Sie sind von Reziprozität geprägt. So ist dies z. B. bei den Akteuren des Bildungsbereichs, des Museums und des Musikinstituts der Fall. Hier wird ausdrücklich betont, dass die Mitglieder der Kooperationspartner von der Zusammenarbeit ebenso profitieren und dieser Profit nicht auf die Bewohnerinnen und Bewohner der Pflegeeinrichtung beschränkt ist, so dass Win-Win-Situationen entstehen können.

Eine besondere Rolle im Netzwerkkontext spielt an Standort A der Bereich der Seelsorge: Obwohl die beiden Vertreter der großen christlichen Kirchen in der Einrichtung arbeiten und dort auch über ein Büro verfügen, sind sie autonom und nicht bei der Einrichtung angestellt. Demzufolge besteht auch kein hierarchisches Über- bzw. Unterordnungsverhältnis. Die Seelsorger sind in ihrer Arbeitsausübung innerhalb der Einrichtung frei. Sie verfügen über ein eigenes Netzwerk. Die Akteure stammen aus unterschiedlichen gesellschaftlichen Feldern, wie z. B. der Kultur (Oper, Theater, Fotografen, Musiker) und dem zivilgesellschaftlichen Sektor. So gibt es z. B. Ehrenamtliche, die vor, nach und in den Gottesdiensten tätig sind und zusätzlich als Begleiter für die Bewohnerinnen und Bewohner bei Quartiersbesuchen fungieren. Zudem gibt es Personen, die aufgrund einer Verurteilung gemeinnützige Arbeit leisten müssen. In diesem Fall besteht keine Autonomie und die Beziehung zwischen den Seelsorgern und den betreffenden Personen ist hierarchisch geprägt. In den anderen Fällen ist ein hoher Autonomiegrad vorhanden. Der Kontakt zwischen der Einrichtung und dem Seelsorgebereich ist, bezogen auf den Netzwerkaspekt, gering („weak ties", Granovetter in Weyer 2014: 75), so dass von einem „strukturellen Loch" (Burts in Weyer 2014: 76) zwischen dem Einrichtungsnetzwerk und dem Seelsorgenetzwerk gesprochen werden kann. Der Kontakt liegt eher im informellen Bereich und ist selektiv auf die Besprechungen mit dem Sozialdienst konzentriert, wenn es um die Abstimmung bei durchzuführenden, gemeinsamen

Veranstaltungen für die Bewohnerschaft der Einrichtung geht. Eine Abstimmung unter Einbeziehung der jeweiligen Netzwerkpartner findet jedoch nicht statt. Regelmäßige, institutionalisierte Settings, wie etablierte Besprechungsformate mit allen Akteuren könnten hier als „Brücke" (ebd.) über diese Löcher fungieren, so dass sich die Beziehungen intensivieren könnten („strong ties", Granovetter in Weyer 2014: 76) bzw. ein erstmaliger Kontakt realisiert wird. Vielfältige Informations- und Gestaltungsmöglichkeiten könnten sich durch den Austausch in diesem Kontext ergeben, von denen alle Akteure, innerhalb und außerhalb der Einrichtung, profitierten. Neben der Etablierung intensiverer Beziehungen („strong ties", ebd.) verdichtet sich das so entstehende Netz, so dass tragfähigere Beziehungsnetze entstehen, aus denen z. B. auch neue Angebote für die Bewohnerschaft des Quartiers und des Pflegeheims erwachsen können.

Neben den einrichtungsbezogenen Netzwerken gibt es das Netzwerk für die älteren Menschen im Quartier, in das viele Akteure aus dem Bereich der Pflege und Versorgung im Viertel involviert sind. Zielgruppe dieses von der Kommunalverwaltung initiierten Netzwerks sind die älteren, zuhause lebenden Quartiersbewohnerinnen und -bewohner (vgl. Forschungsfrage 2 Standort A). Auch die Einrichtung der stationären Altenhilfe am Standort A ist involviert und bietet u. a. einen offenen Mittagstisch (vgl. Forschungsfrage 1 Standort A) an. Das Quartiersnetzwerk ist polyzentrisch angelegt. Die Akteure wechseln sich mit der Moderation und Leitung des Netzwerks ab, so dass von einer heterarchischen Netzwerkstruktur gesprochen werden kann, in der es keine formal festgelegten Über- bzw. Unterordnungsstrukturen gibt. Die Treffen der Akteure finden kontinuierlich in regelmäßigem Abstand statt. Alle Netzwerkpartner sind durch dieses Besprechungsformat miteinander verbunden, so dass von einer stabilen Beziehungsstruktur („strong ties", a. a. O.: 76) gesprochen werden kann. Es sind Beziehungen zwischen allen Akteuren möglich, so dass ein dichtes Netzwerk entsteht. Es handelt sich um ein interorganisations- bzw. interinstitutionelles Netzwerk, das alle Akteure im Bereich Pflege, Betreuung und Versorgung im Quartier miteinander verbinden möchte mit dem Ziel, die Lebensqualität und Versorgungssicherheit der älteren, zuhause lebenden Bevölkerung zu erhöhen. Dieses Netzwerk ist nur über die Person der Einrichtungsleitung mit dem einrichtungsbezogenen Kooperationsnetzwerk verbunden. Die Person der Einrichtungsleitung hat somit eine „Brokerstellung" bzw. „Brückenfunktion" (Weyer 2014: 77) inne (Abbildung 5.2 und 5.3).

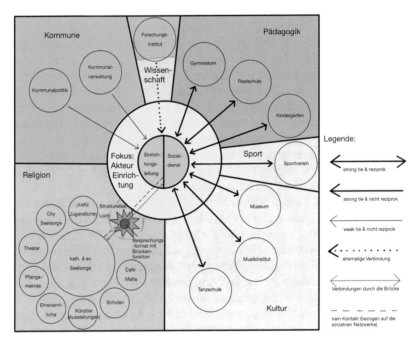

Abbildung 5.2 Kooperationsnetzwerk und Seelsorgenetzwerk mit strukturellem Loch und der Brücke über das strukturelle Loch als gemeinsames Forum

Empfehlung zur Intensivierung der Kommunikation in der Netzwerkstruktur: Vernetzung der Netzwerke

Am Standort A gibt es ein großes Potenzial und es sind viele Ressourcen vorhanden, insbesondere, weil es schon Netzwerke gibt, die ihren Fokus auf die zentralen Personengruppen im Kontext der Quartiersöffnung und der Schaffung von inklusiven Quartieren legen, nämlich die der Einrichtungsbewohnerinnen und -bewohner einerseits und der Quartiersbewohnerschaft andererseits. Um dieses Potenzial und die ihm innewohnenden Energien zur Entfaltung zu bringen sowie Synergien zu schaffen, sollten die strukturellen Löcher zwischen den einzelnen Netzwerken überwunden werden, so dass eine Entwicklung hin zu einem unter der Öffnungsperspektive zu betrachtenden inklusiven Quartier möglich wird, in dem die Attribute „Innen" und „Außen" ihre Bedeutung verlieren. Diese Chance bleibt ungenutzt, wenn es ein Verharren auf dem Status quo gibt. In diesem Fall kann das vorhandene Potenzial nicht genutzt werden und die drei Netzwerkstränge bleiben parallel

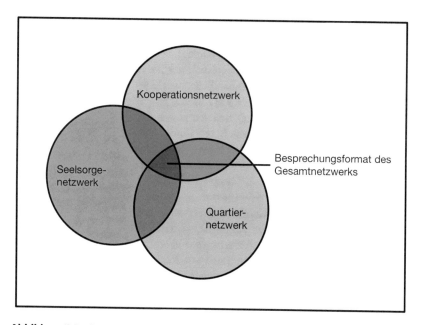

Abbildung 5.3 Gesamtnetzwerk mit allen drei Netzwerken

unverbunden nebeneinander stehen. Neben der Vernetzung der Netzwerke ist es notwendig, dass alle Berufsgruppen der Einrichtung ebenfalls in den Öffnungsprozess und die Vernetzung mit dem Quartier involviert sind und eine wohn- und berufsgruppenübergreifende Haltung entwickelt wird, die den Quartiersbezug ins Zentrum rückt. Zudem wird die Kommunikation und Interaktion sowie der Informationsfluss im Gesamtnetzwerk durch die Übernahme des Quartiers- und Netzwerkmanagements durch eine in sozialraumorientierter Arbeit und Vernetzung geschulte Person verbessert. Diese Person sollte als zentraler Ansprechpartner auch für die Quartiersbewohnerschaft fungieren, so dass mit der Zeit zusätzliche Gruppen involviert werden, damit alle Generationen im so entstehenden inklusiven Quartiersnetzwerk repräsentiert werden und dieses weiter wachsen kann. Dieses große Netzwerk wäre dann tatsächlich ein Quartiersnetzwerk mit viel Potenzial, die Verhältnisse für und mit den Bewohnerinnen und Bewohnern des Quartiers und der Einrichtung zu verändern. Diese Stelle könnte zumindest teilweise von der Kommune finanziert werden. Unter netzwerkanalytischen Gesichtspunkten kann dieses Netzwerk als

Regionalnetzwerk im Kontext des Lokal Governance, dass alle Sektoren repräsentiert, charakterisiert werden: Akteure aus den Bereichen des Markts (kulturelle, gesundheitsbezogene und gewerbliche Akteure), des Staats (öffentliche Institutionen der Kultur und Bildung, Vertreter der Kommune, wie z. B. der Pflegestützpunkt), der Zivilgesellschaft (Vereine, ehrenamtlich Engagierte), und des Dritten Sektors (Einrichtungen der Sozialwirtschaft, wie z. B. des Pflegeheims, des Rettungsdienstes, des ambulanten Pflegesektors) besitzen so ein Forum, dass den Austausch zwischen der Quartiersbewohnerschaft, der Einrichtungsbewohnerschaft und den Netzwerkakteuren fördert, so dass sich die lebensweltorientierten Netzwerke der Quartiersbewohnerinnen und -bewohner mit den interinstitutionellen, professionellen Akteursnetzwerken verbinden. Das strukturelle Loch zwischen dem Netzwerk der Seelsorge und dem kooperationspartnerbezogenen Netzwerk sowie das strukturelle Loch zwischen dem Kooperationsnetzwerk und dem Quartiersnetzwerk, das den ambulanten Bereich im Fokus hat, wird ebenfalls durch die Etablierung der Kontakte im Forum des Gesamtnetzwerks überwunden. Die Beziehungen der Akteure zueinander können auf der Basis von Reziprozität, Autonomie, geringer Formalisierung und Heterarchie intensiviert werden, so dass sich aus der vollkommenen Kontaktlosigkeit (Netzwerk der Kooperationspartner und Netzwerk im Quartierskontext) und den eher informellen und oberflächlichen Kontakten („weak ties" zwischen Seelsorge- und Kooperationsnetzwerk) verlässliche, nachhaltige und belastbare Kommunikationsstrukturen entwickeln können. Diese Strukturen sollten durch die Beachtung der interpersonalen Beziehungen der am Netzwerk teilnehmenden Personen stabilisiert werden. So sind z. B. die gruppendynamischen Aspekte, wie z. B. die „innere Ordnung", die „ambivalente Rollenklärung", die „Netzwerkkultur und Leitbildentwicklung", das „Vertrauen", die „Ressourcenklärung und -steuerung", die „Machtbalance, Kooperationsfähigkeit", die „Evaluation und Selbstreflexion" (Miller in SONG 2008: 13–19, siehe Kapitel Netzwerkforschung) sowie die formalen Kriterien, wie z. B. die Netzwerkgröße, die Heterogenität der Zusammensetzung mit Akteuren aus vielen unterschiedlichen, gesellschaftlichen Feldern, die Organisation und das Management des Netzwerks von besonderer Bedeutung. Neben den Treffen im Forum des Gesamtnetzwerks ist es auch möglich, ein kleineres Team mit delegierten Vertretern der Netzwerke als „zweiseitiges Koordinationsmodell mit vermittelnder Ko-Koordination" (Schubert 2018: 118) zu etablieren. So können „Koordinationsfunktionen auf mehrere Schultern" (ebd.: 119) verteilt werden, so dass die zentrale Koordinationskraft des Quartiers- und Netzwerkmanagements entlastet wird.

Der Vorteil liegt darin, dass „nicht eine einzige Person, sondern die Beziehungen zwischen mehreren Personen die Koordination tragen, und dass zweitens die

Übertragung als das, was über die Beziehungen weitergegeben wird, den Koordina-tionsmechanismus darstellt" (a. a. O.: 120). Dieser wirkt als „Ansteckungsmecha-nismus" (Christakis & Fowler in Schubert 2018: 120) in die Ursprungsnetzwerke hinein (vgl. ebd.). Dieses „Schwarmprinzip" (ebd.) bewirkt, dass die „Stabilität" (ebd.) auch im Gesamtnetzwerk erhalten bleibt.

5.3.5.1.5.2 Standort B
Darstellung des Netzwerks
Für Standort B kann postuliert werden, dass von drei Netzwerken auszugehen ist. So gibt es ein Netzwerk aus dem sekundären und tertiären Netzwerkbereich (vgl. Schönig und Motzke 2016: 37; Schubert 2008: 38). Hierbei handelt es sich um das Netzwerk des Quartiersentwicklungsprojekts, in dessen zentraler Projektgruppe Akteure aus allen Bereichen des Local Governance (Knill & Schäfer in Weyer 2014: 194 ff.; Schubert 2008: 36) eingebunden sind. Aus dem Bereich des Staates sind verantwortliche Vertreter der Kommunalpolitik sowie der Kommunalverwaltung involviert. Aus dem Sektor des Markts gibt es einen Investor, der den Umbau des denkmalgeschützten Gebäudes des derzeitigen Pflegeheims zu Eigentumswohnun-gen übernimmt. Aus dem Bereich des Dritten Sektors stammen Akteure, die dem Träger der Einrichtung am Standort B und dessen Geschäftsführung sowie einem ambulanten Pflegedienst, der gemeinsam mit dem Träger des Pflegeheims eine Tagespflegeeinrichtung auf dem Gelände des „Sozialen Quartiers" eröffnen möchte, einer Ordensgemeinschaft und einer Diözese zuzurechnen sind. Die Vertreter des Quartiersmanagements stammen ebenfalls aus diesem Bereich. Aus dem Bereich der Zivilgesellschaft sind Vertreter eines konfessionellen Verbands und der Kir-chengemeinde vertreten. Die Moderation und Steuerung des Netzwerks übernimmt eine Person aus dem kirchlichen Bereich. Es handelt sich um ein polyzentrisches Netzwerk, in das alle Akteure heterarchisch eingebunden sind. Die Autonomie der Akteure ist bezogen auf das Quartiersentwicklungsprojekt, das einen Neubau mit anteiliger Nutzung durch die Kirchengemeinde und das Pflegeheim, den Umbau der derzeitigen Einrichtung zu Eigentumswohnungen sowie den Umbau eines weiteren Gebäudes zu einem genossenschaftlichen Wohnprojekt impliziert, durch die hohe finanzielle, personelle und planerische Verantwortung der Einzelnen als geringer zu betrachten. Eine Absage bzw. Aussteigen aus dem Projekt ist nur bis zu einem bestimmten Zeitpunkt möglich, da ansonsten die materiellen und ideellen Kosten zu groß sind. So kann von einer gegenseitigen Abhängigkeit für die Dauer des Projekt-zeitraums ausgegangen werden. Innerhalb des Netzwerks gibt es einen intensiven Austausch, so dass von stabilen Beziehungen, die von gegenseitigem Vertrauen geprägt sind, ausgegangen werden kann („strong ties", Granovetter in Weyer 2014: 76) Diese entstehen jedoch nicht von alleine, sondern es bedarf einer intensiven

Kommunikation und Interaktion, die von einer in Moderation, Gruppendynamik und sozialraumorientierter Arbeit erfahrenen Person koordiniert, begleitet und unterstützt werden muss. Die Projektgruppe ist zeitlich befristet angelegt und löst sich dann auf, wenn das Quartiersprojekt umgesetzt und realisiert ist. Sie soll schließlich durch ein kleineres Leitungsteam (vgl. Forschungsfrage 4 SB) abgelöst werden. Es kann somit von einem regionalen Projektnetzwerk gesprochen werden. Die Zusammensetzung der Projektgruppe in ihrer Heterogenität kann als Mikrokosmos für alle Institutionen und Organisationen, die für die quartiersnahe Versorgung, Pflege und Betreuung im kommunalen Kontext verantwortlich sind, betrachtet werden, so dass die Kommunikation in den durch die Projektgruppe etablierten Netzwerkstrukturen diese gesellschaftlichen Felder ebenfalls durchdringt (Ansteckungsmechanismus und Schwarmprinzip, Christakis & Fowler in Schubert 2018: 120). Neben der Vernetzung der in die Projektgruppe involvierten Akteure werden nach und nach weitere Akteure, wie z. B. die Mitarbeiterinnen und Mitarbeiter der verschiedenen Abteilungen und unterschiedlicher einrichtungsbezogener Hierarchiestufen, einbezogen. Auch die Bürgerinnen und Bürger der Stadt sollen integriert werden, so dass tatsächlich von „Strahlkraft", ausgehend von der Projektgruppe als Kern bis hin zur gesamten Stadt, gesprochen werden kann.

Ein zweites Netzwerk wird durch die Vernetzung des Pflegeheims mit der örtlichen Vereinsstruktur und singulären ehrenamtlich tätigen Quartiersbewohnern gebildet sowie durch Einrichtungen des Bildungssystems (Kindertagesstätten, Schulen und Hochschulen), mit denen das Pflegeheim Kooperationen unterhält. Hier fungieren die Einrichtungsleitung und der Sozialdienst sowie der Bereich der Seelsorge als Ansprechpartner für die unterschiedlichen Akteure. Es kann von einer monozentrischen, egozentrischen Netzwerkstruktur ausgegangen werden. Die Autonomie und Unabhängigkeit der Akteure ist hoch und basiert auf Freiwilligkeit. Die Beziehungen bestehen nach Aussage einer interviewten Person z. T. schon seit Jahrzehnten, sie sind von Kontinuität geprägt und das gegenseitige Vertrauen ist hoch. Der Formalisierungsgrad ist niedrig und es sind bei Bedarf auch spontane Hilfeleistungen möglich. Die Beziehungen zwischen der Einrichtung und den Kooperationspartnern können als stabil und konstant betrachtet werden, so dass von „strong ties" (Granovetter in Weyer 2014: 76) gesprochen werden kann. Zusätzlich fühlen sich die Bürgerinnen und Bürger nach Aussage eines Interviewpartners moralisch verantwortlich für das Wohlergehen der Einrichtungsbewohnerschaft, da meist vielfältige persönliche und biografische Bezüge und die daraus resultierenden Bindungen vorhanden sind. Daraus wird ein „dichtes Netzwerk" (vgl. Heiling in Weyer 2014: 137), in dessen Zentrum die Bewohnerinnen und Bewohner stehen.

Die Einrichtungsleitung des Pflegeheims, die Personen des Sozialdienstes und des Quartiersmanagements können als „Brückenpersonen" und „broker" (Weyer 2014: 77) betrachtet werden, da sie in beide Netzwerke involviert sind.

Ein drittes Netzwerk wird von der Instanz des Quartiersmanagements federführend betreut: Hier steht die Vernetzung der Quartiersbewohnerschaft im Mittelpunkt. So sollen Kontakte zwischen älteren Bürgerinnen und Bürgern ermöglicht werden. Die Personen des Quartiersmanagements haben aus diesem Grund das Projekt „Mit Rädern zum Essen" ins Leben gerufen. Einmal wöchentlich werden Seniorinnen und Senioren zuhause abgeholt und in die Einrichtung der stationären Altenhilfe am Standort B gefahren, um dort gemeinsam zu Mittag zu essen. Diese Mahlzeiten werden abseits der Einrichtungsbewohnerschaft in einem eigens hierfür hergerichteten Raum eingenommen. So ist Kommunikation und Interaktion untereinander und die Bildung eines primären Netzwerks (vgl. Schönig und Motzke 2016: 37; Schubert 2008: 38) zwar möglich, der Austausch mit der Bewohnerschaft des Pflegeheims findet jedoch nicht statt. Das Netzwerk ist polyzentrisch aufgestellt und von Reziprozität geprägt.

Entgegen der Einrichtung an Standort A, die zentral im Zentrum einer Großstadt liegt, finden sich im kleinstädtischen Milieu des Standorts B zusätzlich viele Überschneidungen im beruflichen und persönlichen, privaten und ehrenamtlichen Engagement der Einwohnerinnen und Einwohner. Es finden sich unter den Kooperationspartnern auch mehrere Personen mit doppelten sozialen und professionellen Rollen in verschiedenen Gremien, wie z. B. im Pfarrgemeinderat und dem genossenschaftlichen Wohnprojekt, in der Vertretung einer konfessionellen Institution und dem genannten Wohnprojekt, in der Kommunalpolitik und im ehrenamtlichen Engagement für die Pflegeeinrichtung. Formale und informelle Kooperationen und Kontakte bilden ein dichtes Netzwerk, in dessen Zentrum die Aussage „Wir sind eine große Familie" steht. Vorteile dieser Vernetzung auf mehreren Ebenen ist z. B. der informelle, kurzfristige Austausch. Ein Nachteil kann jedoch die potentielle „soziale Schließung" (vgl. Weyer 2014: 63) bzw. der sogenannte „Filz" und die „geschlossene Gesellschaft" des kleinstädtischen Milieus sein. Dies bedeutet, dass die Menge der realen Beziehungen zwischen den Netzwerkakteuren derjenigen der möglichen entspricht. Als Folge können von außen keine neuen Impulse mehr dazu kommen, das Netzwerk ist in sich abgeschlossen. Dies wird in dem Zitat eines Interviewpartners deutlich: *„Netzwerke haben ja auch die Eigenschaft, dass sie intransparent und wenig griffig von außen sind. Wenn man nicht Teil vom Netzwerk ist, kriegt man halt nur punktuell was mit oder einen Knoten oder eine Kante in die Hand"* (SB/EI6 Kooperationspartner Religion Diözese). Für Außenstehende sind die Netzwerke dann schwer zugänglich, so dass im Gegenteil zur Intention von Netzwerken Exklusion statt Inklusion entstehen kann (Abbildung 5.4 und 5.5).

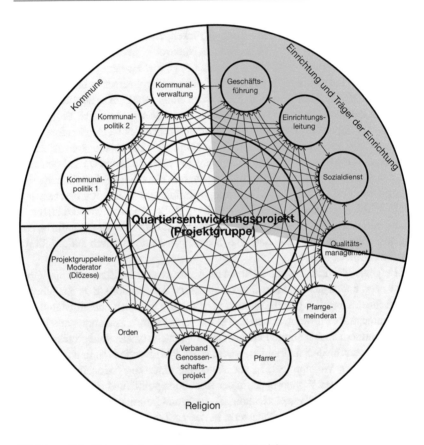

Abbildung 5.4 Netzwerk des Quartiersentwicklungsprojekts

Empfehlung zur Intensivierung der Kommunikation in der Netzwerkstruktur

An Standort B wird ein komplexes Quartiersentwicklungsprojekt umgesetzt, so dass nach der Realisierung eine Vernetzung leichter möglich ist. Eine gezielte Vernetzung der älteren Quartiersbewohnerinnen und -bewohner mit der Einrichtungsbewohnerschaft sollte jedoch schon jetzt erfolgen. Hierfür sollten die „weak ties" (Granovetter in Weyer 2014:75) zwischen den beiden Netzwerken zu „strong ties" (ebd.) entwickelt werden. Das Quartiersmanagement könnte zu diesem Zweck nicht nur die Quartiersbewohnerschaft untereinander durch die Schaffung von Begegnungsmöglichkeiten, wie z. B. der Aktion „Mit Rädern zum Essen" in Kontakt bringen, sondern

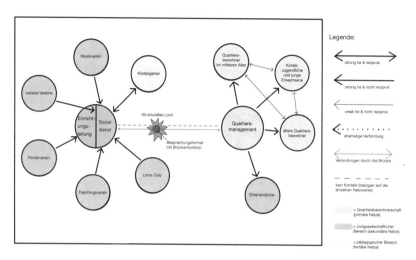

Abbildung 5.5 Netzwerk des Quartiersmanagements und der Einrichtung mit Strukturellem Loch und der Überwindung durch ein gemeinsames Forum

gerade die Begegnungsmöglichkeiten mit den Einrichtungsbewohnerinnen und -bewohnern verstärken. Dies könnte leicht durch den Einbezug dieser in die genannte Veranstaltung erfolgen. Zudem sollten die Netzwerke der Kooperationspartner, die vom Sozialdienst der Einrichtung koordiniert werden, und das Netzwerk des Quartiersmanagements von einer einzigen Stelle mit „Brückenfunktion" (vgl. Schubert 2018: 39) gesteuert werden, so dass ein größeres Netzwerk entsteht, in dem Synergien dazu führen, dass es neue Impulse und Ideen gibt, weil das „strukturelle Loch" (vgl. ebd.) zwischen den beiden Netzwerken überwunden wird. Auch hier können die Merkmale des geringen Formalisierungsgrads und die heterarchische Beziehungsstruktur sowie die Reziprozität dazu führen, dass durch das so entstehende größere Netzwerk vielfältige neue Begegnungsoptionen zwischen bisher nicht verbundenen Akteuren entstehen und die Zuordnung zu „Einrichtungsbewohnerschaft" und „Quartiersbewohnerschaft" somit an Bedeutung verliert. Zudem wächst das Vertrauen zwischen den Mitgliedern als Grundvoraussetzung belastbarer und von Kontinuität geprägter Netzwerke. Unterschiedliche Ebenen und Tiefen können nur dann entstehen, wenn die einzelnen Fäden zwischen den Akteuren des professionellen und zivilgesellschaftlichen Sektors durch professionelles Wirken eines hauptamtlichen Quartiersmanagements unterstützt wird. Da das Quartiersmanagement auch in die Quartiersentwicklungsprojektgruppe involviert ist, hat es hier eine

„broker" bzw. „Brückenstellung" inne und wirkt als verbindendes Element (vgl. Weyer 2014: 77), so dass die Informationen und Impulse von den Akteuren des einen Netzwerks zu den Akteuren des anderen gelangen können.

Ebenso wie an Standort A muss auf gruppendynamischer und interaktionaler Ebene im Netzwerkkontext angesetzt werden, um eine gemeinsame Haltung zu entwickeln, die das „inklusive Wir" in den Mittelpunkt stellt. Hierzu müssen Ängste und Widerstände durch gemeinsames „soziales Lernen" (vgl. SB/EI6 Forschungsfrage 3) und die sprichwörtliche „Mauer im Kopf" abgebaut werden, damit zwar nicht alle an einem Strang, aber „alle in die gleiche Richtung" (vgl. SB/EI4 Forschungsfrage 3) ziehen. Hier sind ebenso wie an Standort A die Strukturierungskriterien für die Kommunikation wie z. B. die „innere Ordnung", die „ambivalente Rollenklärung", die „Netzwerkkultur und Leitbildentwicklung", das „Vertrauen", die „Ressourcenklärung und -steuerung", die „Machtbalance, Kooperationsfähigkeit", die „Evaluation und Selbstreflexion" (Miller in SONG 2008: 13–19, siehe Kapitel Netzwerkforschung) relevant. Ebenso von Bedeutung sind die genannten formalen Kriterien wie z. B. die Netzwerkgröße, die Heterogenität der Zusammensetzung mit Akteuren aus vielen unterschiedlichen, gesellschaftlichen Feldern, die Organisation und das Management des Netzwerks.

Angestrebtes Ziel der Quartiersentwicklung an Standort B ist es, dass die Sozialraumlogik die Einrichtung der stationären Langzeitpflege, das ganze Quartier und die gesamte Stadt durchdringt, so dass alle organisationalen Prozesse einer tiefgreifenden Veränderung und Entwicklung unterzogen werden, damit etwas Neues entstehen kann. Dies umfasst alle Bereiche, von den Ehrenamtlichen bis zum Management, von den Vereinen über das Quartiersmanagement bis zur Kommunalpolitik, vom Kindergarten bis zur Kirchengemeinde. Die Vernetzung soll neben punktuellen Verbindungen durch gezielte, organisierte Veranstaltungen eine inklusive Normalität zum Ziel haben. Diese manifestiert sich im Alltag z. B. in sporadischen und spontanen Begegnungen, die nicht „geplant" und mit großem Aufwand durchgeführt werden müssen, sondern durch „Alltagsbegegnungen". So entsteht ein belastbares und stabiles Netzwerk, das als „Quartiersnetzwerk" fungiert und durch ein gemeinsam geteiltes Verantwortungsgefühl charakterisiert ist, so dass das strukturelle Loch zwischen Einrichtungs- und Quartiersbewohnerschaft überwunden werden kann.

Welche Faktoren führen zu belastbaren, nachhaltigen und beständigen Netzwerkstrukturen im Kontext der Quartiersöffnung?
Vernetzung im Kontext der Quartiersöffnung der stationären Altenhilfeeinrichtungen bedeutet, Brücken zu schlagen zwischen den unterschiedlichen Teilsystemen der Gesellschaft auf lokaler und kommunaler Ebene.

Wenn sich Pflegeheime im Kontext der De-Institutionalisierung zum Quartier öffnen, dann benötigen die Einrichtungsbewohnerinnen und Bewohner ein stabiles Netzwerk. Dieses muss sicherstellen, dass die Bedürfnisse der Bewohnerinnen und Bewohner, die zuvor von der Institution „stationäre Pflege" befriedigt wurden, jetzt teilweise im Quartier und von den dort ansässigen Akteuren erfüllt werden können. Legt man die Maslow'sche Bedürfnispyramide (Maslow 1943), die die physiologischen Bedürfnisse, Sicherheitsbedürfnisse, soziale Bedürfnisse, Individualbedürfnisse und das Bedürfnis nach Selbstverwirklichung aufführt, so ist davon auszugehen, dass die grundlegenden, physiologischen Bedürfnisse nach z. B. Körperpflege, insbesondere bei stark mobilitätseingeschränkten und multimorbiden pflegebedürftigen Menschen, weiterhin von der Institution Pflege in unterschiedlichen Settings auf dem potentiellen Kontinuum zwischen den Polen „ambulant und stationär" befriedigt werden. Das Netzwerk im Quartier muss zunächst einmal das Bedürfnis nach Sicherheit erfüllen, auf dem soziale, kognitive, psychische und spirituelle Bedürfnisse aufbauen, die im Netzwerk durch das Zusammenspiel der Akteure aus den Sektoren Markt, Staat, Dritter Sektor und Zivilgesellschaft im Kontext des Lokal Governance (vgl. Schubert 2018: 22 ff.) verlässlich befriedigt werden müssen, wenn die möglichst hohe individuelle Lebensqualität der Seniorinnen und Senioren im Mittelpunkt stehen soll. Die Differenz zwischen Quartiersbewohnerinnen und -bewohnern sowie Einrichtungsbewohnerinnen und -bewohnern scheint in diesem Zusammenhang überflüssig zu sein, so dass Innen und Außen durch die Fokussierung auf die Person mit individuellen Bedürfnissen und Interessen überflüssig zu werden. Hierzu muss das Quartiersnetzwerk gleichzeitig fest und flexibel sein, so dass potentielle Stöße abgefedert werden können und es nicht reißt, wenn Akteure aus- oder wegfallen. Diese Belastbarkeit erhöht sich, wenn genügend Akteure aus heterogenen, gesellschaftlichen Feldern der verschiedenen Netzwerktypen (Primär-, Sekundär- und Tertiärnetzwerk, vgl. Schubert 2018: 63) an der Netzwerkarbeit beteiligt sind. So entsteht ein Netz, das dicht genug ist, („strong ties", vgl. Granovetter in Weyer 2014: 76) um verlässlich Halt zu bieten, gleichzeitig aber offen genug („weak ties", vgl. Granovetter in Weyer 2014: 76), um weitere Akteure zu integrieren und einer „sozialen Schließung" (vgl. Weyer 2014: 63) vorzubeugen. Die Belastbarkeit und Stabilität werden gestärkt, wenn es viele „Fäden" bzw. Kanten unterschiedlicher Konsistenz, Länge und Stärke gibt, die alle auf die ihnen angemessene Weise dazu beitragen, dass keiner im wahrsten Sinne des Wortes durch „die Maschen fällt". Die Beziehungen der Netzwerkakteure sollten heterarchisch und reziprok sein. Der entscheidende Faktor, der zum Gelingen der Vernetzungsprozesse beiträgt, ist der der „Kommunikation". Ihre Qualität ist entscheidend dafür, ob Quartiersnetzwerke beständig oder zum Scheitern verurteilt (vgl. Schönig und Motzke 2016: 37; Schubert 2008: 38) sind. Deshalb kommt dem Prozess der

Vertrauensbildung innerhalb des Netzwerks eine große Bedeutung zu. Wichtig ist auch die Einbindung des Quartiersmanagements als zentraler Koordinierungsstelle. Regelmäßige Treffen stellen die Grundlage dar für gruppendynamische, interaktionale Prozesse zwischen den Teilnehmerinnen und Teilnehmern als Vertreter ihrer Organisationen und Institutionen. Die Gruppenbildung der Netzwerkpartner ist im netzwerkanalytischen Sinn eine wichtige „Brücke" (vgl. Burts in Weyer 2014: 77) über strukturelle Löcher zwischen einzelnen Clustern und/oder zwischen unterschiedlichen Netzwerken. Unterstützung ist hier besonders relevant, da die äußere Öffnung auf Organisations-, Institutions- und Quartiersebene nur gelingen kann, wenn sie von einer „inneren Öffnung" auf intrapersonaler Ebene begleitet wird. Hier wird deutlich, dass die Quartiersentwicklung nicht top-down verordnet werden kann, sondern dass sie mit mühsamen bottom-up Prozessen verbunden ist. Die Aufgabe der vertrauten Überzeugungen kann Widerstände und Ängste hervorrufen, da mit der Infragestellung von vertrauten Routinen auch die eigene Identität durch den Verlust von Grenzen leiden kann. Soziales Lernen hingegen bewirkt die Entwicklung und das Wachstum von Einzelnen, Gruppen, Organisationen und Netzwerken hin zu einem „inklusiven Wir", so dass eine vielschichtige, stabile, nachhaltige und beständige Verwobenheit entsteht, in der jeder, ob mit oder ohne Handicap, ob mit oder ohne Beeinträchtigung und unabhängig vom Alter, sich vom Netz getragen fühlen kann. Dieses soziale Lernen sollte nicht nur bei den Quartiersbewohnerinnen und -bewohnern sowie Netzwerkpartnerinnen und -partnern ansetzen, sondern sich v. a. auch auf die Einrichtungen konzentrieren, da die Mitarbeiterinnen und Mitarbeiter häufig keine Notwendigkeit sehen, sich dem Quartiersgedanken zu öffnen. Dies trifft insbesondere auf den Bereich der Pflegekräfte zu.

5.3.5.2 Zusammenfassung, Gemeinsamkeiten und Differenzen

An Standort A, einem großstädtischen Quartier im Altstadtbereich, bestehen die Netzwerke unverbunden nebeneinander. Jedes für sich ist auf seinem Gebiet sehr gut etabliert. Jedoch werden die Chancen, die durch Synergien entstehen, bisher nicht genutzt. Die Verbindung der solitären Netzwerke zu einem Gesamtnetzwerk führt dazu, dass der Blick nicht auf die solitären Netzwerke gerichtet wird, sondern dass das Gesamtquartier mit allen inter- und intrasektoralen Möglichkeiten in den Fokus rückt.

An Standort B mit kleinstädtischer Struktur wird ein komplexes Vorhaben in Angriff genommen, da ein ganzes soziales Quartier entwickelt wird. Neben den baulichen Maßnahmen, die mehrere Gebäude umfassen, werden unterschiedliche Wohnsettings entwickelt, die alle zusammen ein gemeinsames Quartier bilden, das idealerweise von „Offenheit" und einer kollektiv geteilten inklusiven „Wir-Haltung" der professionellen und zivilgesellschaftlichen Akteure und Bewohnerschaft geprägt ist und in dessen Zentrum die vielgestaltige Vernetzung nach innen und außen steht. Neben der Etablierung eines Quartiersmanagements gibt es für alle Bereiche Schulungsangebote durch in sozialraumorientierter Arbeit erfahrene Personen. Einbezogen werden sollen auch die Nachbarschaft und die Bewohnerinnen und Bewohner der Stadt in Form von Großworkshops in der Stadthalle. Die Besonderheit besteht darin, dass in einer zentralen Steuerungsgruppe alle relevanten Akteure mit Entscheidungskompetenz unter Moderation zusammenarbeiten und hier im Kleinen Netzwerke gezielt geknüpft werden können. Die so entstehenden Netzwerke bilden dann eine stabile Basis, auf der schließlich weitere Netzwerke innerhalb und außerhalb des Quartiers aufbauen können. Neben diesem Hauptprojekt gibt es zwei weitere Netzwerke: Das Netzwerk, das über den Sozialdienst der Pflegeeinrichtung koordiniert wird, vereint viele Kooperationspartner, die aus den Bereichen der Zivilgesellschaft und dem tertiären, gesellschaftlichen Netzwerkbereich stammen. Im Zentrum dieses Netzwerks stehen die Einrichtungsbewohnerinnen und -bewohner. Daneben existiert ein Netzwerk, das vom Quartiersmanagement initiiert und koordiniert wird. Es werden unterschiedliche Veranstaltungen geplant und durchgeführt, in deren Mittelpunkt die Quartiersbewohnerinnen und -bewohner stehen. Es sollen alle Generationen mit verschiedenen Projekten angesprochen werden. Eine Vernetzung dieser beiden Netzwerke ist nicht vorhanden, so dass eine Vernetzung die Möglichkeit birgt, Synergien freizusetzen und ungenutzte Potentiale zu aktivieren. Hier findet sich eine Parallelität zum Standort A, an dem ebenfalls die Einrichtungsbewohnerinnen und -bewohner sowie die Quartiersbewohnerinnen und -bewohner im Zentrum unterschiedlicher, nicht miteinander verbundener Netzwerke stehen.

5.3.5.3 Abschließende Reflexion der Ergebnisdarstellung Forschungsfragen 1 bis 6

Die Ergebnisse der Forschungsfragen eins bis vier stellen die Perspektiven der Kooperationspartner dar, die auf der Basis des mit der qualitativen Inhaltsanalyse (Mayring 2010) ausgewerteten Datenmaterials der leitfadengestützten Experteninterviews gewonnen wurden.

In der Forschungsfrage sechs wurde der methodische Ansatz der qualitativen Netzanalyse gewählt, um die Beziehungen zwischen den Einrichtungen und den Kooperationspartnern an den Standorten A und B zu verdeutlichen und zu analysieren. Das Ergebnis ist jedoch nicht unabhängig von den Ergebnissen der

Forschungsfragen eins bis vier zu verstehen, sondern sollte als Form einer ergän-
zenden Visualisierung verstanden werden, da es auf das gleiche Datenmaterial
zugreift und ausschließlich die Perspektiven der Kooperationspartner abbildet.
Trotzdem können auf der Basis dieser Datenanalysemethode Empfehlungen ausgesprochen werden, wie sich die Einrichtungen der stationären Altenhilfe noch
besser im Quartier vernetzen können.

Diskussion

6

- Betrachtung der Forschungsergebnisse im Kontext der Forschungsziele sowie Diskussion vor dem Hintergrund des Forschungsstands
- Kritische Reflexion/Grenzen der Arbeit
- Relevanz der Studie für die Pflegewissenschaft und -forschung, die Pflegepraxis, das Pflegemanagement, die Pflegepolitik sowie die Sozialwissenschaft und -forschung und die Sozialpolitik

Die Studie sollte einen Beitrag dazu leisten, die Kooperationsbeziehungen zwischen den Einrichtungen der stationären Langzeitpflege und den Kooperationspartnern im Quartier bzw. dem Sozialraum an den beiden exemplarischen Standorten A und B mit Hilfe netzwerkanalytischer und -theoretischer Faktoren darzustellen. Dieser Punkt konnte erreicht werden, da es gelang, unterschiedliche Netzwerkstrukturen herauszuarbeiten und miteinander in Beziehung zu setzen, um anschließend Empfehlungen für eine nachhaltigere Vernetzung aussprechen zu können. So zeigte sich an Standort A, dass sehr gute Ressourcen für eine Netzwerkbildung im Sozialraum und Quartier durch das Vorhandensein zweier gut strukturierter und etablierter Netzwerke mit unterschiedlichem Fokus auf der Einrichtungsbewohnerschaft einerseits und der Quartiersbewohnerschaft andererseits vorhanden sind. Durch die fehlende Verbindung zwischen beiden konnte ein strukturelles Loch identifiziert werden, zu dessen Überwindung ein Gesamtforum als Gesamtnetzwerk, in das das ebenfalls nur lose verbundene Netzwerk der Seelsorge inkludiert werden sollte, etabliert werden sollte. So können alle Synergien genutzt werden, um ein Unterstützungsnetzwerk zu bilden, das die Bedarfe und Bedürfnisse der älteren Bewohnerinnen und Bewohner in den Blick nimmt und zwar weitgehend unabhängig von ihrem Wohnstatus (einrichtungsintern bzw.

© Der/die Autor(en), exklusiv lizenziert an Springer Fachmedien Wiesbaden GmbH, ein Teil von Springer Nature 2023
B. Ohnesorge, *Netzwerke in der stationären Altenhilfe*,
https://doi.org/10.1007/978-3-658-42466-4_6

-extern). Für Standort B konnten zwei einrichtungsbezogene Netzwerke identifiziert werden, die durch Brückenbildung in ein Gesamtnetzwerk integriert werden könnten. Zusätzlich konnte die Kommunikationsstruktur der Quartiersentwicklungsprojektgruppe aufgezeigt und netzwerkanalytisch eingeordnet werden. Es konnte dargestellt werden, dass diese Struktur exemplarisch für die Kommunikation zwischen allen beteiligten Akteuren im gesamten Quartier angesehen werden kann und auf andere Netzwerke übertragen werden sollte. Die Erkenntnisse an beiden Standorten können dazu beitragen, den Öffnungsbegriff zu schärfen, da die aufgezeigten Netzwerke konkrete Optionen zur Sicherung einer nachhaltigen und verlässlichen Versorgung darstellen.

Es konnten Faktoren identifiziert werden, die eine Vernetzung im Kontext der Quartiersöffnung fördern bzw. behindern und die sich in der aktuellen, thematischen Fachliteratur wiederfinden. Folgende Faktoren wurden genannt: Die Überwindung des binären Codes, der die Pflegeleistungen in den Kontext des Wohnsettings, sei es ambulant oder stationär, stellt, wird als bedeutsam angesehen. Entscheidend müssen Wahlfreiheit und Selbstbestimmung der Bewohnerinnen und Bewohner sein. Die ambivalente Rolle des Ehrenamts und dessen Veränderung wurde reflektiert. Es ist notwendig, dass sich die Leitungsebene der Einrichtung mit der Quartiersöffnung identifiziert. Zudem ist der Einsatz eines professionellen Quartiersmanagements zur Netzwerkbildung unerlässlich. Auf der Ebene der Bevölkerung bestehen z. T. Hemmschwellen. Der Einbezug aller am Öffnungsprozess beteiligten Akteure und Professionen ist notwendig. Dies trifft insbesondere auch auf die Pflegenden zu, die „institutionell geprägt bzw. deformiert sind" (Brandenburg, Bauer & Grebe in Brandenburg et al. 2021: 447). Es müssen sich alle beteiligten Gruppen mit dem Quartiersgedanken identifizieren und zusammenarbeiten. Der Prozess der Öffnung muss professionell begleitet und unterstützt werden, damit soziales Lernen möglich ist und die Tiefendimension des Veränderungsprozesses auch zu einer veränderten Einstellung im Habitus der Individuen und Professionen führen kann.

> *„Wenn die Logik der sozialen Praktiken und Sorgearbeit (Befähigungsförderung als Fluchtpunkt aller Tätigkeiten statt einspringender Hilfe,* Klammer im Original) *verändert werden soll, geht es um die notwendige edukative Einschreibung einer Werte-Orientierung in die Grammatik der Grundgestimmtheit der Haltung. Das ist die Arbeit an der Identität des eigenen Selbst, der eigenen Profession und erfordert Hilfe zum Selbstmanagement in Bezug auf Kränkungen und Ängste"* (Schulz-Nieswandt in Brandenburg et al. 2021: 444).

Dies wurde von den Kooperationspartnern an beiden Standorten erkannt und als elementarer Kern betrachtet, der darüber entscheidet, ob nachhaltige Vernetzung gelingt oder scheitert. An Standort A wurde beschrieben, dass „*das A und O die Kommunikation*" (SA/EI5 Kooperationspartner Religion Seelsorge) ist, an Standort B wurde diese Meinung von vielen Akteuren geteilt und manifestiert sich in der Kernaussage: „*Martin Buber hat gesagt: Letztlich ist alles im Leben Begegnung*" (SB/EI7 Kooperationspartner Religion, Orden). Dies ist anschlussfähig an „die wichtigste Kompetenz, die hier die Professionalität des Habitus ausmacht, (…) die Weltoffenheit und somit die Selbstveränderungsbereitschaft als Grundlage der Bewältigung von Veränderungsängsten und Selbstbildkränkungen" (Schulz-Nieswandt in Brandenburg et al. 2021: 443).

• Kritische Reflexion/Grenzen der Arbeit

Methodisches Vorgehen
Da den Netzwerkanalysen das Datenmaterial der Ergebnisse aus den qualitativen Inhaltsanalysen zugrunde liegt (vgl. qualitative Netzwerkanalyse), können sie lediglich als visualisierende Ergänzung im Sinne eines Zirkelschlusses betrachtet und nicht unabhängig bewertet werden. Dieser Einsatz voneinander abhängiger Datenauswertungsmethoden ist vermeidbar, wenn im Studiendesign von vorneherein ein netzwerkanalytischer Ansatz, der z. B. auch Methoden der formalen Netzwerkanalyse berücksichtigt, gewählt wird.

Bezogen auf die qualitative Netzwerkanalyse mit Hilfe der Netzkarten kann postuliert werden, dass die Differenzierung in z. B. strong und weak ties, die Komplexität der Netzwerkdichte, die Nachhaltigkeit der Vertrauenskapitalbildung und die Effektivität der Wirksamkeit keinen Anspruch auf Vollständigkeit erheben und in ihrer Aussagekraft limitiert sind, da die Netzwerkanalyse ausschließlich die Perspektiven der Kooperationspartner heranzieht und Aussagen anderer Personen und Personengruppen nicht abgebildet werden. Da es sich um eine qualitative Analyse handelt, sind die Aussagen nicht im Sinne einer formalen Netzwerkanalyse quantifizier- und objektivierbar. Dies war von der Autorin jedoch auch nicht intendiert, da es sich um exemplarische Analysen an den zwei Standorten handelt, die als Visualisierung der vorhergehenden, textbasierten Inhaltsanalysen zu verstehen sind.

Inhaltliche Einschränkungen
Einschränkend ist festzuhalten, dass die Ergebnisse der Studie ausschließlich die Perspektive der interviewten Kooperationspartner aus den dargestellten gesellschaftlichen Feldern der Religion, der Pädagogik, der Kommunalpolitik und

Kommunalverwaltung, der Kultur, des Sports, der Wissenschaft und des Ehrenamts repräsentieren und nicht generalisierbar sind. Dies ist aufgrund des qualitativen Studiendesigns auch nicht intendiert. Vielmehr kann die Untersuchung
auf der Basis der beiden Fallstudien exemplarisch einige Facetten beleuchten, die
in der komplexen Thematik der Quartiersöffnung der stationären Altenpflege vor
dem Hintergrund des sozialraumorientierten Um- und Ausbaus inklusiver „Versorgungslandschaften" (Schulz-Nieswandt in Brandenburg et al. 2021: 444) von
Bedeutung sein können, wenn es darum geht, eine verlässliche und nachhaltige
Netzwerkstruktur im Umfeld stationärer Einrichtungen der Altenhilfe aufzubauen.

- Relevanz der Studie für die Pflegewissenschaft und -forschung, die Pflegepraxis, das Pflegemanagement, die Pflegepolitik sowie die Sozialwissenschaft und
  -forschung und die Sozialpolitik

Sozialraumorientierung in der stationären Altenhilfe erfordert Interdisziplinari-
tät und Intersektorialität im wohlfahrtspluralistischen Kontext und ist von ihrem
Ansatz her netzwerkorientiert aufgestellt. Diesem Umstand muss die Praxis
verstärkt Rechnung tragen, da dieses Thema aufgrund des demografischen Wandels in den nächsten Jahrzehnten noch an Brisanz gewinnen wird. So sollten
sozialraumorientierte Ansätze in der professionsbezogenen Fort- und Weiter-
bildung einen festen Platz besitzen. Ebenso ist es notwendig, diese Thematik
schon in der Ausbildung und im Studium zum Gegenstand von Lehrinhalten zu
machen. Studiengänge auf der Basis von Community care sollten etabliert werden. Insbesondere der Austausch mit der Profession der Sozialen Arbeit sollte
gefördert werden, da hier die sozialraumorientierte „Gemeinwesenarbeit" zum
grundlegenden „Handwerkszeug" gehört. Es könnten durch den Austausch Synergien entstehen, die beiden Professionen zugute kommen. Öffnung sollte jeden
einzelnen Mitarbeiter und jede einzelne Mitarbeiterin mit einbeziehen, da die „äußere" Öffnung nur dann erfolgreich sein kann, wenn die intrapersonale „innere"
Öffnung bei diesem Prozess Schritt hält.

Pflegewissenschaft und -forschung, Sozialwissenschaft und -forschung
Um die Perspektiven der anderen, in die Vernetzungs- und Öffnungsprozesse
involvierten Akteure auf Netzwerke aufzuzeigen, sollten Anschlussforschungen
durchgeführt werden, um schließlich eine Gesamtsicht auf quartiersbezogene
Netzwerke abbilden zu können. Zudem können die Ergebnisse der vorliegenden
Studie dazu dienen, die Leitfäden für die Datenerhebungsphase noch gezielter auf
die Netzwerkthematik zuzuschneiden.

Da in dieser Studie netzwerkanalytische Methoden eingesetzt wurden, um Perspektiven und Positionen der Interviewpartner durch Visualisierung zu verdeutlichen und in einen Netzwerkrahmen zu stellen, sollten weiterführende Studien diesen Ansatz modifizieren. So können z. B. Forschungsdesigns entwickelt werden, die die formale Netzwerkanalyse in den Vordergrund rücken und somit auch größere Netzwerkstrukturen abbildbar und analysierbar werden. Die themenbezogene Brandbreite ist gerade im Bereich der Quartiersorientierung hoch, da hier Netzwerkarbeit zwischen vielen Sektoren und Akteuren eine elementare Voraussetzung ist, die jedoch kritisch und mit Hilfe wissenschaftlicher Untersuchungsmethoden analysiert werden sollte, wenn das gemeinsame Ziel aller Anstrengungen, die Verbesserung der Lebensqualität und Wahlfreiheit für die älteren Bewohnerinnen und Bewohner erreicht werden soll.

Pflegepraxis

Es müssen Widerstände und Ängste bearbeitet werden, die verhindern, dass der Quartiers- und Netzwerkbezug mit in die pflegerische Arbeit einfließt. Insbesondere der zur Protektion tendierende Habitus der Pflegenden verhindert häufig, dass Kontrolle abgegeben wird. Dies muss eingeübt werden. Arbeiten in Netzwerken stellt jedoch auch eine Chance dar, „über den eigenen Tellerrand hinauszuschauen." Für den Pflegebereich bedeutet dies zusätzlich, dass neue Handlungsfelder, wie z. B. im Quartiersmanagement, erschlossen werden können.

Beim Prozess der Quartiersentwicklung und der Quartiersöffnung stationärer Pflegeeinrichtungen können Netzwerkanalysen begleitend eingesetzt werden, um Schwachstellen zu erkennen und die Einbindung aller Akteure sicherzustellen.

Pflegemanagement

Quartiersöffnung und die Vernetzung mit dem Sozialraum müssen für jede Einrichtung spezifisch entwickelt werden und auf die örtlichen Gegebenheiten zugeschnitten sein. Auch ist eine top down Verordnung nicht möglich. In die für die Öffnung notwendigen sozialen Lernprozesse muss die gesamte Organisation mit allen Berufsgruppen involviert werden. Diese Lernprozesse müssen professionell begleitet und unterstützt werden.

Pflege- und Sozialpolitik

Netzwerke stellen die unabdingbare Basis für die Etablierung sozialraumorientierter Versorgungs-, Pflege- und Betreuungskonzepte dar. Dies umfasst auch die Bereitstellung multiprofessioneller, quartiersbezogener Teams aus allen Sektoren des Welfare-Mix, die den vulnerablen Personengruppen passgenaue Unterstützung anbieten können.

Zur Etablierung ist es notwendig, dass die Pflegeversicherung reformiert wird. Dies wurde von den Kooperationspartnern beider Standorte thematisiert und bildet aktuelle pflege- und sozialpolitische Diskussionen ab. Schulz-Nieswandt geht sogar davon aus, dass die gesamte „Pflegepolitik gesellschaftspolitisch radikal neu gedacht" (Schulz-Nieswandt 2020: 1 ff.) werden muss und sich die Reform nicht nur auf die Pflegeversicherung im engeren Sinne reduzieren darf. Leider wurde dies von den politisch Verantwortlichen auf Bundes- und Landesebene bisher nicht aufgegriffen und auch der neuste Entwurf der Bundesregierung, das „Gesetz zur Unterstützung und Entlastung in der Pflege" (Bundesgesundheitsministerium 2023: 1 ff.) lässt nicht erkennen, dass tiefgreifende Veränderungen mit Aufhebung der Trennung zwischen ambulant und stationär und die Schaffung neuer Wohnformen, die die Teilhabeoptionen und die Selbstbestimmung des Individuums stärken, vorgenommen werden. Für die Zukunft ist zu wünschen, dass eine Orientierung der Pflegeversicherung an der einzelfallorientierten, wohnortunabhängigen Finanzierung der Eingliederungshilfe (SGB IX) stattfindet, die die materielle Grundlage für eine Netzwerkbildung bei der Quartiersöffnung der stationären Altenhilfe bildet.

Zusammenfassend kann postuliert werden, dass die durch inhalts- und netzwerkanalytische Methoden gewonnenen Ergebnisse der vorliegenden Studie dazu beitragen können, quartiersbezogene Netzwerkstrukturen bei der Quartiersöffnung der stationären Pflegeeinrichtungen abzubilden und hinsichtlich ihrer Stärken und Schwächen zu analysieren, damit vielfältige, sektorenübergreifende, nachhaltige und verlässliche Unterstützungsstrukturen etabliert werden können, die nicht nur der Adressatengruppe der älteren Bevölkerung zu Gute kommen, sondern zur Verbesserung der Lebensqualität aller Quartiersbewohnerinnen und -bewohner führen kann.

Literaturverzeichnis

American Nursing Association. (2001). Code of ethics for nurses. https://books.google.de/books?hl=de&lr=&id=bmNLnhAB0uoC&oi=fnd&pg=PA3&dq=american+nurses+ass ociation+code&ots – Zuletzt aufgerufen am 17.7.2020

Alisch, M.; Ritter, M.; Boos-Krüger, A.; Schönberger, C. & Glaser, R. (2018). „Irgendwann brauch' ich dann auch Hilfe …!" Selbstorganisation, Engagement und Mitverantwortung älterer Menschen in ländlichen Räumen. Opladen, Berlin, Toronto: Barbara Budrich

Arsey, H. & O'Maalley, L. (2005). Scoping Studies: Towards a methodolical Framework. International Journal of Social Resarch Methodology, 8, (1), 19–32

Barnes, J. A. (1954). Class and Committees in a Norwegian Island Parish. In: Human Relations 7, 39–58

Bauer, P. (2005). Institutionelle Netzwerke steuern und managen. Einführende Überlegungen. In: Otto, U. & Bauer, P. (Hrsg.) (2005). Mit Netzwerken professionell zusammenarbeiten, Bd.II: Institutionelle Netzwerke in Steuerungs- und Kooperationsperspektive. Tübingen: DGVt, 11–46

Becker-Lenz, R. & Müller, S. (2009). Der professionelle Habitus in der Sozialen Arbeit. Grundlagen eines Professionsideals, Bern: Internationaler Verlag der Wissenschaften

Benz, A.; Lütz, S.; Schimank, U. & Simonis, G. (2007). Handbuch Governance. Theoretische Grundlagen und empirische Anwendungsfelder. Wiesbaden: Springer VS

Van Bilsen, B.M.A.; Hamers, J.P.H.; Don, A.A.N.; Groot, W. & Spreewuwenberg, C. (2010). The use of social services by community-dwelling older persons who are at risk of institutionalization: a survey. European Journal of Ageing 7, (2), 101–109

Bleck, C.; Schultz, L.; Conen, I.; Frerk, T.; Henke, S.; Leiber, S. & Fuchs H. (2020). Selbstbestimmt teilhaben in Altenpflegeeinrichtungen. Empirische Analysen zu fördernden und hemmenden Faktoren. Baden-Baden: Nomos

Bleck, C.; van Rießen, A.; Knopp, R. & Schlee, T. (Hrsg.) (2018). Sozialräumliche Perspektiven in der stationären Altenhilfe. Theoretische Erwartungen und empirische Bewertungen. Wiesbaden: Springer VS

Berger, P.L. & Luckmann, Th. (2003). Die gesellschaftliche Konstruktion der Wirklichkeit. Frankfurt am Main: S. Fischer

Blinkert, B. & Klie, T. (2012). Pflege im Wandel. Hannover: Vincentz

Blumer, H. (1969). Der methodologische Standpunkt des symbolischen Interaktionismus. In: Arbeitsgruppe Bielefelder Soziologen (Hrsg.). Alltagswissen, Interaktion und gesellschaftliche Wirklichkeit, Bd.I. Reinbek bei Hamburg: Rowohlt, 80–146

© Der/die Herausgeber bzw. der/die Autor(en), exklusiv lizenziert an Springer Fachmedien Wiesbaden GmbH, ein Teil von Springer Nature 2023
B. Ohnesorge, *Netzwerke in der stationären Altenhilfe*,
https://doi.org/10.1007/978-3-658-42466-4

Bohnsack, R. (2013). Die dokumentarische Methode und ihre Forschungspraxis. Grundlagen qualitativer Forschung. Wiesbaden: Springer VS

Bonger, A. & Menz, W. (2009). Das theoriegenerierende Experteninterview Erkenntnisinteresse Wissensformen, Interaktion. In: Alexander Bogner (Hrsg.): Experteninterviews. Theorien, Methoden, Anwendungsfelder. Wiesbaden: Springer VS, 61–69

Bourdieu, P. (1987). Die feinen Unterschiede. Kritik der gesellschaftlichen Urteilskraft. Frankfurt: Suhrkamp

Bourdieu, P. & Passeron, J.C. (1971). Die Illusion der Chancengleichheit. Untersuchungen zur Soziologie des Bildungswesens am Beispiel Frankreichs. Stuttgart: Ernst Klett

Bourdieu, P. & Waquanct, L. (1996). Reflexive Anthropologie. Frankfurt am Main: Suhrkamp

Brandenburg, H.; Bode, I. & Werner, H. (2014). Soziales Management in der stationären Altenhilfe. Kontexte und Gestaltungsspielräume. Bern: Huber

Brandenburg, H. & Kriecheldorff, C. (2019). Multiprofessionelles Personalmix in der stationären Langzeitpflege. Entstehung, Umsetzung, Auswirkung. Stuttgart: Kohlhammer

Brandenburg, H.; Lörsch, M.; Bauer, J.; Ohnesorge, B. & Grebe, Ch. (2021) (Hrsg.). Organisationskultur und Quartiersöffnung in der stationären Altenhilfe. Wiesbaden: Springer VS

Brandenburg, H; Panfil, M.; Mayer, H. (2013). Pflegewissenschaft 2. Lehr- und Arbeitsbuch zur Einführung in die Methoden der Pflegeforschung. Bern: Huber

Brock, D.; Junge, M.; Diefenbach, H.; Keller, R. & Villányi, D. (2009). Soziologische Paradigmen nach Talcott Parsons. Eine Einführung. Wiesbaden: Springer VS

Brunner, E.J., Zur Implementierung eines institutionellen Netzwerks. Eine systemtheoretische Perspektive. In: Otto, U. & Bauer, P. (Hrsg.) (2005). Mit Netzwerken professionell zusammenarbeiten, Bd. II. Institutionelle Netzwerke in Steuerungs- und Kooperationsperspektive. Tübingen: DGVt

Budde, W.; Früchtel, F. & Hinte, W. (2006). Sozialraumorientierung. Wege zu einer veränderten Praxis. Wiesbaden: Springer VS

Bullinger, H. & Nowak, J. (1998). Soziale Netzwerkarbeit. Eine Einführung. Freiburg: Lambertus

Bundesinstitut für Bevölkerungsforschung, (2022). Anzahl der Pflegebedürftigen Unter: https://www.demografie-portal.de/DE/Fakten/pflegebeduerftige.html – Zuletzt aufgerufen am 29.10.2022

Bundesgesundheitsministerium: Entwurf eines Gesetzes zur Unterstützung und Entlastung in der Pflege (Pflegeunterstützungs- und entlastungsgesetz), online verfügbar unter https://www.bundesgesundheitsministerium.de/fileadmin/Dateien/3_Downloads/Gesetze_und_Verordnungen/GuV/P/GE_Pflegeunterstuetzung_Kabinettvorlage.pdf – Zuletzt aufgerufen am 3.5.2023

Burt, R. (1982). Toward a structural theory of action. New York: Academic press

Burt, R. (1992). Structural holes: The social structure of competition, Cambridge/ Mass.: Harvard University Press

Burt, R. (1984). Network Item and the General Social Survey. Social Networks 6, 293–339

Burt, R. (2004). Structural holes and goog ideas. In: American Journal of Sociology 94 (Supplement), 95–120

Burt, R. (2005). Brokerage and closures: An introduction to social capital. Oxford: University Press

Clemens, I. (2016). Netzwerktheorie und Erziehungswissenschaft. Eine Einführung. Weinheim und Basel: Beltz Juventa

Deutsche Gesellschaft für Pflegewissenschaft e.V. (2016). Ethikkodex zum Verhältnis zwischen Forschenden und Probanden. https://dg-pflegewissenschaft.de/wp-content/uploads/2242017/05/Ethikkodex-Pflegeforschung-DGP-Logo-2017-05-25.pdf – Zuletzt aufgerufen am 17.7.2020

Deutsche Gesellschaft für Pflegewissenschaft e.V. (2016). Fragen zur ethischen Reflexion. https://dg-pflegewissenschaft.de/ethikkommission/downloads-2. – Zuletzt aufgerufen am 17.7.2020

De Vries, Bodo; Schönberg, F. (2017). Was wird aus der stationären Pflege? Konzepte für eine pflegerische Versorgung im Quartier. In: Buttner, Peter (Hrsg.). Archiv für Wissenschaft und Praxis der sozialen Arbeit, H.3, 39–48

Deinet, U. (2006). Aneignung und Raum – sozialräumliche Orientierungen von Kindern und Jugendlichen. In: Deinet, U.; Gilles, Ch. & Knopp, R. (Hrsg.). (2006). Neue Perspektiven in der Sozialraumforschung. Dimensionen – Planung – Gestaltung. Berlin: Frank & Timme

Deinet, U. & Krisch, R. (2006). Der sozialräumliche Blick der Jugendarbeit. Methoden und Bausteine zur Konzeptentwicklung und Qualifizierung. Wiesbaden: Springer VS

Diaz-Bone, R. (2006). Eine kurze Einführung in die Netzwerkanalyse. Mitteilungen aus dem Schwerpunktbereich Methodenlehre, Heft Nr. 57, Freie Universität Berlin, Fachbereich Politik und Sozialwissenschaften Institut für Soziologie Lehrgebiet Methodenlehre und Statistik. ISSN 0931–0886 Unter: http://www.researchgate.net/publication/317506450

Driller, E.; Alisch, M; Karbach, U.; Pfaff, H. & Schulz-Nieswandt, F. (Hrsg.) (2008). Die INA-Studie. Inanspruchnahme, soziales Netzwerk und Alter am Beispiel von Angeboten der Behindertenhilfe. Freiburg: Lambertus

Elsbernd, A. (2008). Pflegenetzwerk „Dorf in der Stadt" – Ein Konzept zur ambulanten Versorgung pflegebedürftiger alter und behinderter Menschen in einem städtischen Wohnquartier. Pflegewissenschaftliches Institut der FH Esslingen. https://www.gkv-spitzenverband.de/pflegeversicherung/forschung/modellprojekte/pflege_abgeschlossene_projekte_8/pflege_netzwerk.jsp – Zuletzt aufgerufen am 25.3.2021

Eurich, J.; Wiloth, S.; Weinberger, N.; Krings, B.-J. & Decker, M. (2019). Explorative Analyse regionaler, urbaner Unterstützungsnetzwerke für ältere, pflegebedürftige Menschen. Pflege & Gesellschaft 24, (2), 151–166

Evers, J. & Knipperts, J. (2016). Vernetzung und Kooperation. Soziale Innovationen im demografischen Wandel. In: Becke, G.; Bleses, P.; Frerichs, F.; Goldmann, M. & Schweer, M.K.W. (Hrsg.). Zusammen – Arbeit – Gestalten. Soziale Innovationen in sozialen und gesundheitsbezogenen Dienstleistungen. Wiesbaden: Springer VS, 109–127

Eylmann, C. (2015). Es reicht ein Lächeln als Dankeschön. Habitus in der Altenpflege. Osnabrück: Universitätsverlag

Fachgruppe „Alter und Pflege", Verein für Sozialplanung (Hrsg.) (2015). Ein Konzept für kommunale Pflege- und Altenplanung. Diskussionspapier

Falk, K. & Wolter, B. (2018). Sozialräumliche Voraussetzungen für Teilhabe und Selbstbestimmung sozial benachteiligter älterer Menschen mit Pflegebedarf. In: Bleck, C.; van Rießen, A. & Knopp, R. Alter und Pflege im Sozialraum. Theoretische Erwartungen und empirische Bewertungen. Wiesbaden: Springer VS, 143–160

Flaiz, B. (2018). Die professionelle Identität von Pflegefachpersonen. Vergleichsstudie zwischen Australien und Deutschland. Frankfurt am Main: Mabuse

Flick, U. (2007). Qualitative Sozialforschung. Eine Einführung. Hamburg: Rowohlt

Flick, U.; von Kardoff, E.; Keupp, H.; von Rosensteil, L & Wolf, St. (2011). Handbuch Qualitative Sozialforschung. Grundlagen, Konzepte, Methoden und Anwendungen. Weinheim: Beltz

Fuhse, J. A. (2018). Soziale Netzwerke – Konzepte und Forschungsmethoden. Konstanz: UVK

Funk, St. & Zisenis, D. (2018). Wirkung und Nutzen inklusiver Quartiersentwicklung. In Franz, H.-W- & Kaletka, Ch. (Hrsg.) (2018). Soziale Innovationen lokal gestalten. Wiesbaden: Springer VS, 43–61

Gamper, M.; Fenecia, T. & Schönhuth, M. (2013). Die Qualität von transnationalen Netzwerken – eine triangulative Studie zur Vernetzung von (Spät)aussiedlerInnen. In: Herz, A. & Olivier, C. (Hrsg.). Transmigration und Soziale Arbeit – ein öffnender Blick auf Alltagswelten. Hohengehrten: Schneider

Gläser, J. & Laudel, G. (2009). Experteninterviews und qualitative Inhaltsanalyse als Instrumente rekonstruierender Untersuchungen. 3., überarbeitete Auflage. Wiesbaden: Springer VS

Von Gliszcynski, M. (2017). Gelingende Kooperationen im Sozialraum. Drei Fallstudien in benachteiligten Quartieren. Projektbeschreibung. LAG Soziale Brennpunkte Niedersachsen e.V. Hannover https://docplayer.org/37141777-Projektbeschreibung-gelingende-koo perationen-im-sozialraum.html – Zuletzt aufgerufen am 5.10.2021

Granovetter, M. (1973). The strength of weak ties. In: American Journal of Sociology 78, 1360–1380

Granovetter, M. (1974). Getting a job. A study of contacts and carreers. Cambridge: Harvard University Press

Granovetter, M. (1995). Afterword 1994. In: Granovetter, M., 1995: Getting a job. 2. Auflage. Chicago: Chicago University Press, 139–182

Grates, M.; Krön, A.C. & Rüßler, H. (2018). QuartiersNETZ-Ältere als (Ko)Produzenten von Quartiersnetzwerken im Ruhrgebiet. Teilprojekt Evaluation des Verbund-Projekts QuartiersNETZ. Fachhochschule Dortmund, Fachbereich Angewandte Sozialwissenschaften, Partizipative Quartiersentwicklung. Dortmund: Arbeitsgruppe „Stadt-Gesellschaften im Wandel" https://www.quartiersnetz.de/publikationen – Zuletzt aufgerufen am 27.3.2021

Goffman, E. (1973). Asyle. Über die soziale Situation psychiatrischer Patienten und anderer Insassen. Frankfurt am Main: Suhrkamp.

Guba, L. & Lincoln, Y.S. (1985). Naturalistic Inquiry. California: Sage

Hämel, K. (2012). Öffnung und Engagement – Altenheime zwischen staatlicher Regulierung, Wettbewerb und zivilgesellschaftlicher Einbettung. Wiesbaden: Springer VS

Hämel, K. & Röhnsch, G. (2019). Möglichkeiten und Grenzen integrierter Tagespflege in Pflegeheimen. Sichtweisen von ExpertInnen. Zeitschrift für Gerontologie und Geriatrie 52, (2), 148–156

Harmsen, T. (2011). Die Konstruktion professioneller Identität im Studium der Sozialen Arbeit, In: Becker-Lenz, R.; Busse, St.; Ehlert, G. & Müller, S. (Hrsg.). Professionelles Handeln in der sozialen Arbeit. Wiesbaden: Springer VS

Herz, A. & Gamper, M. (2012). Transnational Social Network Analysis. In: Transnational Social Review – A Social Work Journal 2 (1), 11–29

Herz, A. (2012). Ego-zentrierte Netzwerkanalysen zur Erforschung von Sozialräumen. In: sozialraum.de (4) Ausgabe 2/2012 https://www.sozialraum.de/ego-zentrierte-netzwerka nalysen-zur-erforschung-von sozialraeumen.php Zuletzt eingesehen am 14.7.2021) Ausgabe 1/2014. Unter: https://www.sozialraum.de/der-sozialraumgenerator-als-ableitung-aus-der-egozentrierten-netzwerkanalyse.php – Zuletzt aufgerufen am 19.9.2021

Haubner, T. (2016). Die Ausbeutung der sorgenden Gemeinschaft. Laienpflege in Deutschland. Frankfurt/New York: Campus

Hinte, W. & Noack, M. (2016). Sozialraumorientierung: ein unerforschtes Feld? In: Noack, M. (2016). Empirie der Sozialraumorientierung. Weinheim: Beltz Juventa, 11–22

Hinte, W. & Treeß, H. (2014). Sozialraumorientierung in der Jugendhilfe. Theoretische Grundlagen, Handlungsprinzipien und Praxisbeispiele einer kooperativ-integrativen Pädagogik. Weinheim/München: Beltz

Holler, M.J. & Illing, G. (2009). Einführung in die Spieltheorie. Wiesbaden: Springer VS

Hollstein, B. & Strauß, F. (2010). Qualitative Netzwerkanalyse. Konzepte, Methoden, Anwendungen. Wiesbaden: Springer VS

Holzer, B. (2006). Netzwerke. Bielefeld: transcript

Jacobs, K.; Kuhlmey, A; Greß, S; Klauber, J. & Schwinger, A. (2019). Pflege-Report. Personal in der Langzeitpflege – aber woher? Singapur: Spinger Nature

Jansen, D. & Diaz-Bone, R. Soziales Kapital als Scharnier zwischen Akteuren und Strukturen. In: Weyer, J. (2014). Soziale Netzwerke. Konzepte und Methoden der sozialwissenschaftlichen Netzwerkforschung, 73–83

Jansen, T.; Schlippe, A. von & Vogd, W. (2015). Kontexturanalyse – ein Vorschlag für rekonstruktive Sozialforschung in organisationalen Zusammenhängen. Forum Qualitative Sozialforschung / Forum: Qualitative Social Research, Vol. 16, (1), Art. 4.

Kessl, F. & Reutlinger, Ch. (2010). Sozialraum. Eine Einführung. Wiesbaden: Springer VS

Khan-Zvornicanin, M. (2016). Kultursensible Altenhilfe? Neue Perspektiven auf Programmatik und Praxis gesundheitlicher Versorgung im Alter. Bielefeld: transkript

Kleibel, V. & Mayer, H. (2011). Literaturrecherche für Gesundheitsberufe. Wien: Facultas Universitätsverlag

Klie, Th. (2013). Caring community. Leitbild für Kirchengemeinden in einer Gesellschaft des langen Lebens? Kirche im ländlichen Raum, 3, 16–21

Klie, Th. (2015). Wen kümmern die Alten? Auf dem Weg in eine sorgende Gemeinschaft. München: Pattloch

Knoblauch, H. (2001). Fokussierte Ethnographie. sozialersinn 1, 123–141

Krais, B. & Gebauer, G. (2017). Habitus. Soziologische Themen. 7., unveränderte Auflage. Bielefeld: transcript

Kremer-Preiß, U. & Mehnert, Th. (2019). Quartiers-Monitoring. Evaluation der Umsetzung von Quartiersprojekten des Förderbausteins 3.1.1 Projekte mit Ansatz zur Quartiersentwicklung des Deutschen Hilfswerks/der Deutschen Fernsehlotterie. Abschlussbericht der Langzeitstudie von 2021 bis 2017. Heidelberg: medhochzwei

Kricheldorff, C. (2015). Altern im Gemeinwesen aus sozialgerontologischer Perspektive. In: Rießen, A.; Bleck, C. & Knopp, R. (Hrsg.). Sozialer Raum und Alter(n), 15–30. Wiesbaden: Springer VS.

Kruse, A. (2016). Der siebte Altenbericht. Überlegungen der Kommission zur Konzeption und Ausrichtung des Berichts sowie zur gesundheitlichen Versorgung. In: Deutsches Zentrum für Altersfragen (Hrsg.) (2016). Informationsdienst Altersfragen, 43 (6), 5

Kühn, T. & Koschel, K. V. (2011). Gruppendiskussionen. Ein Praxis-Handbuch. Wiesbaden: Springer VS

Kuratorium Deutsche Altershilfe (2013). Quartiersentwicklung. KDA-Ansatz und kommunale Praxis. Köln

Kutzner, J. & Gerlinger, T. (2018). Perspektiven professioneller Akteure pflegerischer Versorgung in ländlichen Regionen auf die Angebote und Strukturen vor Ort. In: Bleck, C.; van Rießen, A. & Knopp, R. Alter und Pflege im Sozialraum. Theoretische Erwartungen und empirische Bewertungen. Wiesbaden: Springer VS, 211–224

Lamnek, S. & Krell, C. (2016). Qualitative Sozialforschung. Lehrbuch. Weinheim und Basel: Beltz

Lange, R. (2018). Soziale Vernetzung als Ressource für Menschen mit Demenz. Gruppeninterviews mit Betroffenen auf der Grundlage der Dokumentarischen Methode. Wiesbaden: Springer VS

Laux, H.; Gillenkirch R.M. & Schenk-Mathes, H. (2014). Entscheidungstheorie. Wiesbaden: Springer VS

Lenger, A.; Schneickert, C. & Schumacher, F. (2013). Pierre Bourdieus Konzeption des Habitus. In: Lenger, A.; Schneickert, C. & Schumacher, F. (Hrsg.). Pierre Bourdieus Konzeption des Habitus. Grundlagen, Zugänge, Forschungsperspektiven. Wiesbaden: Springer, 13–45

Lingg, E. & Stiehler, S. (2010). Nahraum. In: Reutlinger, C.; Fritzsche, C. & Lingg, E. (Hrsg.). (2010). Raumwissenschaftliche Basics. Eine Einführung für die Soziale Arbeit. Wiesbaden: Springer VS, 169–179

Lüders, C. (2011). Gütekriterien. In: Bohnsack, R.; Marotzki, W. & Meuser, M. (Hrsg.). Hauptbegriffe qualitativer Sozialforschung. Opladen: Budrich, 80–82

Maier-Rigaud, R. & Wulff, A. (2014). Vernetzung von Berufsbetreuern in der Pflege. Eine qualitative Analyse am Beispiel der Beziehung zu Pflegeheimen. Sozialer Fortschritt, 63, (8), 196–202

Martin, J. (1992). Cultures in Organizations. Three Perspectives. New York / Oxford: Oxford University Press.

Maslow, A.H. (1943). A Theory of Human Motivation. In: Green, D.Ch. (Classics in the History of Psychology). York University, Toronto, Ontario, 370–396. Unter: http://psychclas sics.yorku.ca/Maslow/motivation.htm – Zuletzt aufgerufen am 12.11.2022

Masterplan altengerechte Quartiere NRW (2021). Online verfügbar unter: https://www.aq-nrw.de/ Zuletzt geprüft am 21.3.2021

May, M. (2018). Open-Interkulturelle Öffnung der Pflegeberatung. Untersuchung des Nutzungsverhaltens von älteren Menschen mit Migrationshintergrund. Sozial.de. https://www.sozial.de/interkulturelle-oeffnung-der-pflegeberatung.html – Zuletzt aufgerufen am 26.3.2021

Mayring, Ph. (2002). Einführung in die Qualitative Sozialforschung. Eine Anleitung zu qualitativem Denken. Weinheim & Basel: Beltz

Mayring, Ph. (2015). Qualitative Inhaltsanalyse. Grundlagen und Techniken. Weinheim und Basel: Beltz

Mead, G.H. (1973). Geist, Identität und Gesellschaft. Frankfurt am Main: Suhrkamp

Mehnert, T. & Kremer-Preis, U. (2013). Leben in der Gemeinschaft. Ist-Analysen im Quartier. Handreichung im Rahmen des Förderbausteins 3.1.1 „Projekte mit Ansatz zur Quartiersentwicklung". Kuratorium Deutsche Altershilfe

Mehnert, T. & Kremer-Preiß, U. (2017). Handreichung Quartiersentwicklung. Praktische Umsetzung sozialraumorientierter Ansätze in der Altenhilfe. Heidelberg: medhochzwei

Michel-Auli, P. & Sowinski, Ch. (2012). Die 5. Generation: KDA-Quartiershäuser. Ansätze zur Neuausrichtung von Alten- und Pflegeheimen. Kuratorium Deutsche Altershilfe (KDA). Unter: https://kda.de/wp-content/uploads/2022/04/5_quartiershaeuser.pdf

Moher, D.; Liberati, A.; Tetzlaff,J. & Altman, D.G. (2009). The PRISMA Group. Preferred Reporting Items for Systematc Reviews and Meta_Analyses: The PRISMA Statement. PLoS Med 6, 7

Netzwerk SONG: Gemeinsame Grundlagen – Vielfalt in der Umsetzung. Song-Praxis. Aus der NetzWerkstatt, (2019). Herausgeber: Netzwerk: Soziales neugestalten (SONG) e. V. Unter: https://www.netzwerk-song.de/fileadmin/benutzerdaten/netzwerk-song/pdf

Netzwerk Soziales neugestalten (Hrsg.) (2008). Zukunft Quartier – Lebensräume zum Älterwerden. Band 3: Soziale Wirkung und „Social Return". Gütersloh: Bertelsmann Stiftung

Nikelski, A. & Nauerth, A. (2018). Ältere, alleinlebende, hilfe- und pflegebedürftige Frauen im urbanen Raum: Von Lebensorten zu Lebenswelten. In: Bleck, C.; van Rießen, A. & Knopp, R. Alter und Pflege im Sozialraum. Wiesbaden: Springer VS, 191–209

Nohl, A.M. (2017). Interview und dokumentarische Methode. Anleitungen für die Forschungspraxis. 5. Auflage. Wiesbaden: Springer VS.

Oevermann, U. (2001). Die Struktur sozialer Deutungsmuster – Versuch einer Aktualisierung. Sozialer Sinn, 2 (1), 35–81

Otto, U. & Bauer, P. (Hrsg.) (2005). Mit Netzwerken professionell zusammenarbeiten. Bd. II: Institutionelle Netzwerke in Steuerungs- und Kooperationsperspektive, Tübingen: DGVt

Poulsen, T.; Christensen, U.; Lund, R. & Avlund K. (2011). Measuring aspects of social capital in a gerontological perspective. Measuring aspects of social capital in a gerontological perspective. European Journal of Ageing, 8, (4), 221–232

Putnam, R.D.; Leonardi, R.; Nenetti, R.Y. (1994). Making democracy work. Civic traditions in modern Italy. Princeton: Princeton University Press

Quilling, E.; Nicolini, H. J.; Graf, C. & Starke, D. (2013). Praxiswissen Netzwerkarbeit. Gemeinnützige Netzwerke erfolgreich gestalten. Wiesbaden: Springer VS

Reichert, M.; Hampel, S. & Reuter, V. (2016). Mobile Demenzberatung als niedrigschwelliges Hilfsangebot für pflegende Angehörige. Begleitforschung eines Projekts im ländlichen Raum in Nordrhein-Westfalen. Zeitschrift für Gerontologie und Geriatrie 49, (3), 181–186

Rittershaus, T. (2019). Quartiersentwicklung – Altenheime zwischen Struktur und Wandel, eine kontexturanalytische Betrachtung. Masterarbeit PThV

Röhnsch, G. & Hämel, K. (2019). Öffnung von Pflegeeinrichtungen für den Sozialraum. Ergebnisse einer Studie zu Zielgruppen und Barrieren der Erreichbarkeit. Pflege & Gesellschaft 24, (4), 350–365

Rothgang H.; Müller R. & Unger, R. (2012). Themenreport „Pflege 2030". Was ist zu erwarten – was ist zu tun? Gütersloh: Bertelsmann Stiftung

Rüßler, H.; Köster, D.; Stiel, J. & Heite, E. (2015). Lebensqualität im Wohnquartier. Ein Beitrag zur Gestaltung alternder Stadtgesellschaften. Stuttgart: Kohlhammer

Sauer, M. & Periczic, N. (2014). Lokale Netzwerke in der Bereitstellung von Langzeitpflege in Serbien – Ein Blick vom Südosten Europas. Sozialer Fortschritt 63, (8), 222–226

Schäfer-Walkmann, S.; Wolf-Ostermann, K; Meyer, S.; Schmidt, A.; Schritz, A.; Holle, B.; Wübbeler, M. & Gräske, J. (2017). Die hohe Kunst der Steuerung von Demenznetzwerken in Deutschland – Ergebnisse der DemNet-D-Studie. In: Schäfer-Walkmann, S. & Traub, F. (Hrsg.). Evolution durch Vernetzung, Wiesbaden: Springer VS, 47–58

Schiffer, E. & Hauck, J. (2010). Net-Map: Collecting Social Network Data and Facilitating Network Learning through Participatory Influence Network Mapping. FielMethods (22), 231–249

Schnell, M., & Heinritz, C. (2006). Forschungsethik. Ein Grundlagen- und Arbeitsbuch für die Gesundheits- und Pflegewissenschaft. Bern: Huber

Schnur, O. (2014). Quartiersforschung im Überblick. Konzepte, Definitionen und aktuelle Perspektiven. In: Schnur, O. (2014). (Hrsg.). Quartiersforschung zwischen Theorie und Praxis. Wiesbaden: Springer VS, 19–53

Schönig, W. & Motzke, K. (2016). Netzwerkorientierung in der Sozialen Arbeit – Theorie, Forschung, Praxis. Stuttgart: Kohlhammer

Schubert, H. (2008). Netzwerkkooperation – Organisation und Koordination von professionellen Vernetzungen. In.: Schubert, H. (2008). (Hrsg.). Netzwerkmanagement. Koordination von professionellen Vernetzungen – Grundlagen und Praxisbeispiele. Wiesbaden: Verlag für Sozialwirtschaft, 7–105

Schubert, H. (2008). Netzwerkmanagement. Koordination von professionellen Vernetzungen – Beispiele und Grundlagen. Wiesbaden: Springer VS

Schubert, H. (2018). Netzwerkorientierung in Kommune und Sozialwirtschaft. Eine Einführung. Wiesbaden: Springer VS

Schubert, H. (2016). Sozialräumliche Netzwerke in der Praxis. Zwei Forschungsstudien. Sozialwirtschaft 26, (2), 10–13

Schubert, H.; Leitner, S.; Veil, K. & Vukomann, M. (2019). Öffnung des Wohnquartiers für das Alter. Entwicklung einer kommunikativen Informationsinfrastruktur zur Überbrückung struktureller Löcher im Sozialraum. Köln: Technische Hochschule

Schubert, H. & Veil, K. (2014). Der Sozialraumgenerator als Ableitung aus der egozentrierten Netzwerkanalyse. In: Sozialraum.de (6) Ausgabe 1/2014, https:// sozialraum.de/ der-sozialraumgenerator-als-ableitung-aus-der-egozentrierten-netzwerkanalyse.php. – Zuletzt aufgerufen am 20.10.2022

Schulz-Nieswandt, F (2012). Der homo patiens als outsider in der Gemeinde. Zur kulturellen und seelischen Grammatik der Ausgrenzung des Dämonischen. Zeitschrift für Gerontologie und Geriatrie 45 (7), 593–602

Schulz-Nieswandt, F. (2013). Der leidende Mensch in der Gemeinde als Hilfs- und Rechtsgenossenschaft. Berlin: Duncker & Humblot

Schulz-Nieswandt, F. (2012). Gemeinschaftliches Wohnen im Alter in der Kommune. Das Problem der kommunalen Gastfreundschaftskultur gegenüber dem homo patiens. Schriften der Gesellschaft für Sozialen Fortschritt e. V. (GSF), Bd. 29. Berlin: Duncker & Humblot

Schulz-Nieswandt, F. (2017). Kommunale Daseinsvorsorge und sozialraumorientiertes Altern. Zur theoretischen Ordnung empirischer Befunde. Baden-Baden: Nomos

Schulz-Nieswandt, F. (2017). Personalität, Wahrheit, Daseinsvorsorge. Würzburg: Königshausen und Neumann

Schulz-Nieswandt, F. (2015). Sozialpolitik geht über den Fluss. Zur verborgenen Psychodynamik in der Wissenschaft von der Sozialpolitik. Baden-Baden: Nomos

Schulz-Nieswandt, F. & Köstler, F. (Hrsg.) (2011). Bürgerschaftliches Engagement im Alter. Stuttgart: Kohlhammer

Segmüller, T. (2018). Quartiersnahe Unterstützung pflegender Angehöriger. In: Bleck, C.; van Rießen, A. & Knopp, R. Alter und Pflege im Sozialraum. Wiesbaden: Springer VS, 249–266

Seil, S. (2022). Aktuelle Sozialpolitik. Unter: https://aktuelle-sozialpolitik.de – Zuletzt aufgerufen am 15.11.2022

Sennett, R. (2012). Zusammenarbeit. Was unsere Gesellschaft zusammenhält. Berlin: Berlin

Siebter Bericht zur Lage der älteren Generation in der Bundesrepublik Deutschland Sorge und Mitverantwortung in der Kommune – Aufbau und Sicherung zukunftsfähiger Gemeinschaften. https://www.siebter-altenbericht.de/index.php. – Zuletzt aufgerufen am 3.4.2022

Sommer A.; Lingg, E.; Reutlinger, C. & Stiehler, S. (2010) Netzkarten. In: sozialraum.de (2). Ausgabe 2/2010. Online verfügbar unter: http://www.sozialraum.de/netzkarten – Zuletzt aufgerufen am 14.11.2021

Spatscheck, Ch. (2009). Theorie- und Methodendiskussion. In: sozialraum.de 2009. Unter: https://www.sozialraum.de/spatscheck-theorie-und-methodendiskussion.php

Stegbauer, Ch. (Hrsg.). (2010) Netzwerkanalyse und Netzwerktheorie. Ein neues Paradigma in den Sozialwissenschaften. Wiesbaden: Springer VS

Stegbauer, Ch.; Häußling, R. (Hrsg.) (2010). Handbuch Netzwerkforschung. Wiesbaden: Springer VS

Stichweh, R. (2005). Inklusion/Exklusion, funktionale Differenzierung und die Theorie der Weltgesellschaft. In: Stichweh, R. (Hrsg.). Inklusion und Exklusion, Studien zur Gesellschaftstheorie. Bielefeld: transcript, 45–63

Stichweh, R. (2009). Leitgesichtspunkte einer Soziologie der Inklusion und Exklusion. In: Stichweh, R. & Windolf, P. (Hrsg.). Inklusion und Exklusion: Analysen zur Sozialstruktur und sozialen Ungleichheit. Wiesbaden: Springer VS, 29–42

Strauss, F. (1990). Netzwerkarbeit. Die Netzwerkperspektive in der Praxis. In: Textor, M. (Hrsg.). Hilfen für Familien. Ein Handbuch für psychosoziale Berufe. Frankfurt am Main: S. Fischer

Strube, A. (2018). Teilhabe benachteiligter, pflegebedürftiger, älterer Menschen durch Welfaremix und Sozialraumorientierung. In: Bleck, C.; van Rießen, A. & Knopp, R. (Hrsg.). Alter und Pflege im Sozialraum. Wiesbaden: Springer VS, 161–175

Strübing, J. (1992). Arbeitsstil und Habitus. Zur Bedeutung kultureller Phänomene in der Programmierarbeit, Werkstattberichte, 34, Espenau: Druckwerkstatt Bräuning

Thole, W. & Cloos, P. (2006). Alltag, Organisationskultur und beruflicher Habitus. Zur Kontextualisierung von Nähe und Distanz im sozialpädagogischen Alltag. In: Heimgartner, A. & Lauermann, K. (Hrsg.). Kultur der Sozialen Arbeit, Klagenfurt: Mohorjeva Hermagoras, 123–124

Then, V.; Westerheide, P.; Klie, T.; Lincke, J. & Steffen, G. (2009). Zukunft Quartier-Lebensräume zum Älterwerden. Bd. 3. In: Soziales neugestalten (2009). Soziale Wirkung und „Social Return" – Eine sozioökonomische Mehrwertanalyse gemeinschaftlicher Wohnprojekte. Gütersloh: Verlag Bertelsmann Stiftung

Van Rießen, A.; Bleck, Ch. & Knopp, R. (Hrsg.) (2018). Alter und Pflege im Sozialraum. Theoretische Erwartungen und empirische Bewertungen. Wiesbaden: Springer VS

Van Santen, E. & Seckinger, M. Fallstricke im Beziehungsgeflecht: Die Doppelleben inter-institutioneller Netzwerke. In: Otto, U. & Bauer, P. (Hrsg.). (2005). Mit Netzwerken zusammenarbeiten. Band II: Institutionelle Netzwerke in Steuerungs- und kooperations-perspektive. Tübingen: DGVt

Weber S. M.; Truschkat, I.; Schröder, Ch.; Peters, L. & Herz, A. (Hrsg.) (2019). Organisation und Netzwerke. Beiträge der Kommission Organisationspädagogik. Wiesbaden: Springer VS

Wegweiser Kommune – Bertelsmann Stiftung. Online verfügbar unter https://www.wegwei ser-kommune.de/kommunen/landau-in-der-pfalz – Zuletzt aufgerufen am 20.10.2019

Weyer, J. (2014). (Hrsg.). Soziale Netzwerke. Konzepte und Methoden der sozialwissen-schaftlichen Netzwerkforschung. Berlin: DeGruyter Oldenbourg

Windof, P. (1981). Berufliche Sozialisation. Stuttgart: Ferdinand Enke

Wittel, A. (1998). Gruppenarbeit und Arbeitshabitus. Zeitschrift für Soziologie, 27 (3), 178–192

Winckelmann, J. & Weber, M. (2002). Wirtschaft und Gesellschaft. Grundriss der verstehen-den Soziologie. Tübingen: Mohr Siebeck

WorldMedicalAssociation (WMA). Deklaration von Helsinki – Ethische Grundsätze für medizinische Forschung am Menschen. In der Fassung der 64. WMA-Generalversammlung 2013. https://www.bundesaerztekammer.de/fileadmin/user_u pload/downloads/pdf-Ordner/International/Deklaration_von_Helsinki_2013_20190905. pdf. – Zuletzt aufgerufen am 17.

Printed in the United States
by Baker & Taylor Publisher Services